23 MANUAIS DE ESPECIALIZAÇÃO

CONHECENDO A ARQUITETURA HOSPITALAR

ALBERT EINSTEIN
SOCIEDADE BENEFICENTE ISRAELITA BRASILEIRA

23 MANUAIS DE ESPECIALIZAÇÃO

CONHECENDO A ARQUITETURA HOSPITALAR

COORDENADORA
Eleonora C. Zioni

EDITORAS DA SÉRIE
Renata Dejtiar Waksman
Olga Guilhermina Dias Farah

manole
editora

Produção editorial: Retroflexo Serviços Editoriais
Projeto gráfico: Departamento Editorial da Editora Manole
Diagramação: Elisabeth Miyuki Fucuda
Ilustrações: Luargraf
Imagens do miolo: gentilmente cedidas pelos autores
Capa: Ricardo Yoshiaki Nitta Rodrigues

CIP-BRASIL. CATALOGAÇÃO NA PUBLICAÇÃO
SINDICATO NACIONAL DOS EDITORES DE LIVROS, RJ

C759

Conhecendo a arquitetura hospitalar / coordenação Eleonora C. Zioni ; editoras da série: Renata Dejtiar Waksman e Olga Guilhermina Dias Farah. - 1. ed. - Santana de Parnaíba [SP] : Manole, 2022. (Manuais de especialização ; 23)

ISBN 9786555766271

1. Arquitetura de hospitais. 2. Hospitais - Projetos e construção. I. Zioni, Eleonora C. II. Waksman, Renata Dejtiar. III. Farah, Olga Guilhermina Dias. IV. Série.

22-78037 CDD: 725.51
CDU: 725.1:614.21

Gabriela Faray Ferreira Lopes - Bibliotecária - CRB-7/6643

1ª edição – 2022

Editora Manole Ltda.
Alameda América, 876
Tamboré – Santana de Parnaíba – SP – Brasil
CEP: 06543-315
Fone: (11) 4196-6000
www.manole.com.br | https://atendimento.manole.com.br/

Impresso no Brasil
Printed in Brazil

Editoras da série

Renata Dejtiar Waksman
Doutora em Pediatria pela Faculdade de Medicina da Universidade de São Paulo (FMUSP). Médica do Departamento Materno-infantil do Hospital Israelita Albert Einstein (HIAE).

Olga Guilhermina Dias Farah
Doutora em Enfermagem pela Universidade de São Paulo (USP). Diretora do Ensino Superior e Técnico e da Pós-Graduação *lato sensu* do Instituto Israelita de Ensino e Pesquisa Albert Einstein (IIEPAE).

Sobre a série "Manuais de especialização"

O Instituto Israelita de Ensino e Pesquisa Albert Einstein (IIEPAE) oferece cursos de especialização *lato sensu* para diversas áreas da medicina, biomedicina, enfermagem, fisioterapia, psicologia, entre outras, ampliando o diferencial competitivo do Hospital no quadro das instituições de saúde de vanguarda no Brasil e no exterior.

A série *Manuais de Especialização Einstein*, destinada a graduandos e pós-graduandos, traz a experiência acumulada de profissionais e especialistas das diferentes áreas, interfaces e disciplinas que compõem os cursos de especialização e de instituições renomadas no país.

Coordenadora

Eleonora C. Zioni

Arquiteta urbanista com mestrado pela Faculdade de Arquitetura e Urbanismo da Universidade de São Paulo (FAUUSP) e especialização em Edifícios Saudáveis pela Harvard T. H. Chan School of Public Health (Boston, EUA). MBA em Administração Hospitalar e Sistemas de Saúde pela Escola de Administração de Empresas da Fundação Getulio Vargas (EAESP/FGV), certificada pela Universidade de Michigan. Profissional certificada LEED AP BD+C, WELL faculty, consultora DGNB. Membro da Associação Brasileira para o Desenvolvimento do Edifício Hospitalar (ABDEH), da e-DAU rede e do GBC Brasil. Consultora do Escritório das Nações Unidas de Serviços para Projetos (Unops). Sócia-diretora da Asclépio Consultoria. Coordenadora da Pós-Graduação em Arquitetura Hospitalar Einstein.

Autores

Alan Dilani

Arquiteto na Itália e na Suécia. Médico pelo Karolinska Institute (Estocolmo, Suécia). PhD em *Design* Salutogênico pelo Royal Institute of Technology and Medicine (Estocolmo, Suécia). Fundador da International Academy for Design and Health. Coordenador do International Master in Health Society. Palestrante em universidades e congressos nas Américas, Europa, Austrália, Ásia e África, atua em projetos de políticas de saúde pública e *design* em todo o mundo, com impacto positivo na saúde e bem-estar humanos.

Anderson T. Watanabe

Engenheiro eletricista com pós-graduação em Engenharia e Manutenção Hospitalar pela FEI. Sócio-gerente da empresa Politécnica Engenharia, especializada em planejamento, estudos e projetos de edificações relacionadas às áreas hospitalar e industrial. Consultor em sistemas elétricos para missão crítica de geração de energia emergencial. Docente na Pós-Graduação em Arquitetura Hospitalar Einstein.

Antonio Carlos C. M. Rodrigues

Arquiteto urbanista pela Faculdade de Arquitetura e Urbanismo da Universidade Católica de Campinas (PUC-Campinas). Diretor regional da Associação Brasileira para o Desenvolvimento do Edifício Hospitalar (ABDEH). CEO do ACR Arquitetura, escritório de projetos especializados em espaços e edifícios de saúde. Docente na Pós-Graduação em Arquitetura Hospitalar Einstein.

Antonio Elias Gamino

Engenheiro mecânico pela FEI. Engenheiro industrial mecânico pela Universidad Complutense de Madrid. MBA Empresarial pela Fundação Dom Cabral.

Pós-graduado em Gestão do Conhecimento pela Fundação Getulio Vargas (FGV). Especialista da ABNT na ISO, representante do Brasil nas revisões das normas ISO 14644-1, 2 e 4, e na revisão ABNT NBR 7256 - Ar-Condicionado e Ventilação na área da Saúde. Diretor executivo da GPAxConsult - consultoria, assessoria, projetos e treinamentos. Docente na Pós-Graduação em Arquitetura Hospitalar Einstein.

Arthur Brito

Arquiteto urbanista pela Faculdade de Arquitetura e Urbanismo da Universidade de São Paulo (FAUUSP). MBA em Administração Hospitalar e Sistemas de Saúde pela Escola de Administração de Empresas da Fundação Getulio Vargas (EAESP/FGV). Arquiteto licenciado nos Estados Unidos, membro do American Institute of Architects (AIA). Certificado EDAC, LEED AP BD+C, WELL AP, auditor DGNB, NCARB. Sócio e titular da HKS Architects Inc. e diretor do estúdio de arquitetura para saúde da HKS Miami. Docente na Pós-Graduação em Arquitetura Hospitalar Einstein.

Cynthia F. Kalichzstein

Arquiteta urbanista pela Pontifícia Universidade Católica de Minas Gerais (PUC Minas). MBA em Administração Hospitalar e Sistemas de Saúde pela Escola de Administração de Empresas da Fundação Getulio Vargas (EAESP/FGV). Atua em projetos diversos, com especialização na área da Saúde. Tem vasta experiência em projetos nacionais e internacionais. Desde 2010, sócia da RAF Arquitetura, fundada em 1989, com escritórios no Rio de Janeiro e em São Paulo. Docente na Pós-Graduação em Arquitetura Hospitalar Einstein.

David Allison

Arquiteto, professor e diretor de graduação do grupo Architecture + Health (A+H) na Clemson University (EUA) desde 1990. Arquiteto premiado nos Estados Unidos como uma das "vinte pessoas que fazem a diferença" pela revista *Healthcare Design* em 2007, 2009, 2011 e 2012, com base em pesquisa sobre "as pessoas mais influentes em arquitetura hospitalar". Considerado pela *Design Intelligence Magazine* um dos "trinta educadores de *design* mais admirados" nos Estados Unidos em 2013-2014.

Eduardo Martins Pereira Beltramini

Arquiteto urbanista pela Universidade Presbiteriana Mackenzie. MBA em Administração Hospitalar e Sistemas de Saúde pela Fundação Getulio Vargas (FGV). Pós-graduado em Sustentabilidade das Edificações pelo Mackenzie, em Arquitetura Hospitalar pelo Inbec/Unicid e em Docência no Ensino Superior pelo Senac.

Green belt em Lean Six Sigma. *Practitioner* em Programação Neurolinguística (PNL). Docente na Pós-Graduação em Arquitetura Hospitalar Einstein.

Edzard Schultz

Arquiteto pela Technical University (TU) em Berlim. Professor e pesquisador em várias instituições, como na TU Berlim, no Instituto de Saúde Pública e na Clemson University. Membro da Associação de Arquitetos para Arquitetura Hospitalar (AKG) da Alemanha. Seu trabalho engloba muitos projetos complexos, com ênfase em Arquitetura Hospitalar por meio de uma abordagem holística, incluindo planejamento, concepção, construção e avaliação. Sócio do escritório Heinle, Wischer und Partner em Berlim, com projetos de hospitais em diversos países como Alemanha, Itália, Polônia, Israel, Índia e Venezuela.

Eleonora C. Zioni

Arquiteta urbanista com mestrado pela Faculdade de Arquitetura e Urbanismo da Universidade de São Paulo (FAUUSP) e especialização em Edifícios Saudáveis pela Harvard T. H. Chan School of Public Health (Boston, EUA). MBA em Administração Hospitalar e Sistemas de Saúde pela Escola de Administração de Empresas da Fundação Getulio Vargas (EAESP/FGV), certificada pela Universidade de Michigan. Profissional certificada LEED AP BD+C, WELL faculty, consultora DGNB. Membro da Associação Brasileira para o Desenvolvimento do Edifício Hospitalar (ABDEH), da e-DAU rede e do GBC Brasil. Consultora do Escritório das Nações Unidas de Serviços para Projetos (Unops). Sócia-diretora da Asclépio Consultoria. Coordenadora da Pós-Graduação em Arquitetura Hospitalar Einstein.

Erick Rodrigo da Silva Vicente

Arquiteto urbanista pela Universidade Nove de Julho (Uninove). Mestre em Arquitetura e Urbanismo pela Faculdade de Arquitetura e Urbanismo da Universidade de São Paulo (FAUUSP), com ênfase na área de Projeto de Arquitetura e Projetos de Hospitais. Foi curador de exposições sobre a obra dos arquitetos Jarbas Karman e Irineu Breitman. Membro e colaborador da Associação Brasileira para o Desenvolvimento do Edifício Hospitalar (ABDEH). Coordenador técnico do Instituto de Pesquisa Hospitalar Arquiteto Jarbas Karman (IPH). Sócio-diretor da eam – estúdio de arquitetura mutável. Docente na Pós-Graduação em Arquitetura Hospitalar Einstein.

Eva Henrich

Arquiteta registrada nos EUA com mestrado em Architecture + Health (A+H) pela Clemson University, por meio de bolsa do programa Fullbright. Profissional certificada EDAC, LEED AP, membro da Associação de Arquitetos para Arquitetura Hospitalar (AKG) da Alemanha. Foca seus estudos nas relações entre saúde, indivíduos e o ambiente construído, e os compartilha em congressos e eventos internacionais. Arquiteta especialista no escritório Heinle, Wischer und Partner em Berlim, com projetos de hospitais em Berlim, Munique, Tübingen, Ulm, na Alemanha, assim como em San Diego, nos EUA.

Hermínia Silva Machry

Arquiteta urbanista pela Universidade Federal de Santa Catarina (UFSC). Mestre em Arquitetura pela Faculdade de Arquitetura e Urbanismo da Universidade de São Paulo (FAUUSP). Doutora em *Built Environment and Health* pela Clemson University (EUA). Pós-doutoranda pelo Georgia Institute of Technology. Atuou como assistente de pesquisa e docente na Clemson University. Possui várias publicações em arquitetura e *design* baseado em evidências. Pesquisadora cientista II no SimTigrate Design Lab, Departamento de Arquitetura, Georgia Tech. Docente na Pós-Graduação em Arquitetura Hospitalar Einstein.

Lara Kaiser

Arquiteta urbanista pelo Centro Universitário Belas Artes de São Paulo. Mestrado pela London South Bank University (Inglaterra). Pós-graduada em Gerenciamento de Projetos pela Escola Politécnica da Universidade de São Paulo (Poli/USP). Profissional certificada LEED GA. Diretora de operações e líder de Healthcare na Perkins & Will São Paulo Studio. Docente na Pós-Graduação em Arquitetura Hospitalar Einstein.

Lauro C. Miquelin

Arquiteto urbanista e *designer* pela Faculdade de Arquitetura e Urbanismo da Universidade de São Paulo (FAUUSP). Técnico em Construções pela Escola Técnica Federal de São Paulo. PhD em *Medical Building Design* pela Universidade de Bristol (Inglaterra). CEO da L+M GETS, tem atuado em todas as etapas de implantação de empreendimentos de saúde de todos os portes desde 1980: projeto, construção, montagem e consultoria de operações. Docente na Pós-Graduação em Arquitetura Hospitalar Einstein.

Manoel E. Pereira

Engenheiro mecânico pela Escola Federal de Engenharia de Itajubá, Minas Gerais. Especialização em Gerenciamento de Obras. Experiência profissional como sócio da filial brasileira da Albert Kahn Family of Companies, empresa dos Estados Unidos especializada em projetos de hospitais e indústrias. Sócio proprietário da MAPE Engenharia, empresa de projetos, gerenciamento e orçamentação de obras hospitalares.

Marcelo Boeger

Administrador de empresas. Mestre em Gestão da Hospitalidade pela Universidade Anhembi Morumbi e em Planejamento Ambiental pela Universidade Iberoamericana. MBA em Controle de Infecção Hospitalar. Vice-presidente da Associação Mundial de Turismo de Saúde e Bem-Estar (AMTSBE). Coordenador do curso de Especialização de Hotelaria Hospitalar e *Facilities* Einstein. Professor do MBA em Gestão da Saúde da Fundação Unimed. Sócio e consultor pela Hospitalidade Consultoria. Docente na Pós-Graduação em Arquitetura Hospitalar Einstein.

Marcos L. Kahn

Engenheiro eletricista com pós-graduação em Segurança do Trabalho. Especialista em Engenharia de Segurança contra Incêndio. Autor do *Manual de segurança contra incêndio em estabelecimentos assistenciais de saúde* da Opas/Anvisa (2014). Membro da Health Care Section da National Fire Protection Association (NFPA). Membro de diversos comitês de normalização da ABNT. Membro da Associação Brasileira para o Desenvolvimento do Edifício Hospitalar (ABDEH). Diretor técnico da KB Engenharia. Docente na Pós-Graduação em Arquitetura Hospitalar Einstein.

Mirela Pilon Pessatti

Arquiteta urbanista pela Universidade Presbiteriana Mackenzie. Mestre em Saúde Coletiva pela Faculdade de Ciências Médicas da Universidade Estadual de Campinas (Unicamp). Doutora em Arquitetura, Tecnologia e Cidade pela Unicamp. Consultora técnica no Ministério da Saúde de 2004 a 2015, em especial na Política Nacional de Humanização para a Atenção e Gestão do SUS para o tema da Ambiência na Saúde. Desde 1998, sócia da Pilon Arquitetura. Docente na Pós-Graduação em Arquitetura Hospitalar Einstein.

Nilton Sadao Sukuki

Engenheiro mecânico pela Universidade Paulista (Unip). Especializou-se em Difusão Multidisciplinar de Qualidade do Ar e Poluição em Ambientes Interiores pela Universidade de São Paulo (USP). Participou do CE-55:002.01: "Comissão de estudos de condicionamento de ar na área da saúde" – revisão da norma ABNT NBR 7256 – Ar-Condicionado e Ventilação na área da Saúde. Fundador e sócio-administrador da JCNS Projetos e Sistemas de Climatização em Engenharia. Docente na Pós-Graduação em Arquitetura Hospitalar Einstein.

Paola Roberta Bonadio Lisboa
Arquiteta urbanista pelo Centro Universitário Belas Artes de São Paulo. MBA em Gestão Empresarial pela Escola de Administração de Empresas da Fundação Getulio Vargas (EAESP-FGV). Experiência em projetos na área da Saúde. Sócia-diretora da PL Arquitetura Consultoria e Gerenciamento de Projetos. Docente na Pós-Graduação em Arquitetura Hospitalar Einstein.

Siegbert Zanettini
Arquiteto urbanista e professor emérito da Faculdade de Arquitetura e Urbanismo da Universidade de São Paulo (FAUUSP). Diretor-geral da Zanettini Arquitetura, escritório com mais de 58 anos de história. Especialista em projetos hospitalares, com vasta experiência, títulos e prêmios nacionais e internacionais. Destaque ao Prêmio Top 1 *International World Green Building Council*, em San Francisco, Estados Unidos, pela atuação sustentável e empreendedorismo. Docente na Pós-Graduação em Arquitetura Hospitalar Einstein.

Umoatã Almeida
Arquiteto urbanista pela Universidade Presbiteriana Mackenzie. Especializado em Gerenciamento de Obras e Projetos pelo MS Project PMI. Membro do Instituto de Arquitetos do Brasil (IAB), da Associação Brasileira para o Desenvolvimento do Edifício Hospitalar (ABDEH) e do Global Green and Healthy Hospitals (GGHH) – Projeto Hospitais Saudáveis PHS Brasil. Diretor do escritório MOA Arquitetura desde 2005, desenvolvendo projetos e consultorias com foco nas áreas de Saúde e Mercado Corporativo. Docente na Pós-Graduação em Arquitetura Hospitalar Einstein.

Sumário

Carta do Presidente

A Arquitetura Hospitalar é um campo de estudo ao mesmo tempo complexo e fascinante. Complexo pela enorme teia de elementos físicos, tecnológicos e humanos que se entrelaçam em um estabelecimento de assistência à saúde. Fascinante por todos os aspectos que a arquitetura pode conferir a esses lugares, orquestrando as exigências técnicas e uma série de outros fatores que fazem deles ambientes positivos, saudáveis, acolhedores e humanos para todos: pacientes, familiares, acompanhantes, visitantes, médicos e demais profissionais de saúde e toda a gama de colaboradores.

O manual *Conhecendo a Arquitetura Hospitalar* faz exatamente o que promete seu título. Seus capítulos levam o leitor a uma viagem por todas essas dimensões – das exigências de segurança, biossegurança e normas técnicas às características do ambiente físico que influenciam a saúde e o bem-estar das pessoas e favorecem os processos, desde os relacionados à assistência ao paciente até a limpeza do quarto onde ele está internado.

A obra aborda projetos em diferentes estruturas de saúde (de clínicas a grandes complexos hospitalares) e setores assistenciais (como pronto atendimento, internação, UTI). Também detalha a organização dos fluxos hospitalares, tema que a pandemia colocou em relevo ainda maior, e dedica atenção à questão da ambiência, conceito que diz respeito à integração de todos os elementos do ambiente, incluindo cores, revestimentos, iluminação e uma série de outros fatores que, em seu conjunto, contribuem para a humanização, o bem-estar e a sensação de acolhimento. O ambiente impacta inclusive a recuperação dos pacientes. Vários estudos mostram, por exemplo, o efeito positivo da iluminação natural, de elementos que remetam à natureza e de cores que acalmam, ajudando a reduzir o estresse e a ansiedade.

Da mesma forma, estão no radar desse segmento da arquitetura a saúde e o bem-estar de quem trabalha no hospital. Áreas de café, de descanso dos profissionais e estruturas de conforto médico são alguns exemplos de como o ambiente ajuda a cuidar de quem cuida.

O fato é que a Arquitetura Hospitalar anda de braços dados com a qualidade e segurança da assistência e com a experiência do paciente e de todos os públicos que gravitam nesse universo. É por essa razão que ela está presente em todas as edificações, reformas e expansões do Einstein – de Rino Levi, que em 1958 fez o projeto do Hospital, a Moshe Safdie, que idealizou o novo Centro de Ensino e Pesquisa, inaugurado em 2022. Alguns projetos do Einstein são citados nesta publicação.

Assim como o setor de saúde, a Arquitetura Hospitalar vive um processo de mudanças. Por isso, esta obra já convida a uma reflexão sobre o "hospital sem muros", numa referência à transformação digital, com recursos como a telemedicina e o monitoramento remoto de pacientes que fazem com que o hospital não seja apenas a construção física.

Como ocorre desde os seus primórdios, a Arquitetura Hospitalar seguirá evoluindo, concebendo soluções para edificações que ajudem a promover a saúde. Trata-se, como mostram os editores e autores deste manual, de um trabalho multidisciplinar que tem de combinar os rigorosos requisitos técnicos com a sensibilidade de quem se inspira nas necessidades e no bem-estar dos seres humanos que frequentarão esses ambientes – seja os que buscam cuidados de saúde, seja aqueles que têm a missão de cuidar.

Boa leitura.

Sidney Klajner
Presidente da Sociedade Beneficente Israelita Brasileira Albert Einstein

Palavra do Vice-presidente

Conhecendo a Arquitetura Hospitalar é uma obra indispensável para estudantes interessados no tema e também para arquitetos, *designers*, engenheiros e outros profissionais envolvidos ou que queiram se envolver com projeto, construção ou manutenção de ambientes hospitalares. Este novo livro da série *Manuais de Especialização Einstein* traz uma abordagem abrangente e multidisciplinar das diversas dimensões desse complexo nicho da arquitetura. São conteúdos que não costumam fazer parte dos cursos de graduação, mas que são essenciais para quem quer mergulhar no universo das edificações que abrigam atividades de saúde.

Preparado por profissionais com sólido embasamento teórico e extensa vivência prática, esta publicação é uma forma de compartilhar os conhecimentos acumulados ao longo dos vários anos de nosso curso de pós-graduação em Arquitetura Hospitalar, que já formou cerca de 500 alunos, e a própria experiência da nossa Instituição em seus projetos de construção ou ampliação de suas instalações.

Além dos professores e especialistas do Einstein envolvidos na edição, coordenação e elaboração de vários capítulos, este manual traz também a colaboração de dois respeitados *experts* do exterior: Alan Dilani, arquiteto, médico e fundador da International Academy for Design and Health; e David Allison, arquiteto, professor e diretor do programa de graduação Architecture + Health (A+H), na Clemson University.

Ao lado dos conceitos teóricos explorados nos vários capítulos, os autores trazem exemplos práticos de sua aplicação em projetos reais, ilustrados com desenhos e fotos que auxiliam a compreensão. Outro aspecto que vale destacar é o idioma. Nem sempre é fácil absorver conteúdos mais técnicos em língua estrangeira. *Conhecendo a Arquitetura Hospitalar* é uma das poucas obras do tipo em português.

Uma das importantes missões da Sociedade Beneficente Israelita Brasileira Albert Einstein é gerar e disseminar conhecimento, alicerçado nas melhores práticas e evidências científicas. Fazemos isso por meio de nossas atividades de pesquisa; da nossa ampla gama de cursos técnicos, de graduação, especialização, pós-graduação e residência médica; dos vários congressos e simpósios que organizamos rotineiramente e também por meio de publicações como este manual.

Tenho certeza de que os conhecimentos aqui reunidos serão agregadores de valor e impulsionarão seu desenvolvimento profissional, contribuindo para que você faça a diferença no mercado de Arquitetura Hospitalar.

Que a sua leitura seja útil e agradável.

Sérgio Podgaec
Vice-Presidente da Sociedade Beneficente Israelita Brasileira Albert Einstein

Agradecimentos

Agradeço especialmente a Olga Farah, que acreditou na necessidade deste livro e conseguiu viabilizar sua publicação.

Imenso agradecimento a todos os que se dedicaram a escrever um capítulo para este livro e que conseguirão fazer bem às pessoas por intermédio de suas palavras.

Obrigada de coração a todos os professores do curso de Pós-Graduação em Arquitetura Hospitalar Einstein. Sem vocês o curso e este livro não existiriam.

Gratidão ao Einstein, uma instituição que oferece a excelência em cuidar de todos.

Sou muito grata a todas as pessoas que colaboram direta ou indiretamente com o curso e que participaram da edição deste livro, contribuindo para o meu constante desenvolvimento profissional e pessoal.

Agradeço também pelo trabalho de todos da Editora Manole.

Eleonora C. Zioni

Introdução

O processo de elaboração deste livro foi muito enriquecedor para todos os que dele participaram. Durante os anos de 2020 e 2021, a pandemia do coronavírus nos fez reavaliar tudo aquilo que pensávamos saber. Por isso, também foram reavaliados e revisados todos os capítulos deste livro durante esse período.

Nos últimos anos, a Arquitetura Hospitalar, sempre flexível e capaz de se adaptar rapidamente às mudanças, precisou ser ainda mais resiliente. Enfrentamos dificuldades, que conseguimos superar e que nos trouxeram muitos aprendizados. Desde o início da década de 1990, quando comecei a me envolver com a Arquitetura Hospitalar, eu nunca tinha aprendido tanto como agora.

Sempre gostei de cuidar das pessoas por meio da criação de ambientes, e esse amor cresce a cada dia, em cada aluno que me conta uma conquista sua. Preciso afirmar que para mim é uma honra, e uma alegria imensa, poder compartilhar com todos um pouco do enorme conhecimento de cada um dos profissionais autores deste livro.

De maneira geral, os arquitetos gostam de se expressar visualmente: desenhos, croquis, plantas, cortes, perspectivas, fotos e simulações tridimensionais. A explicação em palavras, complementada com ilustrações, traduz a complexidade inerente à Arquitetura Hospitalar no desenvolvimento de projetos neste livro. O que trazemos aqui é apenas um convite aos fundamentos necessários para atuar na área.

A organização dos capítulos segue o desenvolvimento do macro para o micro, coerente com o processo de projetos. O livro inicia com uma visão mais geral da concepção arquitetônica hospitalar, seguindo para os interiores e as reformas de clínicas. A partir do Capítulo 15, apresenta a perspectiva multidisciplinar da integração das engenharias e da arquitetura. Uma visão global internacional da arquitetura para a saúde é oferecida a partir do Capítulo 24. O capítulo final (Capítulo 27) convida a pensar no futuro, não apenas no mundo físico, mas também no digital.

Ser especializado em Arquitetura Hospitalar é cuidar da saúde das pessoas por meio dos ambientes. Este livro propõe uma reflexão sobre o fato de que devemos sempre conhecer a arquitetura para a saúde, e de que os ambientes devem ser pensados para favorecer a saúde de todos os usuários.

Espero que você, leitor, também se apaixone por esse nicho tão específico e maravilhoso dos ambientes para a saúde.

Eleonora C. Zioni

1
De onde veio a Arquitetura Hospitalar?

Eleonora C. Zioni

INTRODUÇÃO

Talvez o leitor esteja curioso sobre o motivo de o título deste livro conter um verbo no gerúndio: *conhecendo*... E a resposta é simples: a Arquitetura Hospitalar está constantemente se transformando, se atualizando e se alterando. Portanto, é necessário que as pessoas interessadas mantenham a cabeça aberta a fim de conhecê-la continuamente.

"A única constante é a mudança." Essa ideia, preconizada pelo filósofo Heráclito de Éfeso, que viveu de 540 a.C. até 470 a.C., é tão válida hoje como no seu tempo.

A Arquitetura sempre representou um aparente paradoxo, sendo considerada a mais exata das ciências humanas e a mais humana das ciências exatas. A Arquitetura Hospitalar torna o paradoxo ainda mais complexo ao trazer um terceiro elemento: além de se integrar às ciências humanas, sociais e exatas, necessita das ciências da saúde, pois somente pela compreensão das funções das ciências biológicas é possível planejar os fluxos de circulação e realmente abrigar as atividades necessárias dos usuários nos ambientes de saúde.

A Arquitetura pode ser entendida como a busca do equilíbrio dinâmico entre arte e técnica. Conceber o ambiente em que as pessoas nascem, vivem, trabalham, brincam, estudam, se tratam, fazem exames, são operadas e até mesmo vão a óbito não é nada fácil. A Arquitetura Hospitalar precisa combinar a arte, a sensibilidade e a humanização para abrigar as pessoas, ao mesmo tempo que atende a demandas funcionais, técnicas, econômicas, tecnológicas, de métodos e processos específicos. Essa combinação é transdisciplinar e foi considerada uma premissa para a organização dos capítulos deste livro.

O Instituto Israelita de Ensino e Pesquisa do Hospital Albert Einstein oferece o curso de Pós-Graduação em Arquitetura Hospitalar desde 2018. Trata-se do primeiro hospital no Brasil a disponibilizar essa especialização aos arquitetos.

Conforme dados de 2021 do Conselho de Arquitetura e Urbanismo do Brasil, existem 207.902 arquitetos e urbanistas em condições de exercer a profissão (CAU, 2021). Os especialistas em Arquitetura Hospitalar pelo Einstein já são quase 500 profissionais, formados em 14 turmas, até a data de escrita deste capítulo, em 2022.

O objetivo deste livro é levar informações para o profissional que enfrenta o desafio de projetar, construir ou manter os edifícios de saúde no Brasil, tendo sido aluno do Einstein ou não.

HISTÓRIA

Desde que o ser humano procurou abrigo em uma caverna, existe a necessidade da Arquitetura. Isso porque as pessoas não são capazes de sobreviver se permanecerem o tempo todo ao ar livre. Os tipos de edifícios foram evoluindo para priorizar suas funções necessárias, além de acolher e abrigar.

Há muitos séculos os edifícios de saúde eram ligados ao sagrado e ao espiritual, uma vez que as explicações científicas ainda não embasavam a Medicina. Existem ruínas junto a um templo budista do Hospital Mihintale, no Sri Lanka, que datam de IX a.C. No livro *História hospitalium*, de 1975, Heinz E Müller-Dietz o descreve como o hospital mais antigo de que se tem notícia no Oriente.

O Templo de Asclépio, na ilha de Cós, na Grécia Antiga, que data de V a.C., é considerado o estabelecimento de assistência à saúde (EAS) mais antigo da história ocidental (KOCH, 2012). O local é bem arborizado, afastado do centro urbano e próximo a um rio, para facilitar a obtenção de água. Os pacientes tomavam banhos no rio e descansavam no edifício, estruturado com colunas no estilo arquitetônico jônico. Observa-se que o ambiente agradável foi uma condição que os gregos escolheram para implantar seu EAS.

No Brasil, em São Paulo, o 1º Curso de Planejamento de Hospitais ocorreu em 1953, apresentado pelos arquitetos Jarbas Karman, Rino Levi e Amador Cintra do Prado e promovido pelo Instituto dos Arquitetos do Brasil (IAB), Universidade de São Paulo (USP) e São Camilo. A partir de então, começou-se a chamar essa especialidade do ramo da Arquitetura pela tipologia mais complexa que existe: Arquitetura Hospitalar (IPH, 2021).

EVOLUÇÃO DA ARQUITETURA HOSPITALAR

É necessário ressaltar a relevância da mudança da concepção dos ambientes de saúde dentro da Arquitetura Hospitalar. Historicamente o hospital evoluiu de um local para isolamento dos doentes a um edifício tido como uma "máquina de curar", o que tem impactado os edifícios que abrigam os EAS (MIQUELIN, 1992). A próxima evolução que precisa ser feita em todos os EAS é que eles passem a prevenir as doenças, e não apenas curá-las.

A inserção das práticas integrativas e complementares em saúde (PICS) no Sistema Único de Saúde (SUS) comprova a mudança conceitual com a intenção de promover a saúde em vez de apenas cuidar de quem fica doente (MS, 2021).

Fabiani (2019) relata, com base em sua experiência como médico, a evolução do hospital, ao passar pela percepção popular de ser um lugar de morte para um lugar de cura. Com as atuais mudanças da Quarta Revolução Industrial, pode-se entender que essa instituição esteja se transformando em um lugar de prevenção.

No século XXI, a concepção dos ambientes hospitalares é motivada pela intenção de promover a saúde e prevenir as enfermidades, não apenas curar as doenças. A Arquitetura deixa de buscar evitar a síndrome do edifício doente para incentivar o bem-estar e a saúde em "hospitais saudáveis".

Percebe-se que os sistemas de saúde no mundo, e no Brasil também, mostram-se cada vez mais distribuídos em vários polos, e que o atendimento à saúde não se limita à unidade hospitalar; é o "hospital sem muros". Forma-se uma rede de assistência composta de múltiplos edifícios com diferentes níveis de complexidade e instalados em locais diversos, e não mais concentrada apenas em hospitais. Trata-se do efeito chamado de desospitalização.

Por meio da telessaúde, qualquer ambiente poderá constituir um lugar de assistência à saúde com o auxílio das tecnologias digitais, das conversas por vídeo e do acompanhamento remoto dos sinais vitais.

Pode-se considerar, como figura de linguagem, que o hospital é tão complexo que são seis edifícios em um (ZIONI, 2018). De acordo com sua função, os seis edifícios são:

1. **Social:** ambientes para o público e lojas, como um *shopping center*.
2. **Assistencial:** foco do negócio, como um estabelecimento de saúde.
3. **Internação:** quartos e enfermaria, como um hotel.
4. **Apoio de serviços:** almoxarifado e farmácia, como uma indústria.
5. **Apoio administrativo:** salas e reuniões, como um prédio de escritórios.
6. **Ensino e pesquisa:** treinamentos e simulações, como uma escola.

A Tabela 1 apresenta um resumo das principais unidades físico-funcionais de um EAS segundo o prescrito na Resolução da Diretoria Colegiada (RDC) n. 50/2002 da Agência Nacional de Vigilância Sanitária (Anvisa), que trata do Regulamento Técnico para planejamento, programação, elaboração e avaliação de projetos físicos de estabelecimentos assistenciais de saúde (BRASIL, 2002).

Com os objetivos didáticos, propõe-se a classificações das unidades físico-funcionais separadas por três grandes grupos de setores no zoneamento do hospital: social, assistencial e apoio. Essa classificação didática é uma releitura da organização dos setores funcionais proposta por Góes (2011). Utiliza-se o termo "zoneamento" pela comparação com o planejamento urbano de uma cidade.

Tabela 1 Zoneamento de um hospital

Social	Assistencial	Apoios
Recepções	Urgência e emergência	Ensino e pesquisa
Salas de estar	Ambulatório	Apoio de inovação
Halls	Hospital-dia	Apoio administrativo
Conveniência	Centro cirúrgico	Apoio técnico e logístico
Serviços extras	Centro de terapia intensiva: UTI	Nutrição (SND), farmácia
Lanchonetes	Diagnósticos (exames)	Esterilização: CME
Serviços de atendimento ao público	Terapias (químio, rádio, diálise)	Roupas, suprimentos
Admissão	Reabilitação	Serviços e higiene
Espaço ecumênico	Internações	Apoio de infraestrutura

CME: central de material de esterilização; SND: serviço de nutrição e dietética.
Fonte: elaborada pela autora.

Fazendo-se primeiro esse zoneamento, a organização dos espaços físicos em um hospital se torna mais fácil. É essencial que os edifícios tenham flexibilidade para se adaptar a novas necessidades com resiliência.

Pode-se considerar que atender à legislação é essencial, o básico; todos precisam seguir o planejamento físico funcional para o desenvolvimento de um hospital. Para fazer o melhor possível deve-se considerar a experiência das pessoas, de forma a encantar e emocionar os usuários (temas tratados nos Capítulos 12 e 13).

O nível de exigência quanto às funções necessárias e ao desempenho dos ambientes nos hospitais é bastante alto, entretanto eles também devem ter formas e volumes arquitetonicamente atrativos para que as pessoas se sintam bem nesse ambiente.

ARQUITETURA COM PROJETO COLABORATIVO

O processo de projeto colaborativo é um método integrado que promove a interação com os usuários para desenvolver os instrumentos do processo de elaboração de projetos físicos de maneira mais eficiente e efetiva em comparação com o processo tradicional de projeto.

Elaborar um "programa de necessidades" mais abrangente caracteriza a primeira etapa do processo de projeto colaborativo. Conforme Caixeta, Camelo e Fabricio (2018), o projeto e o planejamento das atividades e serviços que serão realizados na edificação devem anteceder o projeto do ambiente, sobretudo em processos de projetos de edifícios complexos como os de saúde.

A boa prática recente tem preconizado a aplicação do processo de projeto colaborativo para melhor adequação dos projetos arquitetônicos de hospitais e EAS, buscando atender às necessidades de mais usuários. No processo tradicional de projeto, o pesquisador era apenas um tradutor das necessidades do usuário para o projetista; já no projeto colaborativo ele se torna um facilitador do diálogo entre todos os membros da equipe de criação. Para projetos de edifícios de saúde, o envolvimento dos usuários desde o início do processo colabora com o exercício da criatividade (CAIXETA et al., 2018).

Durante o processo de projeto colaborativo, a sinergia entre os profissionais é incentivada para que todos os envolvidos almejem um resultado melhor e um ambiente construído de mais qualidade. A abordagem multidisciplinar deve ser a forma de conhecer a Arquitetura Hospitalar atualmente.

Quanto maior a complexidade do projeto, maior o número de profissionais envolvidos. Por exemplo, durante o processo de projeto do Pavilhão Vicky e Joseph Safra, Bloco A1 do Hospital Israelita Albert Einstein, 24 equipes de empresas diferentes trabalharam em processo de projeto colaborativo.

ESTUDO DE CASO DA UNIDADE EINSTEIN MORUMBI

Com 70.000 m², Pavilhão Vicky e Joseph Safra foi projetado em processo de projeto colaborativo da tradicional empresa norte-americana especializada em projetos de Arquitetura Hospitalar Albert Kahn Associates, com a subsidiária brasileira Kahn do Brasil e em parceria com diversos escritórios e consultorias especializados. A responsabilidade técnica pelo projeto no Brasil é da arquiteta Eleonora Zioni e do arquiteto Arthur Brito. O desenvolvimento de um minucioso plano diretor resultou na necessidade de reorganização espacial com novos edifícios no complexo do Morumbi, em São Paulo. O Bloco A1 recebeu a maior parte dos serviços de caráter ambulatorial do complexo hospitalar no Morumbi. O edifício abriga um centro cirúrgico com 20 salas, incluindo sala de cirurgia híbrida, área de diagnóstico laboratorial e de imagem. A iluminação é natural nas salas de diagnóstico por imagem, com equipamentos de tubo, o que minimiza a rejeição dos pacientes por claustrofobia.

O projeto de arquitetura do edifício apresenta torres de elevadores cilíndricas, que expressam sua função como nos demais edifícios do hospital. A conexão com os outros blocos do complexo hospitalar é possibilitada pela passarela curva de seis pavimentos, que é como um prédio elevado sobre a rua interna. Isso ocorre sem afetar o trânsito do bairro, uma vez que as linhas de transmissão estão enterradas nas calçadas e iluminação do quarteirão.

Observa-se na Figura 2 que a estrutura da passarela possui contraventamentos metálicos a 45 graus nos pavimentos ímpares e pendurada nos pavimentos pares.

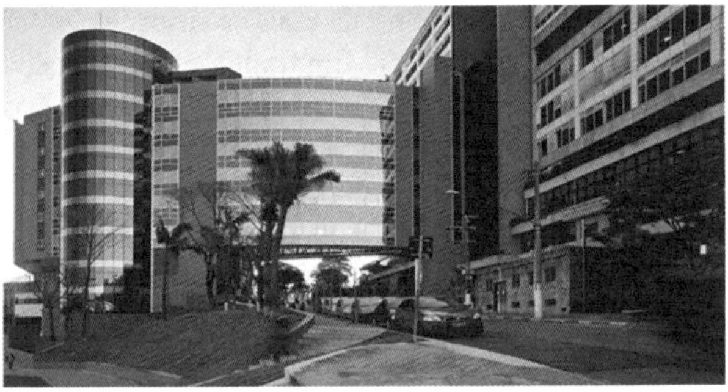

Figura 1 Vista da passarela de seis pavimentos sobre a rua.
Fonte: acervo do fotógrafo Daniel Ducci.

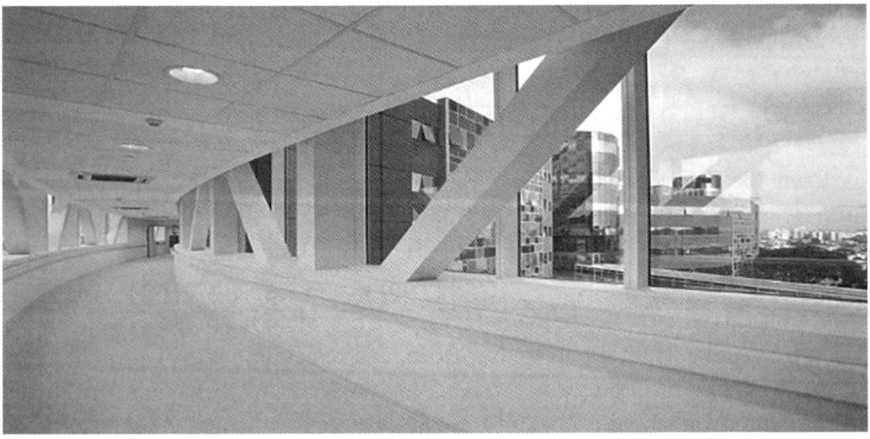

Figura 2 Vista interna do contraventamento da passarela.
Fonte: acervo do fotógrafo Daniel Ducci.

O edifício do Bloco A1 não intimida o paciente na entrada; pelo contrário, abraça-o e o encaminha para o acesso social principal. A recepção e a sala de espera oferecem áreas para exposições, espaços para orientação do paciente, café integrado à praça externa e ambientes para lojas de conveniência. Todos os locais apresentam ambiência confortável, alinhada aos objetivos de humanização nos hospitais, tema do Capítulo 12 deste livro.

CONCLUSÃO

Independentemente das outras nomenclaturas que receba – Arquitetura para a saúde, Arquitetura saudável, Arquitetura humanizada, Arquitetura biofílica –, a Arquitetura Hospitalar precisa se dedicar a abrigar os seres humanos em diversos momentos da vida.

A Arquitetura Hospitalar veio da necessidade essencial de cuidar do maior bem da vida, que é a saúde! Essa necessidade sempre existirá, seja em um EAS móvel, em uma unidade menos complexa integrada à rede ou até mesmo em ambientes híbridos. Os arquitetos devem conhecer a Arquitetura Hospitalar e se especializar para oferecer o melhor.

REFERÊNCIAS

1. Brasil. Agência Nacional de Vigilância Sanitária. Resolução da Diretoria Colegiada RDC n. 50, de 21 de fevereiro de 2002. Regulamento Técnico para planejamento, programação, elaboração e avaliação de projetos físicos de estabelecimentos assistenciais de saúde. Brasília; 2002.
2. Caixeta MF, Camelo GH, Fabricio MM. Avaliação pré-projeto por meio de modelos físicos e digitais de EAS. 2018. p.33-8. Disponível em: https://attitudepromo.iweventos.com.br/upload/cartas/files/CBDEH%202018%20WEB_COM%20CAPA(1).PDF; acessado em: 17 de dezembro de 2021.
3. Conselho de Arquitetura e Urbanismo (CAU). 2021. Disponível em: https://acheumarquiteto.caubr.gov.br/; acessado em: 17 de dezembro de 2021.
4. Fabiani J. A fabulosa história do hospital: da Idade Média aos dias de hoje. Tradução Lavínia Fávero. 3.ed. Porto Alegre: L&PM; 2019.
5. Góes RD. Manual prático de arquitetura hospitalar. 2.ed. São Paulo: Blucher; 2011.
6. Instituto de Pesquisas Hospitalares (IPH). Arquiteto Jarbas Karman. 2021. Disponível em: https://iph.org.br/o-instituto/apresentacao; acessado em: 17 de dezembro de 2021.
7. Koch SR. Os santuários de Asclépio: expressões arquitetônicas, sociais e religiosas nos séculos V, IV e III a.C. [dissertação]. São Paulo: Universidade de São Paulo, Museu de Arqueologia e Etnologia; 2012.
8. Ministério da Saúde (MS). Política Nacional de Práticas Integrativas e Complementares no SUS. 2021. Disponível em: http:// https://aps.saude.gov.br/ape/pics; acessado em 17 de dezembro de 2021.
9. Miquelin L. Anatomia dos edifícios hospitalares. 2.ed. São Paulo: Cedas; 1992.
10. Zioni E. Planejamento físico-funcional e hotelaria em saúde. São Paulo: Senac; 2018 (Série Universitária).

2
Razão e sensibilidade na Arquitetura Hospitalar

Siegbert Zanettini

INTRODUÇÃO

Os projetos de hospitais, como qualquer outra tipologia arquitetônica, devem ser conceituados e desenvolvidos tendo o *ser humano*, não só o paciente como seu acompanhante e todos os que ali trabalham, como o centro da atenção.

O *uso*, no correto dimensionamento dos espaços. O *meio ambiente*, seja construído ou natural, como estrutural na concepção do edifício. A *matéria*, na utilização equilibrada da estrutura, vedações, pisos, forros e fechamentos. O *tempo*, que caracteriza a inserção estrutural, funcional e formal em cada momento histórico, sem modismos, estilos ou outras reduções "retronostálgicas".

Enquanto a obra arquitetônica não for entendida como o espaço de vida do indivíduo, na condição de usuário e de cidadão, em um novo contexto social, esses requisitos só ocorrem isolados ou parcialmente.

A velocidade e a ampliação do universo evolutivo que aponta o século XXI como característico do intelecto e da criação, com razão e sensibilidade em equilíbrio e harmonia, exigem as noções de flexibilidade, de processo que se renova e nunca se esgota e do trabalho multidisciplinar e integrado da ciência e da arte. A humanização do hospital é decorrente das corretas condições ambientais, espaciais e ergonômicas.

No momento em que a cadeia da construção civil perceber os benefícios das obras limpas, sem desperdícios excedentes, sem improvisações, com a consequente diminuição de tempo e custo, estará institucionalizada uma nova prática construtiva planejada, e daí virão os benefícios e a importância do investimento no projeto, pequeno em relação ao custo da obra.

Enquanto a obra for priorizada como mercadoria, na qual prevalece como principal objetivo o lucro rápido e consumista do nosso modelo econômico e político, ficará distante objetivar a nova arquitetura como *espaço de vida* do ser humano, usuário e cidadão em um novo contexto social.

CONCEITOS PARA HOSPITAIS

A abordagem da Arquitetura Hospitalar, como a das demais, deve atender a suas especificidades e incorporar novos conceitos que contribuam para seu desenvolvimento. Essa preocupação resulta em ideias, pesquisas e projetos que constituem um acervo em várias frentes, que poderiam ser assim listadas:

1. Elaboração de conceitos e quebra de paradigmas:
   - Zoneamento dos setores e unidades.
   - Hierarquia das funções.
   - Organização dos acessos.
   - Flexibilidade para crescimento e reformulações.
   - Criação e evolução de sistemas e instalações.
2. Integração com o entorno e a paisagem:
   - Respeito ao meio ambiente com ecoeficiência.
   - Mobilidade/integração ao sistema viário.
   - Implantação obediente ao relevo e ao lugar.
   - Atendimento da orientação solar.
   - Interação ao regime de ventos.
3. Tratamento ambiental interno:
   - Dimensionamento adequado.
   - Soluções cromáticas, pinturas e painéis artísticos.
   - Inclusão de pátios e áreas verdes.
   - Repertório sonoro.
   - Desenho do mobiliário.
4. Adoção de novas tecnologias limpas:
   - Concepção de estruturas de aço, madeira, pré-moldados.
   - Utilização de painéis e divisórias removíveis.
   - Integração e compatibilização dos sistemas (instalações, logística, comunicação etc.).
   - Flexibilidade para crescimento e reformulações.
5. Criação de sistemas construtivos:
   - Estruturais.
   - Industrializados.
   - Mistos.
   - Artesanais.
   - Componentes hidráulicos, elétricos, banheiros prontos, mobiliário.

6. Tratamento paisagístico:
   - Adequação do clima.
   - Recomposição da paisagem.
   - Escolha das espécies.
   - Preparação do solo.

ARQUITETURA CONTEMPORÂNEA: VISÃO SISTÊMICA E HOLÍSTICA

No fim da década de 1960 questionava-se o Movimento Moderno no Brasil, que vinha perdendo conteúdo e se tornava mais um estilo. No Brasil, pelas péssimas administrações e especialmente pela ação do BNH (Banco Nacional da Habitação), que marcava toda a construção do país com uma postura retrógrada e preocupada apenas com a quantidade e não com a qualidade, induzindo a produção arquitetônica a um nível primário e o setor da construção à utilização de mão de obra barata e sem qualificação. São fatos que influenciam até hoje os baixos níveis da arquitetura e da construção civil, sem planejamento, sem urbanismo, sem novas tecnologias, sem invenção, de má qualidade construtiva e estética duvidosa.

Esse universo urbano descontrolado, resultante do lucro imediato fomentado pela ganância especulativa de empresas imobiliárias, a profusão de estilos retrógrados do neoclássico, do neocolonial e do "neonada", aprofundado pelas soluções superficiais pós-modernas, tudo isso resultou em um atraso de meio século no desenvolvimento da arquitetura e da construção brasileiras. A quase totalidade dos arquitetos brasileiros, devido ao primário nível cultural adquirido, limitou-se a atender a essa arquitetura especulativa, e alguns poucos a fazer esculturas em grande escala, difundindo mundialmente soluções formais que ficaram como marca do modernismo brasileiro. Sem nenhum conhecimento científico, resultaram em obras de baixo conteúdo conceitual e pequena durabilidade, com sérios problemas de conservação e manutenção.

Nos últimos 15 anos, importou-se o modelo das caixas de vidro do "*international styling*," com toda sorte de problemas para a arquitetura de um país tropical, de clima quente, e insustentável para o meio ambiente. O resultado é que poucos arquitetos brasileiros têm consciência da situação, e são vozes isoladas. A reprodução desse modelo é marcante nas principais capitais brasileiras.

Fugindo desse universo, a partir de 1968 me engajei na luta contra a ausência de conceitos científicos. Mesmo em meio à precariedade da época, busquei novas soluções com tecnologias mais industrializadas, mediante rígido controle construtivo e tendo em mente a preocupação constante com o meio ambiente, com soluções bioclimáticas e ecoeficientes.

Foi então que, pioneiramente no país, iniciei o uso de estruturas metálicas e também de estruturas compostas de sarrafos de madeira de descarte, algumas vezes com soluções mistas desses materiais, ou ainda trabalhando com concreto pré-moldado sob controle tecnológico desde sua fabricação.

Como arquiteto, lutei para atenuar a posição consumista que a especulação imobiliária impõe, procurando atender ao anseio de cidadania com soluções inovadoras e criando projetos que satisfaçam espacial e construtivamente as necessidades e aspirações dos usuários.

Alguns pontos fundamentais se destacam nessa trajetória de 65 anos, com textos, teses, eventos, palestras, projetos e obras , verdadeiros marcos de pesquisa e inovação: uma série de obras com estrutura de madeira com o reaproveitamento de sarrafos de pinho colados, constituindo pilares e vigas de dimensões estruturais significativas, documentadas no livro *Arquitetura – razão – sensibilidade* (ZANETTINI, 2002).

CONCEITOS ARQUITETÔNICOS

A arquitetura é o resultado físico-espacial do encontro equilibrado e harmônico entre o mundo racional e o mundo sensível.

Pode-se considerar que a arquitetura:

- É holística e pluridimensional.
- Demanda uma visão sistêmica, segundo a qual o todo é um conjunto de elementos lógicos que se inter-relacionam.
- Exige uma concepção multidisciplinar.
- Constitui um processo que nunca se esgota.
- Traduz o conhecimento, a cultura e a história.
- Reflete a evolução tecnológica.
- Integra a pesquisa e a inovação científica, tecnológica e artística.
- Supera paradigmas, conceitos e técnicas construtivas.
- Deve ser ecoeficiente e sustentável.
- Tem a questão ambiental como estrutural.
- Demanda tecnologias limpas.
- Deve ser flexível para expansões ou alterações.
- Exige produção rápida e segura.
- Reflete a cultura material e das formas de produção.
- Expressa o intelecto e a criação da razão e da sensibilidade.

APLICAÇÕES NO HOSPITAL

Os conceitos necessários no hospital podem ser observados na Figura 1.

A SUSTENTABILIDADE NOS HOSPITAIS

Deve-se procurar:

- Assegurar a renovação dos ecossistemas naturais, minimizando os impactos ambientais resultantes da intervenção humana.
- Contribuir para a biodiversidade natural, respeitando fatores regionais, culturais, históricos, materiais e ecológicos.
- Garantir a qualidade dos ambientes interiores, melhorando o conforto e o bem-estar dos ocupantes, o que possibilita aumento significativo de produtividade e de resultados.
- Almejar a eficiência no uso de recursos como energia, água e no desempenho dos materiais e equipamentos.
- Adotar tecnologias limpas e renováveis.

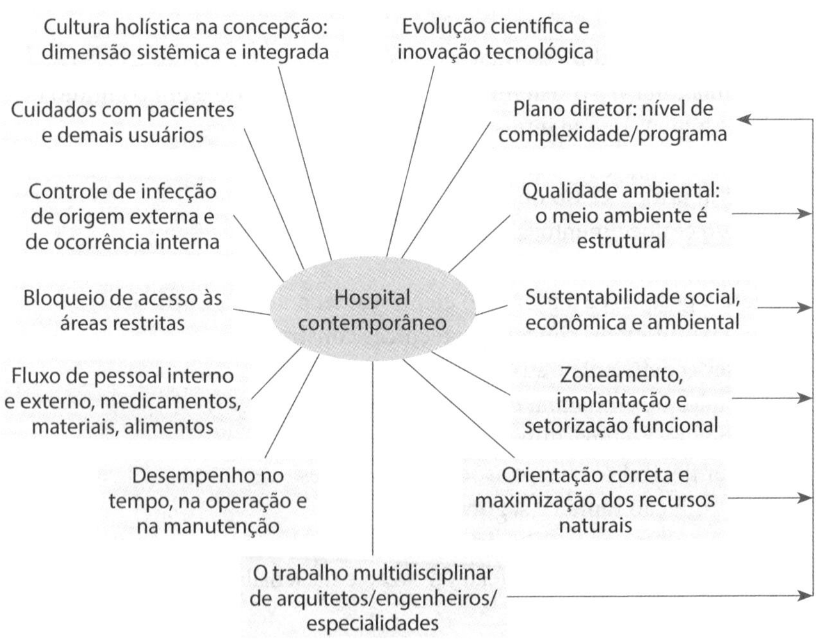

Figura 1 Conceitos necessários em um hospital.

- Desenvolver sistemas flexíveis facilitando a operação e manutenção, e criar ambientes visando ampliar a vida útil do edifício.
- Apropriar-se de materiais adequados, otimizando o desempenho e o ciclo de vida dos materiais e dos edifícios.
- Utilizar materiais que possibilitem minimizar a quantidade de resíduos e promover a reciclagem correta.
- Integrar o ambiente, incluindo os processos de projeto, construção e operação, com o sítio onde a arquitetura se implanta, nas paisagens construídas ou naturais.

EXEMPLOS HOSPITALARES

Alguns projetos autorais citados a seguir, e outros que completariam esta longa descrição, são exemplos executados com soluções arquitetônicas e sistemas construtivos que apresentam controle de qualidade nos elementos produzidos industrialmente, usando tecnologia limpa e principalmente segura.

Alguns empreendimentos merecem destaque:

- Hospital e Maternidade São Luiz – Unidade Anália Franco (Figura 2). A primeira versão, em estrutura metálica e por solicitação do grupo executivo da obra, teve a estrutura substituída por concreto em 2004, finalizado em 2007. Vencedor do Prêmio Destaque Saúde Projeto Predial no V Grande Prêmio de Arquitetura Corporativa.

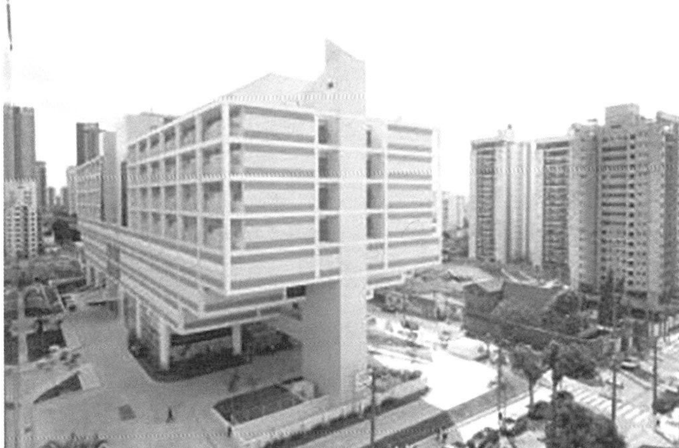

Figura 2 Fachada externa do Hospital e Maternidade São Luiz – Unidade Anália Franco, em São Paulo.

Fonte: acervo do fotógrafo Marcelo Scandaroli.

- O Cenpes – Ampliação Centro de Pesquisas da Petrobras na Ilha do Fundão (Figuras 3 a 5), no Rio de Janeiro, concurso vencedor de 2004, projeto de 2006 a 2008 e obra concluída em 2010. Foi considerada a obra mais completa em inovação, tecnologia, ecoeficiência e sustentabilidade da América Latina, o que lhe valeu em 2011 o prêmio *Green Building Brasil* e em 2012 o prêmio *Green Nation Fest*.
- O Hospital Mater Dei (Figuras 6 e 7) – Belo Horizonte, projeto em 2010-2011, início da obra em 2012 e preparado para maio de 2014. Trata-se do primeiro hospital de porte inteiramente industrializado e com estrutura metálica. Foi agraciado com o X Grande Prêmio de Arquitetura Corporativa no ano de 2013.

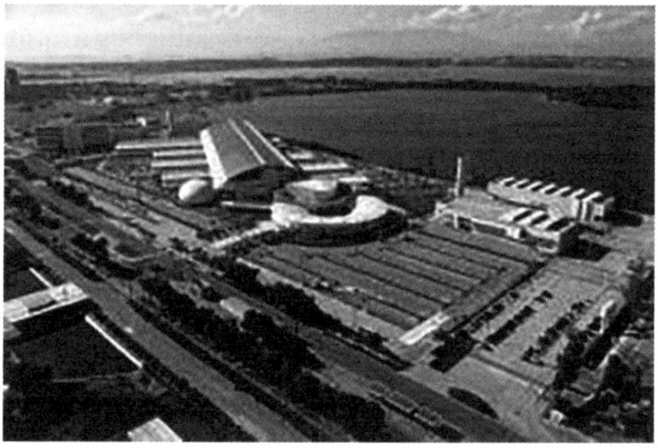

Figura 3 Cenpes – Ampliação Centro de Pesquisas da Petrobras na Ilha do Fundão, no Rio de Janeiro.

Fonte: acervo de Zanettini Arquitetura.

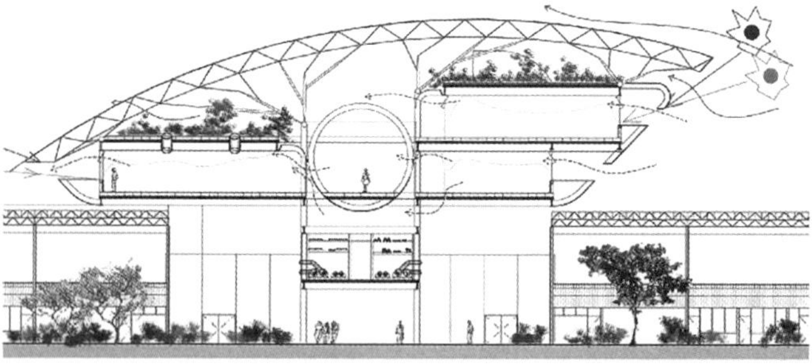

Figura 4 Cenpes – Ampliação Centro de Pesquisas da Petrobras na Ilha do Fundão, no Rio de Janeiro.

Fonte: acervo de Zanettini Arquitetura.

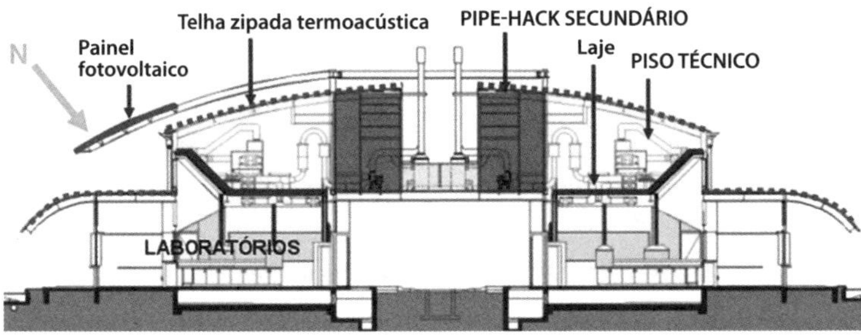

Figura 5 Cenpes – Ampliação Centro de Pesquisas da Petrobras na Ilha do Fundão, no Rio de Janeiro.

Fonte: acervo de Zanettini Arquitetura.

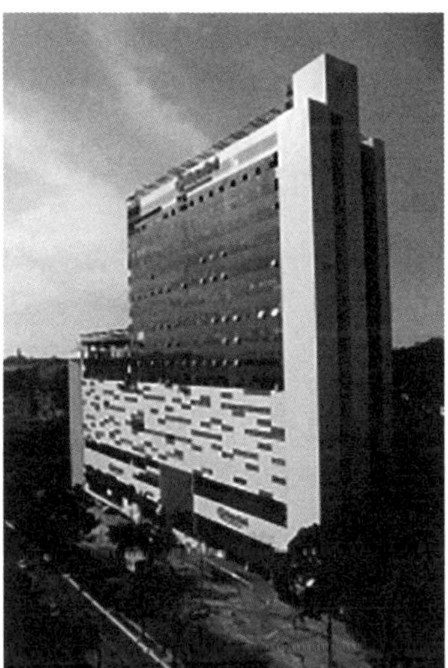

Figura 6 Hospital Mater Dei, em Belo Horizonte.

Fonte: acervo de Zanettini Arquitetura.

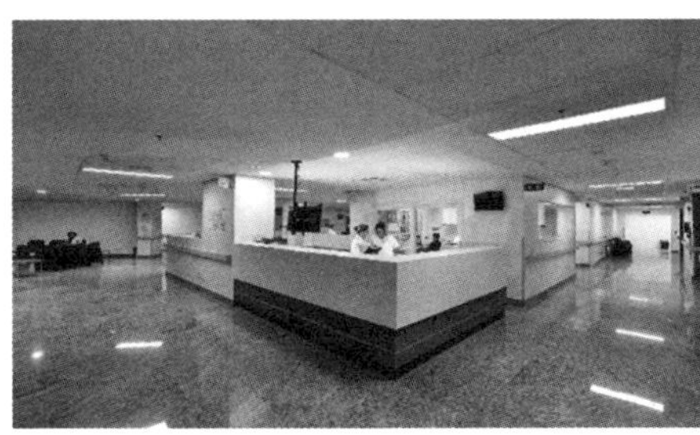

Figura 7 Hospital Mater Dei, em Belo Horizonte.

Fonte: acervo de Zanettini Arquitetura.

- Hospital Israelita Albert Einstein no Morumbi, em São Paulo. Em 2020 foi feita a revitalização da fachada do Bloco A do complexo, com 6 edifícios construídos em diferentes datas. Desenvolveu-se um projeto arquitetônico cuidadoso para aplicação de treliças metálicas fixadas na fachada existente, como suportes de sustentação do sistema, unitizado caixilho e vidro (Figura 8).

Observa-se na Figura 9 a integração com o auditório e com a passarela que atravessa a rua para se ligar ao Bloco A1.

A área da saúde que ocupou o trabalho arquitetônico do escritório ao longo de 60 anos, constituiu um acervo significativo, resultante do conhecimento ali construído por meio de projetos, dentre os quais se destacam:

- Maternidade Escola Vila Nova Cachoeirinha.
- Hospital Ermelino Matarazzo.
- Hospital Geral de Pedreira.
- Hospital e Maternidade São Luiz Anália Franco.
- Hospital Prof. Edmundo Vasconcelos.
- Hospitais São Camilo – Unidades Pompeia, Ipiranga e Santana.
- Hospitais Bandeirantes.
- Hospitais do Grupo Leforte,
- Hospital Moriah.
- Hospital Universitário da Universidade de São Paulo (USP).
- Rede Mater Dei de Saúde – Unidades Belo Horizonte, Betim e Salvador.
- Hospital Itapema.
- Hospital Santa Mônica.
- Hospital Montichiari.

Excluindo as primeiras experiências públicas, na esfera das instituições privadas enfrentou-se o paradoxo do equivocado investimento em áreas com dimensões insuficientes, de implantação difícil e com áreas sombreadas pela sua inclusão em uma malha densamente edificada e prejudicada na luz natural, e no regime de ventos.

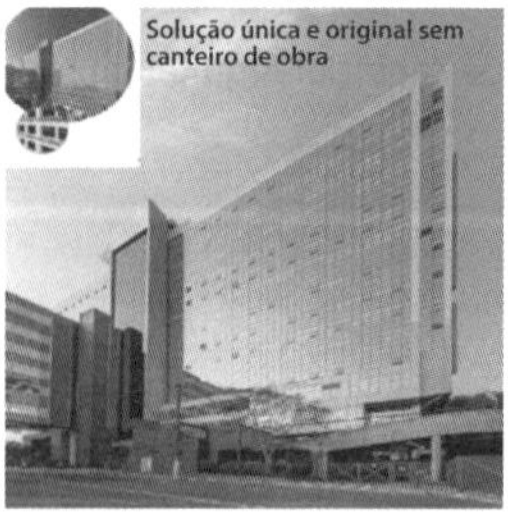

Figura 8 Fachada reformada em 2020 do Bloco A do Hospital Israelita Albert Einstein no Morumbi, em São Paulo.
Fonte: acervo do fotógrafo Roberto Afetian.

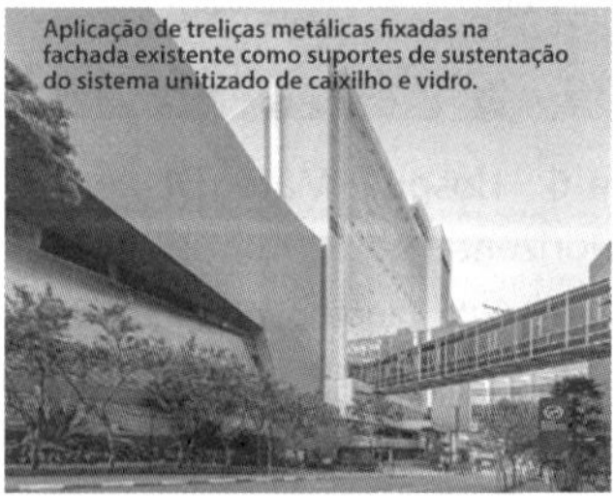

Figura 9 Vista do Bloco A com a passarela de conexão sobre a rua para o Bloco A1.
Fonte: acervo do fotógrafo Roberto Afetian.

Quando foi possível influir na definição de áreas maiores e compatíveis com as dimensões do projeto e com locação urbana mais favorável, os resultados se mostraram significativos na obtenção da qualidade das propostas. Não foi necessário empilhar garagens nos subsolos ou em andares, a ventilação natural pode ser utilizada e os acessos de pacientes, ambulâncias e públicos ocorreram com clareza.

Os resultados foram significativos no Hospital Santa Mônica, no Município de Nova Serrana, em Minas Gerais. Foi negociada com a prefeitura sua locação junto à rodovia para melhor atender a essa cidade e municípios vizinhos. Conseguimos duas quadras, que juntamos, resultando uma solução horizontal com ótima implantação na distribuição dos ambientes e fluxos, como também com o estacionamento descoberto no entorno da edificação, compatível com as necessidades do município e região.

Na Figura 10 observa-se a maquete eletrônica do Hospital Montichiari, no município de Montes Claros, em Minas Gerais. O projeto conseguiu, pela dimensão da área do terreno, uma implantação tranquila, com diversos acessos para o hospital oncológico e o centro médico. Os edifícios possuem ambos 4 pavimentos, gerando um resultado surpreendente na organização dos setores. Criou-se ainda rica solução de áreas verdes no entorno e em pátios internos, possibilitando iluminação e ventilação naturais em todos os ambientes.

PERSPECTIVAS PARA O FUTURO

No presente não é mais cabível a discussão unidimensional da estética da forma na arquitetura, que perdurou como questão central durante várias décadas. Impõe-se uma nova visão pluridimensional, holística e sistêmica, na qual a ar-

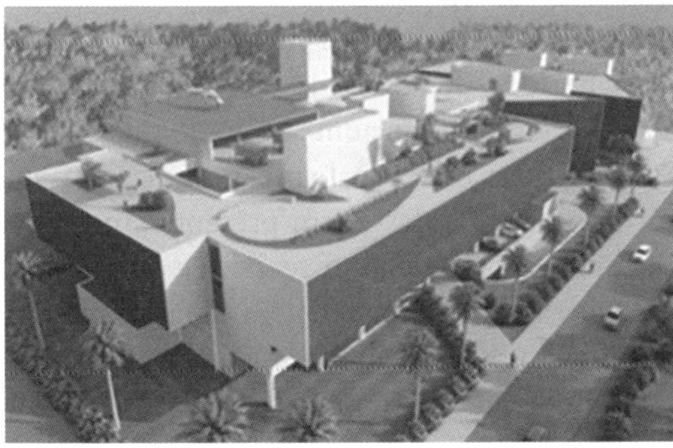

Figura 10 Hospital Montichiari, no município de Montes Claros, em Minas Gerais.
Fonte: acervo de Zanettini Arquitetura.

quitetura não mais se limita ao domínio das questões do espaço e de sua estética. Perante as necessidades impostas pela realidade, a arquitetura vê-se obrigada a ampliar seu enfoque sobre a cultura material e as formas de produção para atender às novas demandas e necessidades individuais e coletivas.

Essa visão pluridimensional holística "se expressa na doutrina segundo a qual o indivíduo e os fenômenos da realidade devem ser estudados como um todo e não a soma dos seus diversos constituintes" (FRAMPTON, 2008).

Segundo Capra (2012), "A abordagem sistêmica se dá com a inversão da relação entre as partes e o todo. No pensamento sistêmico as propriedades das partes só podem ser entendidas dentro do contexto do todo maior. No pensamento analítico cartesiano, isola-se para entender, no sistêmico coloca-se junto para entender".

Ambas as conceituações, decorrentes do aumento da complexidade do conhecimento e do seu trato, devem estar presentes desde a formação e aprofundadas no decorrer das atividades culturais e profissionais do arquiteto. Essa necessidade vem exigindo uma crescente contribuição interdisciplinar em cada projeto entre os participantes das várias áreas científicas – humanas, biológicas, ambientais, exatas e econômicas –, em equilíbrio com o conhecimento sensível.

Como consequência e talvez a mais próxima, tem-se a "reunião" de arquitetos e engenheiros na formação e em um trabalho mais interativo, diante da constatação irrefutável de que essas áreas tratam de um mesmo objeto.

Uma nova visão de mundo, que decorre da nossa consciência e sensibilidade, estabelece necessários vínculos com a sociologia, a antropologia e as demais ciências que incorporem ser humano, uso, lugar, matéria e tempo com riqueza e qualidade fundamentais na inovação e na evolução tecnológica, e que propicie condições para que o arquiteto possa exercer sua profissão de forma plena.

Infelizmente a busca de um mundo mais sustentável encontra no presente sérios obstáculos a serem transpostos. Os desequilíbrios culturais, socioeconômicos e ambientais no Brasil e, por que não, no mundo todo comprometem este início de século, período de atitudes e ações conflitantes, desarticuladas e superadas, quando deveríamos estar num século do intelecto.

As contradições seguidas do capitalismo mundial em suas exigências de mercado e de consumo ditam a desordem presente em praticamente todas as nações, em especial as emergentes e as de terceiro e quarto mundos. As cidades e em especial os grandes aglomerados refletem um inchamento, com toda sorte de conflitos de um contexto cada vez mais insustentável pela ausência de programas e ações culturais, políticas e econômicas.

No Brasil, nosso capitalismo dependente exacerba-se com intensidade das mais variadas formas: a ausência de previsão e de planejamento físico e econômico; a incompetência quase generalizada da classe política e da "elite" econômica, preocupada principalmente com o lucro fácil e rápido e com o conluio criminoso entre ambas; a desordem das cidades, a ineficiência na mobilidade urbana, a ausência de políticas públicas de educação e saúde; a ocupação retalhada do território, que reflete um tecido esgarçado e destruidor do meio ambiente; o péssimo aproveitamento da condição exuberante do nosso clima, relevo e solo; a depredação das paisagens no engano da ocupação dos vales com sistema viário dos rios que restaram em esgotos a céu aberto.

CONCLUSÃO

A insegurança, o descuido na formação acadêmica e o esquecimento da velhice nos tiram a condição de cidadãos para nos reduzir a meros consumidores. As cidades vão abandonando sua condição fundamental de lugar de vida, nosso ar se poluiu, nossos lagos são consumidos e nossas reservas são destruídas.

O mais breve possível devemos encontrar caminhos que nos levem a uma visão pluridimensional e a um viver com uma postura holística e sistêmica do conhecimento, com desenvolvimento científico e artístico inovador, que acelere o tempo perdido e nos coloque em um patamar digno do ser humano.

As cidades devem passar a ser entendidas por meio de uma visão metabólica que se renove ciclicamente e recupere a condição de organismo vivo, que se realimenta contínua e evolutivamente. Só assim alcançaremos um mundo pleno, que tenha o ser humano como principal referência.

Essa é a conceituação de sustentabilidade que devemos lutar para que aconteça e que alimente um Projeto de Nação capaz de quebrar paradigmas e de constituir um novo contexto socioeconômico e cultural.

Os projetos de hospitais precisam estar inseridos nesse contexto para definitivamente servir às pessoas. Com esse resumo de textos e projetos, espera-se ter contribuído com os objetivos desta publicação.

REFERÊNCIAS

1. Capra F. O ponto de mutação: a ciência, a sociedade e a cultura emergente. 30.ed. São Paulo: Cultrix; 2012.
2. Framptonm K. História crítica da arquitetura moderna. Tradução Jefferson Luiz Camargo. São Paulo: Martins Fontes; 2008.
3. Zanettini S. Arquitetura – razão – sensibilidade. São Paulo: Edusp; 2002.

3
Planos diretores e *design* de serviços

Lauro Miquelin

INTRODUÇÃO

A empresa que fundei em 1987 atua no *design*, construção, montagem e consultoria para operação de empreendimentos de saúde de todos os portes e em todas as regiões brasileiras. Nossos times desenvolveram mais de 150 planos diretores para lideranças que sonharam que o plano diretor pudesse fornecer respostas absolutas para planejar o contexto no qual os profissionais de saúde fossem capazes de entregar aos usuários o cuidado certo, do jeito certo e ao custo certo.

Em mais de três décadas, com base nessas experiências, fomos juntando evidências para concluir que o plano diretor não fornece a resposta sonhada.

O PLANO DIRETOR FICOU OBSOLETO

Conforme o Conselho de Arquitetura e Urbanismo do Brasil, um plano é "um documento que se constitui nas diretrizes gerais formuladas para a implantação de um conjunto de medidas de ordem técnica, econômica, social ou política, que visam a determinado objetivo, do qual derivam as ações a serem empreendidas e os projetos técnicos que conduzirão à execução das obras ou serviços técnicos dele advindos" (CAU, 2013).

"Plano diretor" é uma denominação usual no Brasil para o conjunto de propostas de mudanças de espaços que a organização habita. Por sua vez, o plano diretor hospitalar é um instrumento que vem sendo usado há algumas décadas por lideranças da saúde para planejar a implantação de novos edifícios, reformas, ampliações e respectivos investimentos.

Entretanto, existem evidências que fundamentam uma releitura nesse instrumento de planejamento. Os quatro motivos para justificar a evolução do plano diretor proposta neste capítulo estão descritas a seguir.

Educação tradicional para projetar prédios

Arquitetos e engenheiros são educados para projetar e mostrar prédios. Falamos sobre "experiência e busca de encantamento dos usuários", "*layouts* que melhoram processos". Mas não mostramos "a vida em movimento" em um futuro sonhado.

Contratados para um plano diretor ou para o detalhamento de projetos físicos, a maioria dos bons profissionais colherá informações sobre metas de produção e perfil de assistência junto aos representantes das organizações de saúde, empreendidas com recursos públicos ou medicina suplementar.

Com base nessas informações, será criado um programa de necessidades que contém uma lista de ambientes. Alguns profissionais incluirão também uma lista de tecnologias mais relevantes para a entrega do cuidado certo.

A maioria desenvolverá o plano diretor para que o zoneamento das unidades atenda a boas práticas nos fluxos; e também atenda a critérios de conforto, segurança, normas e princípios que facilitem a obtenção de certificados de acreditação de serviços de saúde. O projeto físico também definirá fases de implantação.

Alguns arquitetos definirão critérios e premissas para o futuro detalhamento dos projetos físicos: especificação de materiais certificados e fontes de energia para atender a critérios de sustentabilidade, patamares mínimos de produtividade e funcionalidade das tecnologias. As formas de apresentação podem contar com maquetes eletrônicas e vídeos com estimativas de investimentos em cada fase.

Estranhamente, porém, a maioria não terá usado o plano diretor como laboratório de testes de cenários de retorno dos investimentos, seja na dimensão moral (vidas salvas, anos de vida ganhos no melhor estado possível de bem-estar) ou na dimensão econômico-financeira.

Isso ocorre porque na forma usual de apresentação não é possível visualizar os protagonistas (pacientes, cuidadores, acompanhantes) nas quantidades e frequências de viagens pelo prédio na perseguição do cuidado certo ao custo certo.

Uma das justificativas para a visão focada em prédios é que há 300 anos se ensina Arquitetura e Engenharia de Projetos para especificar e mostrar apenas os prédios...

Mostrar o prédio no futuro sonhado é uma serventia essencial dos projetos físicos para as construtoras. Elas precisam dos projetos físicos detalhados para orçar e planejar a execução. Mas os habitantes do futuro edifício não têm muito interesse só por essa serventia.

Falta de integração com a gestão do hospital

A segunda justificativa para uma releitura do plano diretor está no fato de que os líderes da saúde não têm cobrado ostensivamente de arquitetos e engenheiros a demonstração e a simulação de processos e dos movimentos das pessoas nos *layouts* nas quantidades coerentes com o sonho do atendimento para a entrega do cuidado certo ao custo certo (SCHWARTZ, 2004).

Meu incômodo pessoal com os limites da entrega do plano diretor foi crescendo ao longo dos anos até 2016. De 2016 em diante, com base nas lições que aqueles limites foram evidenciando, passamos a conectar a demonstração das propostas de solução espacial com as de processos, tecnologias e quadro de pessoal.

A serventia do *design*, da arquitetura, da engenharia e dos processos construtivos está para o dia a dia dos pacientes e usuários das organizações de saúde como a broca está para o furo na parede. Ou seja, os pacientes e cuidadores não querem saber do projeto físico ou da complexidade construtiva, querem o seu resultado!

Os líderes da saúde, nos últimos anos, amadureceram a visão sistêmica sobre os ingredientes que constroem os resultados das organizações de saúde: pessoas, processos, cubos componentes do prédio e tecnologias.

O resultado dos investimentos para os usuários seria compreender todo o futuro sonhado escondido nos projetos físicos. Vamos analisar um exemplo hipotético baseado na minha prática nas últimas três décadas: uma organização de saúde que deseja habitar um prédio com 100 leitos de capacidade instalada investe aproximadamente R$ 200 milhões (durante 30 anos, p. ex.) em ativos, somando-se ao edifício, aos equipamentos médicos, ao mobiliário e à infraestrutura de tecnologia de informação e comunicação. Portanto, são aproximadamente R$ 100 milhões para implantar (em 3 anos, por exemplo) e outros R$ 100 milhões necessários para conservação predial, reformas, renovação e reinvestimentos em itens do mobiliário e tecnologias (de informação, médicas) para manter os patamares do hospital operacionalmente seguros.

Por outro lado, a organização precisará de aproximadamente R$ 2 bilhões, naqueles mesmos 30 anos, para operar o hospital, considerando um patamar de custos e despesas de R$ 65 a 75 milhões por ano. Estranhamente, apesar de as operações consumirem dez vezes mais recursos financeiros que os ativos no mesmo período, os líderes das organizações de saúde e os projetistas acabam dedicando pouquíssima energia à conexão entre as características do prédio e o *design* de premissas para a eficiência das futuras operações.

Em resumo: precisamos ver menos prédio e mais gente em movimento nas apresentações de planos diretores, ou seja, compreender os fluxos necessários.

Linguagem e ego

Outro principal motivo para o foco em prédios é o fato de que a linguagem usada nos projetos físicos não traduz com clareza para diretores, CEO, médicos, enfermeiros, profissionais da bata verde o que vai acontecer no dia das operações em um futuro sonhado. A maioria dos profissionais de saúde, mesmo em posições de gestão, quando convidados ou convocados para reuniões de projetos físicos e planos diretores, prefeririam estar atendendo pacientes e não tentar imaginar o futuro sonhado em um planejamento.

As reuniões de planejamento para plano diretor, por exemplo, acabam seguindo um método: o projetista conta seus sonhos sobre o que vai acontecer: fluxos, caminhos, pontos de encontro dos usuários. Os participantes dialogam e comentam. Se o projetista demonstrar um razoável domínio geral dos temas, a maioria das reuniões termina bem e os profissionais de saúde, aflitos com os pacientes esperando, voltam à operação confiantes de que o prédio será maravilhoso. Cinco minutos depois da reunião, as histórias do projetista estarão esquecidas até o dia da primeira visita à obra em algum momento do futuro.

Além da linguagem, há o problema do ego de todos os seres humanos. Esse problema muitas vezes trava perguntas que deveriam ser feitas, por exemplo: "Eu não entendi o que são essas informações sobre zoneamento. O que quer dizer táticas de convivência entre as diversas fases de obra e a operação do plano diretor?". O ego das pessoas cala as dúvidas nas reuniões.

No futuro, em algum momento, quando os profissionais forem convidados para visitas à obra, o edifício que estava escondido no plano diretor e depois no detalhamento dos projetos de arquitetura e engenharia finalmente aparece. Nesse encontro com a realidade, em geral, começam as solicitações de mudanças.

Os pedidos de mudanças de *layouts* inteiros ou pontos de instalações (elétrica, dados e voz, gases, ar-condicionado) acabam acarretando entre 6 e 13% de perdas por retrabalho. Assim, em uma obra de R$ 20 milhões, R$ 1,2 milhão (6%) a R$ 2,6 milhões (13%) acabam sendo desperdiçados em mudanças que poderiam ser evitadas por métodos de planejamento e projetos físicos mais eficientes e colaborativos.

Em alguns casos, as engenharias acabam mostrando que é muito tarde para mudar em face dos custos de retrabalho; e se acaba por transferir a solução do problema para o *design* de processos e/ou o dimensionamento de quadro de pessoal, quando o *layout* impõe arrasto na produtividade. Ou seja, a ineficiência na concepção do prédio e demais ativos, que representam 10% do orçamento da organização ao longo de 30 anos, é transferida para a operação, que fica mais ineficiente, impactando 90% do orçamento. No limite, a ineficiência do planejamento e da gestão da implantação é enterrada nas negociações de aditivos com a construtora para mudar o prédio.

Foco em eficiência sistêmica para avaliar propostas para o futuro sonhado

Uma das principais causas dos desperdícios, e dos recursos que drenam para o esgoto, é a falta de visão e ação sistêmica na gestão de implantação de empreendimentos de saúde. É fácil falar de eficiência sistêmica, mas difícil aplicar.

Mas qual pode ser um método para praticar o *design* com foco em eficiência sistêmica?

O prédio é composto de cubos, que são os ambientes, os espaços, as instalações, os equipamentos médicos, os itens de tecnologia de informação e comunicação e o mobiliário. Essa é a parte mais visível, mas só representa um dos ingredientes da eficiência sistêmica.

Criei uma palavra, que parece nome de biscoito napolitano, para lembrar dos ingredientes que fazem tudo funcionar no hospital: **PeProCuTe**: "Pe" de Pessoas, "Pro" de Processos, "Cu" de Cubos componentes do edifício hospitalar e "Te" de Tecnologias.

Eis a explicação das sílabas dos ingredientes:

- **"Pe" de Pessoas:** um líder sábio planta um "Pé" de pessoas "feras" para resolver o problema de cada paciente. As pessoas, com genoma e alma únicos, são capacitadas a fazer as coisas acontecerem.
- **"Pro" de Processos:** os processos, aos milhares, escondem-se no agendamento, exames, cirurgias, internações, fornecimento de medicamentos, dietas, distribuição de roupas, limpeza, coleta de resíduos, entrega de material esterilizado etc.
- **"Cu" de Cubos componentes do prédio:** as principais serventias do edifício hospitalar e de seus cubos são: acolher o usuário sem estressar seu metabolismo, facilitar a fluidez aerodinâmica de almas e corpos nos caminhos e no uso de cada ambiente e no auge do desempenho, contribuir para o melhor estado possível de bem-estar dos usuários a cada segundo do convívio.
- **"Te" de Tecnologias:** equipamentos médicos, de infraestrutura predial e de tecnologia de informação e comunicação podem acelerar a eficiência dos processos e melhorar a experiência de uso dos edifícios. Um bom líder es-

colherá sabiamente, sem modismos, tecnologias adequadas para sua organização.

Portanto, planejar seguindo os ingredientes citados garante melhores resultados.

A EVOLUÇÃO DO PLANO DIRETOR

O plano diretor já está evoluindo a partir dos aprendizados dos líderes de saúde, dos arquitetos, engenheiros e *designers* sobre as fragilidades detectadas nos últimos anos no método de produção do planejamento. Isso se deve à falta de conexão entre as soluções espaciais e a visão de resultados no futuro sonhado para o hospital.

O caminho para resultar na evolução do plano diretor pode ser resumido nas três etapas descritas a seguir.

Etapa 1: plano assistencial com orçamento da operação

O plano assistencial com orçamento da operação é um documento que define as entregas da organização e suas premissas. Deve ser produzido por profissionais com conhecimento sobre as estratégias e padrões de gestão de operações com base nas informações ordenadas nos estudos de viabilidade econômico-financeira (EVEF) em empreendimentos da medicina suplementar, ou nos estudos de dimensionamento e orçamento de custeio dos empreendimentos que atendem o Sistema Único de Saúde (SUS).

Os dados e informações desses documentos subsidiam a preparação do plano assistencial com orçamento de operação, que contem:

- Descrição do perfil de assistência, com metas de produção assistencial e o papel do estabelecimento de assistência à saúde (EAS) na rede de atendimento e articulação com as demais unidades da rede.
- Descrição de personagens usuários da organização por tipo. Pode-se desenvolver a criação de *personas*: paciente adulto, paciente criança, acompanhantes, médicos, enfermagem, recepcionistas etc.
- *Design* de serviços, com diretrizes e critérios mínimos de padrão de atendimento, processos, estruturas organizacionais e quadros de pessoal.

Esses critérios mínimos registram o "jeito de atender da organização", que transformará os projetos físicos em *design* de serviços.

Deve-se ainda levantar as seguintes informações:

- Quais as projeções de quantidades de pessoas usuárias do edifício hospitalar em cada horário e dia da semana?
- As dimensões de espaços e tecnologias, ou rotas de fuga em caso de incêndio, devem ser definidas com base apenas na legislação brasileira ou também em outras mais exigentes?
- Qual o tempo de resposta esperado nas políticas de acolhimento, como tempo de cadastro do paciente na internação, ou exames, tempo de triagem no pronto atendimento, tempo de entrega da dieta solicitada, entre outros? Esses tempos deverão ser usadas como metas a serem atingidas por meio das soluções propostas para ambientes, espaços, processos e tecnologias de suporte aos processos.
- Há um jeito de prestar assistência que o planejamento deva atender?
- Os atributos desse jeito de servir existem e estão registrados?
- Quais políticas de recepção, armazenamento, distribuição, velocidade de giro do estoque de materiais, medicamentos, órteses, próteses e materiais especiais (OPME) para definir a metragem necessária de almoxarifado e farmácia?
- Existem políticas de alimentação dos funcionários, colaboradores e médicos?
- Há políticas de qualidade e produtividade na instituição (classificação de risco, cirurgia segura, metas de acreditação de serviços de saúde e certificação etc.)?
- Qual a predefinição das funcionalidades das tecnologias de suporte aos processos, como a produtividade de um tomógrafo ou os módulos de um sistema de informação, por exemplo?

Todas essas informações subsidiam os arquitetos hospitalares especializados na preparação da etapa 2.

Etapa 2: testes de zoneamento e *layout*

Os testes de zoneamento e *layout* são propostos de cenários espaciais para abrigar a produção projetada na etapa 1. São desenhos, estudos de massas, sem detalhamento construtivo, e relatórios que permitem compreender os quatro aspectos seguintes:

1. Lista dos cubos, os ambientes de produção, contendo a descrição dos parâmetros de produtividade do uso (tempos previstos de atendimento nos casos pertinentes).

2. Lista dos principais itens de tecnologias médicas; descrição de indicadores de produtividade (exames de radiologia, tomografia ou ressonância magnética, por hora, p. ex.).
3. Dimensões preliminares dos ambientes de permanência de pacientes.
4. Anatomia do edifício: o desenho deve demonstrar a implantação no terreno, tamanhos de lajes, posição de escadas e elevadores e, no mínimo, o zoneamento com metragens das unidades.

Sugere-se que os estudos demonstrem a posição e a dimensão dos ambientes que abrigam os pacientes nas atividades principais: recepção, internações, cirurgias, exames de imagem, ambulatórios, unidades de pronto atendimento, cirurgias e unidades de terapia intensiva etc. (MIQUELIN, 1992).

As áreas de apoio podem aparecer como zoneamento nos estudos de massas, que devem conter:

- Características construtivas, como modulação estrutural e padrões de materiais que definam projeções de custo total de propriedade.
- Metragens de conjuntos de áreas de apoio.
- Vetores de ampliação das unidades.
- Características principais dos sistemas de instalações (volumes de reservatórios, capacidade de transformadores e geradores, tipo de sistema de ar-condicionado, fontes alternativas de energia ou não).
- Projeções de investimento em obras e tecnologias.
- Demonstração de fluxos e viagens dos usuários até os pontos de encontro com a organização, com meios de demonstração que permitam identificar:
  - Quantidades de pessoas no edifício e nas unidades físico-funcionais nos horários de maior ocupação.
  - Movimentos (em quantidade de pessoas) e impactos sobre corredores, salas de espera, elevadores, controles de acesso e demais pontos de encontro dos usuários com a instituição e setores críticos como unidade de pronto atendimento, centro cirúrgico e unidade de terapia intensiva (ORLANDO; MIQUELIN, 2008).
- Pontos de atenção para implantação:
  - Terreno.
  - Vizinhos.
  - Faseamento para viabilidade de execução.

O conjunto dessas informações permite a criação de cenários na etapa 3.

Etapa 3: avaliação de cenários

Esses cenários são apresentados por meio de instrumentos que permitem visualizar as informações acima de forma conectada. Apresentar os impactos das soluções sobre:

- Investimentos em obras e tecnologias.
- Receitas.
- Custos e despesas.
- Resultados.

Dessa forma, na etapa 3 do planejamento o investidor pode escolher o cenário com melhores chances de retorno dos investimentos (ROI), seja na dimensão moral, por exemplo, "criar padrão de segurança das rotas de fuga", ou na dimensão econômico-financeira, ao "incrementar capacidade instalada para ampliação do atendimento e melhoria de resultados".

Se o investidor autorizar a continuidade do detalhamento dos projetos físicos sem analisar os cenários de resultados nesta etapa 3, 100% de dinheiro investido em projetos pode ser desperdiçado.

Caso aprovado o cenário de melhor patamar de ROI, a fase de planejamento com o plano diretor está encerrada e os líderes seguem para as próximas etapas a fim de estruturar a captação dos investimentos.

Depois poderá ser contratado o detalhamento de projetos de arquitetura e engenharia em conexão com o *design* de serviços, processos, estrutura organizacional e pré-especificação de tecnologias.

OS INSTRUMENTOS DE VISUALIZAÇÃO DAS MUDANÇAS DOS INGREDIENTES

Podem-se ter como formas de apresentação do quadro de pessoal, processos, cubos/ambientes e tecnologias:

- Relatório ou vídeo de apresentação das características da organização foco do planejamento.
- Desenhos da situação existente.
- Relatório de características dos sistemas do edifício e seu estado de conservação e segurança.
- Recomendações para eventual recuperação de padrões de segurança do edifício.

- Relatório de conformidade com a legislação; e recomendações para correção de não conformidades.
- Desenhos que permitam compreender as quantidades de pessoas em movimento nos horários de maior movimento e ou criticidade. Sugere-se o uso de "gráficos espaguete" para representação dos fluxos, ou de mapas comportamentais; pode-se usar "bonecos coloridos para cada viagem, origem e destino; pode-se marcar no *layout* os pontos de encontro entre as pessoas e a instituição (em uma recepção, em um elevador, em uma bifurcação da circulação, em uma sala de exame etc.).

Essas formas de apresentação precisam facilitar a compreensão do futuro sonhado para qualquer tipo de profissional, com ou sem habilidades técnicas em projetos físicos. Vídeos e desenhos são recomendáveis.

Sugere-se utilizar:

- Desenhos das mudanças (com informações "de"/"para") de reformas e ampliações do edifício;
- Tabelas de áreas de construção (antes e depois).
- Relatórios ou vídeos de explicações sobre premissas de *design* de serviços, contendo:
  - Regras de dimensionamento de quadro de pessoal e padrões de capacitação para as produções projetadas.
  - Melhorias de processos, classificando as oportunidades com base em critérios crescentes "simplicidade e custos de mudanças" contra "impactos em segurança, desperdícios e experiência" (ZANOVELLO, 2015).
  - Prédios (classificação de prioridades por "nível de risco para segurança dos usuários" e "impactos em custos de operação"). No plano diretor tradicional, as propostas se limitariam a propor mudanças de zoneamento e fluxos, além dos apontamentos de correção dos eventuais riscos;
  - Tecnologias médicas (descrição das principais características, listas de itens e sua eventual produtividade) e de informação com descrição de funcionalidades.
  - Projeções e faseamento de investimentos em obras, equipamentos, mobiliário, tecnologias, ações para aumento ou redução de quadro de pessoal; diretrizes para desenho de programas de capacitação das pessoas.
  - Táticas de implantação das mudanças, mantendo a segurança da continuidade operacional no ciclo de vida da edificação.
  - Pontos de atenção para a implantação das mudanças e descrição dos impactos desses cenários de mudanças nas projeções de investimento, orçamento de custeio e retorno (nas dimensões de ROI aprovadas pela alta

liderança da organização, tais como "anos ganhos de vida", "vidas salvas", "cumprimento de orçamento").

Aplicando-se todos os itens acima, chega-se a um *design* de serviços que é a evolução do plano diretor tradicional.

CONCLUSÃO

Espero que este capítulo sirva como estímulo para você, leitor, a contribuir para a evolução de instrumentos de Arquitetura Hospitalar mais eficientes para os líderes na gestão de implantação de organizações de saúde.

Assim a missão do "PeProCuTe" estará cumprida e você terá contribuído para que pacientes, acompanhantes, profissionais e demais protagonistas da cadeia de valor da saúde, nas jornadas diárias na busca do melhor estado possível de bem-estar, encontrem o contexto mais eficiente para o cuidado certo, entregue do jeito certo, ao custo certo.

REFERÊNCIAS

1. Conselho de Arquitetura e Urbanismo do Brasil (CAU). Módulo I: Remuneração do projeto arquitetônico de edificações, das tabelas de honorários de serviços de arquitetura e urbanismo do Brasil, que constitui o Anexo da Resolução n. 64, de 8 de novembro de 2013.
2. Miquelin lC. Anatomia dos edifícios hospitalares. 2.ed. São Paulo: Cedas; 1992.
3. Orlando JMC, Miquelin LC. UTIs contemporâneas. São Paulo: Ateneu; 2008.
4. Schwartz P. A arte da visão de longo prazo: planejando o futuro em um mundo de incertezas. Tradução Luiz Fernando M. Esteves. 3.ed. São Paulo: BestSeller; 2004.
5. Zanovello AL (org.). Gestão de serviços em saúde: da estratégia à operação. Ilustração Ricardo Howards. São Paulo: Yendis; 2015.

4
O processo de concepção e aprovação de um projeto hospitalar

Cynthia Kalichzstein

INTRODUÇÃO

Ao abordar o tema da especialidade na arquitetura, não podemos esquecer que a vocação do arquiteto é a de projetar espaços. Na Arquitetura Hospitalar o conhecimento do uso do edifício torna o arquiteto um especialista. O ato de projetar obedece sempre a uma "abstração intelectual", mesmo com as restrições encontradas na tipologia de uma edificação da saúde, com normativas, legislações e práticas a serem seguidas.

No desafio de um projeto na área da saúde, o arquiteto deve aliar o lado artístico e social, com o compromisso da funcionalidade que o uso exige. É ser o maestro da concepção do projeto, articulando todas as condicionantes em uma materialização funcional e significativa.

CONCEPÇÃO

Quando se olha para um hospital pronto, nem sempre se consegue imaginar todas as etapas que foram necessárias para que o projeto se tornasse uma realidade.

Uma edificação voltada para a área da saúde apresenta uma complexidade de fatores que têm de ser trabalhados e alinhados com o objetivo de garantir o sucesso da unidade.

Um projeto bem desenvolvido é responsável pelo bom funcionamento, otimização de fluxos, de recursos pessoais e influencia até mesmo no aspecto financeiro da instituição.

A responsabilidade dos projetistas envolvidos é muito abrangente, por isso a concepção e todo o desenvolvimento do projeto devem ser considerados com criatividade, mas com a cautela que um edifício de tamanha complexidade demanda.

Esse desafio se inicia com a demanda de um novo complexo hospitalar ou da expansão de um hospital existente. Na maioria das vezes a demanda vem acompanhada de uma solicitação predeterminada por uma empresa especializada em análise mercadológica, na qual se define a capacidade instalada da nova unidade, a complexidade e as principais especialidades que o hospital irá oferecer.

PLANEJAMENTO

Aí se inicia o trabalho da arquitetura. Um projeto hospitalar consiste em transformar em espaço físico essa demanda mercadológica, com todos os ambientes necessários, considerando aspectos de funcionalidade e seguindo as legislações inerentes a uma unidade de atendimento de saúde.

- Em um projeto *greenfield* (termo utilizado para uma nova unidade), quando a demanda do novo projeto não vem acompanhada de um estudo mercadológico, cabe à equipe de arquitetos uma análise mais detalhada das necessidades colocadas pelo cliente, uma ampla análise da oferta de leitos e especialidades do mercado, mas principalmente um grande envolvimento da equipe que demandou o projeto, acompanhando e aprovando cada etapa do processo.
- Em um projeto *brownfield* (termo utilizado para a expansão de uma unidade), a existência de dados de demanda de serviços médicos ofertados pelo hospital existente é o principal indicador das necessidades de expansão. Nessas situações é imprescindível a análise dos dados de oferta e demanda de todos os setores do hospital, o entendimento dos indicadores e principalmente da taxa de ocupação, não somente de leitos, mas também dos departamentos, como centro cirúrgico e diagnóstico por imagem. Em projetos de expansão, dados da situação existente auxiliam no melhor dimensionamento do programa físico e na oportunidade de resolução dos principais problemas físicos e de demanda reprimida de oferta de serviços.

As demandas de necessidade da nova unidade algumas vezes vêm acompanhadas de um terreno predeterminado, ou de uma intenção de compra de terreno. Quando o arquiteto acompanha o cliente na tomada de decisão da aquisição do terreno, a oportunidade de acerto da concepção física é mais garantida.

O arquiteto analisa previamente a legislação que incide sobre o terreno selecionado. A legislação construtiva é um fator relevante, que pode até mesmo impossibilitar a construção de uma edificação hospitalar em função do uso permitido naquele determinado zoneamento. A Lei de Uso e Ocupação do Solo também determina a capacidade construtiva de um terreno, estabelecendo como ele pode ser ocupado. Esse entendimento é essencial para a correta orientação do cliente em relação à aquisição da propriedade. Cada cidade tem suas exigências e normas específicas, além das condicionantes climáticas e culturais.

ESTUDOS PRELIMINARES

Nesse momento inicial devem ser feitos os estudos de entendimento da ocupação do terreno, com o objetivo de criar os primeiros esboços e dimensionamentos da nova unidade. O arquiteto elabora estudos de viabilidade com diferentes possibilidades de ocupação do terreno, analisa se a edificação será uma proposta horizontalizada ou verticalizada, estuda os diferentes acessos, o número de pavimentos e até mesmo a concepção inicial da circulação vertical, garantindo a viabilidade do estudo. Esse é o momento dos croquis, de deixar a criatividade fluir, de criar alternativas e depois analisá-las. Ao fim dessa etapa já é possível saber se o terreno escolhido poderá atender às necessidades almejadas, com número de leitos e a correta funcionalidade da unidade.

Para melhor viabilidade do estudo é aconselhável o pré-desenvolvimento do programa físico, que é a principal ferramenta para o dimensionamento dos espaços físicos necessários para que o edifício tenha a capacidade esperada.

PROGRAMA DE NECESSIDADES

Com base no *briefing* inicial, o programa físico ou programa de necessidades vai transformar a demanda da expansão ou da nova unidade em espaços físicos com dimensionamento. Esse é o momento em que os dados são reunidos, compilados e em que é possível ter uma visualização da dimensão do projeto.

O arquiteto deve interagir em demasia com o cliente para chegarem à capacidade instalada e à área ideal. Deve ter sido previamente selecionado um grupo de trabalho para acompanhar essa fase tão importante do projeto. Esse grupo, por parte do cliente, deve possuir capacidade técnica para analisar o que está sendo proposto e principalmente autonomia para tomadas de decisões.

O programa físico é a listagem dos ambientes necessários para compor a unidade de saúde, e comumente é dividido por setores. Cada setor possui suas especificidades e demandas de áreas de apoio, assim como de áreas técnicas. Todos os espaços devem ser considerados e dimensionados, considerando as circulações verticais entre os pavimentos e as circulações intrasetoriais e intersetoriais.

Como nesse momento ainda não existe um estudo em planta dos pavimentos, as circulações podem ser consideradas como um percentual da área total.

Hospitais com soluções arquitetônicas eficientes devem possuir um fator de circulação horizontal de até 30%, mas esse índice pode variar conforme a configuração verticalizada ou a horizontalidade da unidade, o tamanho da laje, a especialidade da unidade hospitalar e principalmente a legislação vigente, como a legislação de segurança contra incêndios, que irá determinar a necessidade de número de escadas para rotas de fuga.

O programa de necessidades deve ser exaustivamente discutido e adaptado conforme as conclusões do grupo de trabalho envolvido. Os números determinados no programa devem refletir a demanda mercadológica e os anseios financeiros do contratante. Esse é o momento em que o hospital é uma planilha e poderá ser adaptado sem grandes impactos no projeto. É uma oportunidade de realização de ajustes, ampliando ou diminuindo a metragem com o objetivo de buscar a capacidade construtiva do terreno, a oferta de serviços assistenciais desejada, o investimento planejado e o retorno financeiro esperado.

ESTUDOS DE MASSAS

Com a conclusão da definição do programa de necessidades e a confirmação do terreno e da legislação incidente sobre ele, é dada a continuidade ao estudo de massa. Agora com maior precisão de área, relação do lote com a insolação, com as ventilações naturais e com a topografia existente, suas restrições e suas potencialidades, a criatividade do arquiteto, aliada ao conhecimento das demandas da configuração de uma edificação hospitalar, começa a dar configuração volumétrica ao projeto.

A Figura 1 apresenta um exemplo de estudo de massa com análise da melhor implantação do terreno. O programa físico estava concluído e já estava definido que o complexo hospitalar seria desenvolvido em três fases de implantação: a fase 1 no tom mais claro e a fase 2 em cinza-escuro; a fase 3, ainda sem programa, deveria ter a possibilidade de existir.

Em situações como essa, a implantação da unidade em fases deve ser pensada desde sua concepção. O faseamento deve estar claro no programa físico, demonstrando as áreas que ficarão em cada fase e principalmente o que será ampliado, a fim de que o projeto arquitetônico possa prever essas ampliações sem paralisar o atendimento hospitalar da fase 1.

Outro aspecto importante é a viabilidade construtiva do faseamento. Se o terreno permitir, o ideal é um crescimento horizontal, possibilitando que a ampliação parta "do zero", com fundação e estrutura independentes. Crescimentos na vertical devem ser evitados, pois prejudicam o funcionamento do restante do hospital durante a obra. Caso essa situação seja inevitável, é indicado deixar um

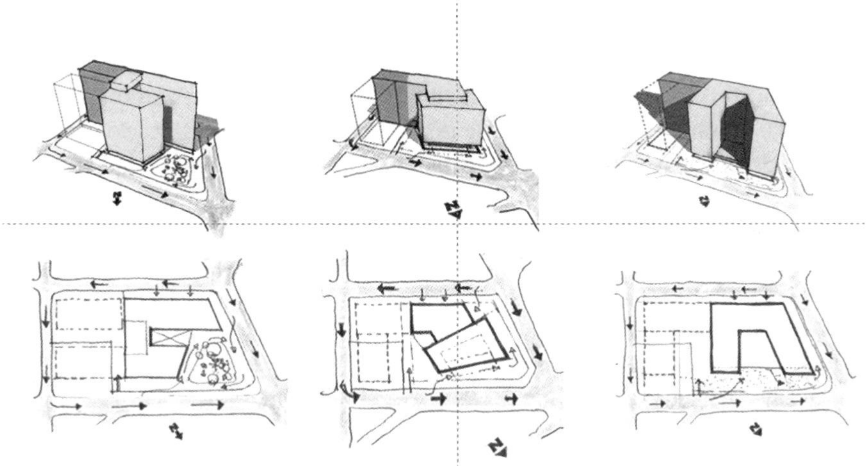

Figura 1 Estudos de viabilidade para ocupação de um terreno e implantação em fases.
Fonte: Projeto RAF Arquitetura – croquis Henri Medalla.

pavimento livre entre o existente e o novo, para que funcione como um isolante acústico.

É a ocasião para análise da melhor implantação, considerando o entorno, o melhor acesso ao terreno, a direção das vias circundantes e o fluxo dos veículos, além dos percursos dos diferentes usuários, do abastecimento e de serviços.

Em uma expansão deve ser analisada a relação entre a ampliação e a edificação existente, definindo as interligações e as relações intersetoriais. A análise da viabilidade da expansão deve ser detalhadamente estudada, considerando o acesso à nova obra e sua execução sem prejudicar o funcionamento da unidade existente.

SETORIZAÇÃO

Após a consolidação dos estudos preliminares chega o momento da setorização dos diferentes departamentos do hospital. Uma setorização em manchas de cada pavimento baseada no programa de necessidades, garantindo a relação entre os diferentes setores conforme inicialmente planejado. A relação entre os departamentos é essencial para o correto funcionamento da unidade de saúde, garantindo proximidade entre setores como o pronto-socorro e o departamento de diagnóstico por imagens. Essa delimitação garantirá a otimização no fluxo do paciente, na circulação da equipe de colaboradores e melhor distribuição dos recursos do hospital.

A planta deverá ser trabalhada e ajustada com o objetivo de agrupar os departamentos relacionados e ao mesmo tempo garantir a exequibilidade da edificação, já considerando questões estruturais e executivas. Nesse momento já é possível analisar a eficiência física da unidade e fazer os ajustes necessários.

Devido a essa necessidade de agrupamento de departamentos inter-relacionados, a concepção de uma unidade hospitalar muitas vezes se configura em embasamento e torre. No embasamento se concentram as áreas mais críticas e de serviço, que necessitam de maior espaço físico; na torre, a hotelaria, cuja grande característica é a necessidade de janelas para garantir a iluminação natural nos quartos. Porém, essa configuração poderá variar conforme a tipologia, o terreno, o partido arquitetônico adotado, a topografia e a definição de acessos.

Nas Figuras 2, 3 e 4 o exemplo da implantação de um complexo hospitalar em um terreno desafiador e com restrições de gabarito de altura. Essas restrições e o elevado número de leitos demandado levaram a implantação a se espalhar em um terreno íngreme e com dificuldade de acesso. A solução adotada pelos arquitetos foi uma implantação pavilhonar e a criação de uma rua interna cortando o hospital ao meio e levando os pacientes para um ponto mediano dos serviços, encurtando as distâncias e os trajetos a serem percorridos não somente pelos pacientes, mas por toda a equipe assistencial. A nova rua corta ao meio o hospital e traz o usuário mais próximo ao serviço que o levou ao hospital.

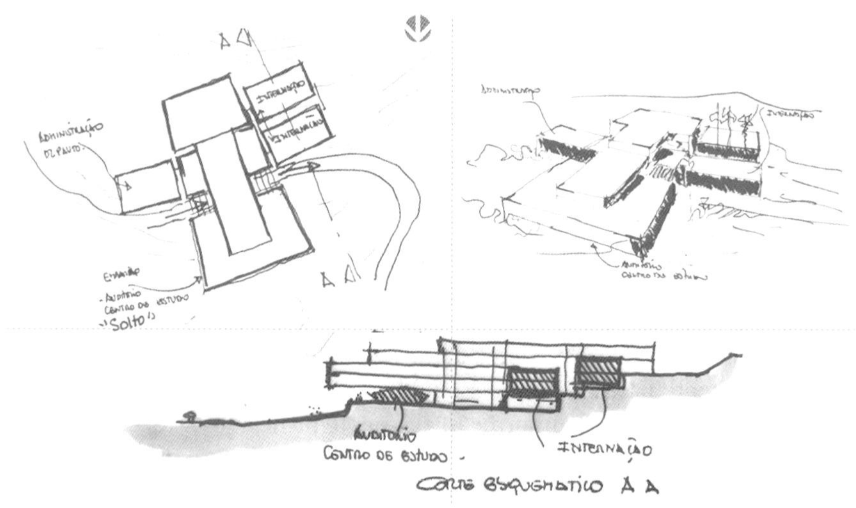

Figura 2 Estudos de viabilidade de implantação em um terreno acentuado.
Fonte: Projeto RAF Arquitetura – croquis Henri Medalla.

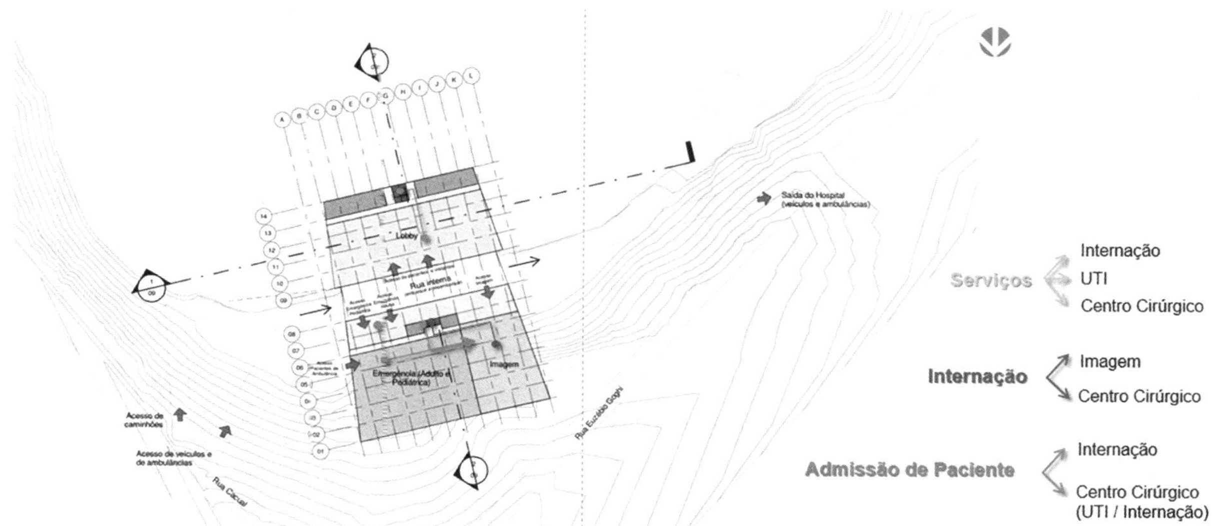

Figura 3 Estudos de viabilidade com setorização dos departamentos.

Fonte: Projeto RAF Arquitetura.

(Ver Figura 3 colorida no Anexo, no final do l vro).

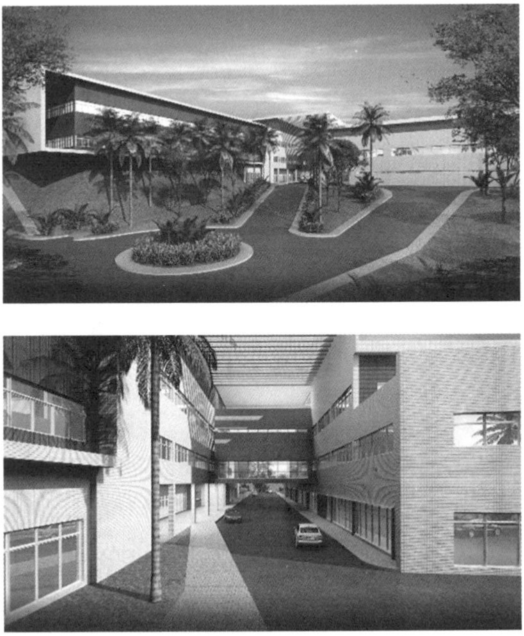

Figura 4 Imagens da rua interna do complexo hospitalar.
Fonte: Projeto RAF Arquitetura.

Esse é um bom exemplo para ilustrar que cada projeto precisa ser adaptado ao terreno. Nesse caso, a doca de abastecimento de insumos está locada na parte mais alta do terreno e consequentemente no último andar do complexo. Os andares mais baixos, em função da topografia, eram de difícil acesso, e uma rua lateral de acesso de serviço levaria com mais facilidade o abastecimento sem prejudicar os acessos de pacientes. Assim, o abastecimento desse hospital acontece de cima para baixo.

ESTUDO PRELIMINAR

Com a concepção já definida do estudo de massa, o processo do estudo preliminar se inicia com precisão e direcionamento. Nesse momento é mais uma vez essencial o envolvimento do grupo de trabalho do cliente para garantir que o desenho proposto atenda à forma de trabalho e à prática médica esperada para a unidade.

O processo de *layout* dos departamentos deve ser traçado considerando o fluxo do paciente, o fluxo de serviço e a relação entre cada ambiente do setor. As áreas de apoio devem ser de fácil acesso à circulação vertical de serviço, assim como a área de recepção do usuário deve sempre ser de fácil acesso por meio dos elevadores sociais. As circulações verticais e os eixos principais de circulação horizontal devem ser traçados no início da concepção e de forma a distribuir o fluxo e a garantir as setorizações planejadas.

Na Figura 5 observa-se o estudo preliminar do pavimento térreo de um hospital. Fluxos verticais bem estudados e delimitados e fluxos horizontais traçados conforme o usuário de cada setor. A definição de fluxos é um importante aspecto nesse momento do projeto. Devem ser estudados os fluxos de todos os usuários, identificando cruzamentos não desejados.

Nesse momento os demais projetistas da unidade de saúde já devem fazer parte do time, sendo envolvidos na análise do que está sendo proposto, uma vez que já devem ser previstas em planta as áreas técnicas necessárias, como casas para máquinas de ar-condicionado e áreas técnicas de equipamentos. O envolvimento da equipe profissional como um todo minimiza alterações no *layout* decorrentes de necessidades de instalações da edificação e garante a viabilidade do projeto intencionado.

PROJETOS LEGAIS

Uma importante etapa do desenvolvimento de um projeto hospitalar é a aprovação da intenção do projeto nos órgãos municipais e estaduais necessários. O projeto deve respeitar em sua concepção as exigências normativas visando principalmente às aprovações junto à prefeitura, vigilância sanitária e corpo de bombeiro. Também devem ser consideradas outras legislações vigentes, como situações em áreas de tombamento ou com exigências específicas.

Cada município tem uma regra de apresentação de projeto de prefeitura que deverá ser cumprida. Para a vigilância sanitária a fase de estudo preliminar deverá estar finalizada, pois esse órgão analisará todas as normas que os estabelecimentos assistenciais de saúde deverão obrigatoriamente seguir. Deverão ser apresentados o dimensionamento dos ambientes, os fluxos idealizados no projeto, o dimensionamento de portas e esquadrias, assim como o cumprimento de exigências de acessibilidade, especificação de acabamentos e demais itens exigidos nas legislações vigentes.

A seguir uma lista das principais normas utilizadas em um projeto Visa. Existem outras normas vigentes, por isso cada projeto deve ser entendido suas especialidades e analisado segundo as legislações específicas que incidem sobre ele.

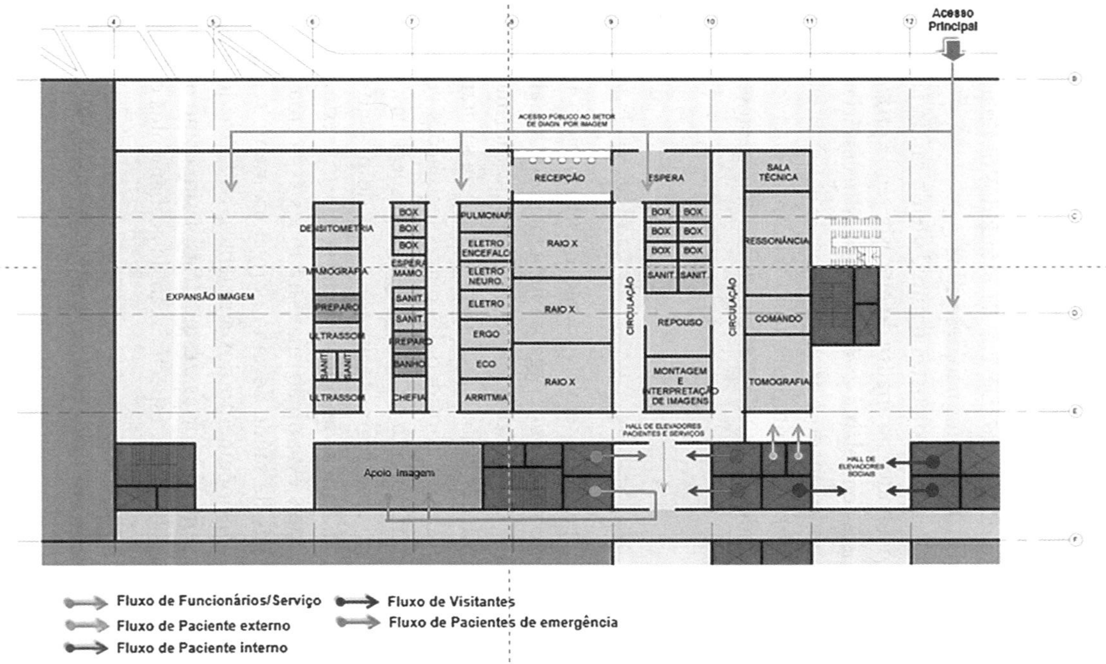

Figura 5 Início de estudo preliminar de um departamento hospitalar.

Fonte: Projeto RAF Arquitetura.

(Ver Figura 5 colorida no Anexo, no final do livro).

- Resolução da Diretoria Colegiada (RDC) n. 50/2002 da Agência Nacional de Vigilância Sanitária (Anvisa).
- RDC n. 7/2010 da Anvisa.
- RDC n. 20/2006 da Anvisa.
- RDC n. 222/2018 – Boas Práticas de Gerenciamento dos Resíduos de Serviços de Saúde.
- RDC n. 51/2011.
- Normas da Associação Brasileira de Normas Técnicas (ABNT), sobretudo NBR 9050/2020, quanto às exigências para portadores de necessidades especiais.
- NR 24 – Condições Sanitárias e de Conforto nos Locais de Trabalho.
- NR 32 – Segurança e Saúde no Trabalho em Serviços de Saúde.
- NBR 7199 da ABNT, relativa à aplicação de vidros na construção civil.
- Para alvenarias de bloco, considerar as NBR 7173, 7184 e 7186.
- Para pintura, a referência normativa é a ENS 004119.
- Prescrições e recomendações dos fabricantes.
- Regulamento de segurança contra incêndio das edificações e áreas de risco, considerando as instruções técnicas pertinentes.
- Decreto federal n. 2.665/2000.
- Decreto federal n. 5.296/2004, art. 22.
- Decreto do corpo de bombeiros do Estado.

Normas regulamentadoras de segurança e saúde no trabalho:

- Portaria n. 3.214, de 8 de junho de 1978.
- NR 4 – Serviços Especializados em Engenharia de Segurança e em Medicina do Trabalho.
- NR 10 – Instalações e Serviços em Eletricidade.
- NR 15 – Atividades e Operações Insalubres.
- NR 17 – Ergonomia. Portaria n. 3.751, de 23 de novembro de 1990.
- NR 18 – Condições e Meio Ambiente de Trabalho na Indústria da Construção.
- NR 24 – Condições Sanitárias e de Conforto nos Locais de Trabalho.
- NR 32 – Segurança e Saúde no Trabalho em Serviços de Saúde.

Normas das concessionárias locais: são descritas, em cada sistema, de acordo com a aplicabilidade.

Outras normas:

- Programa de Condições e Meio Ambiente do Trabalho na Indústria da Construção (PCMAT).
- Programa de Controle Médico de Saúde Ocupacional (PCMSO).
- Práticas e Recomendações Telebrás – Telecomunicações Brasileiras.
- Sistema Internacional de Unidades de Medidas (SI).

Normas específicas (alguns exemplos):

- RDC n. 67-2007 (farmácia).
- RDC n. 154-2004 (terapia renal).
- RDC n. 220 (quimioterápicos).
- RDC n. 6/2013 (serviços de endoscopia).
- RDC n. 15/2012 (CME - central de material de esterilização).
- RDC n. 151/2001 (hemoterapia).
- RDC n. 171/2006 (banco de leite).

Para a vigilância sanitária é necessário apresentar, além das plantas com a proposta de *layout*, o memorial descritivo do projeto arquitetônico e o memorial de atividades.

O memorial descritivo tem como objetivo apresentar a proposta arquitetônica e munir a equipe de avaliadores com informações adicionais da concepção, detalhamento dos fluxos propostos e da escolha de acabamentos. Esse memorial também deve conter uma descrição sucinta da proposta dos projetos de instalação, como climatização e iluminação.

O memorial de atividades detalha as atuações de cada setor do hospital, descrevendo os fluxos dos pacientes, as atividades de atendimento exercidas, intenção de funcionamento e questões operacionais da unidade, como dimensionamento de número de colaboradores e logística de serviços de apoio e abastecimento. Esse memorial deve ser desenvolvido em conjunto com um profissional da área da saúde por parte do contratante, e que será o responsável técnico da unidade.

Os projetos legais, denominação dada aos projetos que serão aprovados pelos órgãos municipais e estaduais, devem ser elaborados e protocolados para análise previamente à continuidade do projeto. Em um cenário ideal, as demais fases do projeto já devem estar adequadas às exigências provenientes dessas análises e não mais sofrer alterações. Modificações no projeto devem ser reapresentadas aos órgãos para novas análises e aprovações.

Em algumas situações, com o objetivo de minimizar o prazo de desenvolvimento, os projetos são continuados, porém com o consentimento de que as exigências provenientes das análises dos órgãos públicos deverão ser respeitadas e de que poderá ocorrer alteração no projeto em uma fase mais evoluída. O entendimento do impacto dessas alterações deve estar claro e os riscos, minimizados.

Algumas vigilâncias sanitárias permitem a apresentação do projeto anteriormente à formalização do protocolo. Essa análise prévia é uma oportunidade de troca de conhecimentos e permite que a equipe técnica apresente questões relevantes e que já podem ser adaptadas no desenvolvimento do projeto. O mesmo acontece com algumas prefeituras, analisando dúvidas de códigos de obras e questões de implantação. Esse tipo de análise prévia deve ser solicitado pela equipe de arquitetura de modo a garantir uma aprovação mais esclarecida e mais rápida pelo órgão analisador.

Finalizado o processo de aprovações, ou dando continuidade ao projeto durante o processo de análise das aprovações, o projeto da unidade de saúde inicia outra fase, em que a concepção do partido adotado e os *layouts* internos já estão definidos. Essa nova fase se caracteriza pelo desafio do detalhamento arquitetônico para que o projeto planejado se viabilize.

PROJETO BÁSICO

Nas etapas de anteprojeto e projeto básico, a interação com os demais projetistas envolvidos é essencial. Todos os desafios do projeto devem ser alinhados e exaustivamente trabalhados em conjunto. As disciplinas devem se alinhar de forma que exista cumplicidade em relação ao projeto arquitetônico proposto, sem comprometimento de nenhum fator relevante das instalações necessárias.

Todas as disciplinas que envolvem um projeto de tamanha complexidade já devem estar envolvidas, desde fundação e estrutura até consultores de acústica, iluminação e paisagismo, passando por todas as instalações elétricas, hidráulicas e gases medicinais, entre tantas outras envolvidas. Esses projetos também devem ser acompanhados por uma equipe de orçamentação para que ao longo do processo seja garantido o atendimento do investimento planejado.

É possível superar os obstáculos e desafios que a complexidade do projeto impõe ao trabalhar com uma equipe experiente, preparada e colaborativa.

Nessas etapas também é fundamental a utilização de ferramentas de imagens tridimensionais dos ambientes internos e da fachada projetada. Esse instrumento é um grande aliado para o entendimento dos espaços propostos por parte da equipe de trabalho do projeto, mas principalmente por parte do cliente, criando um alinhamento de expectativas quanto à futura edificação. A especificações dos materiais de acabamento, sejam internos ou de fachada, também se beneficiam com o recurso de imagens eletrônicas, garantindo a composição desejada.

A Figura 6 é um exemplo da utilização dessa ferramenta, ilustrando um quarto de internação e fornecendo ferramentas para análise e discussão da proposta

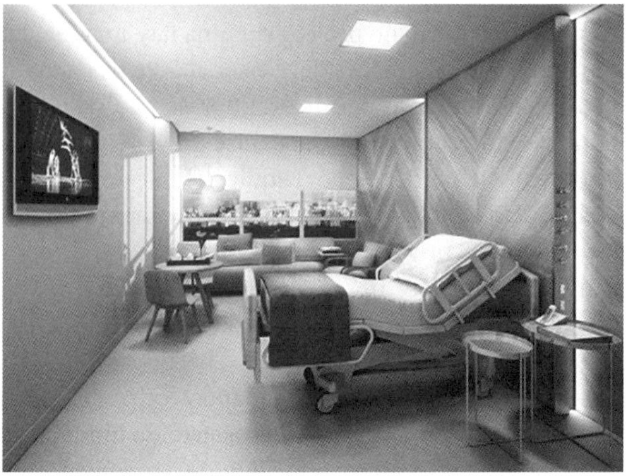

Figura 6 Imagem tridimensional de um quarto de internação.
Fonte: Projeto RAF Arquitetura.

não apenas do espaço físico, mas da localização de mobiliários e acabamentos e cores propostos.

PROJETO EXECUTIVO

O projeto executivo acontece como uma continuidade das definições anteriores, compondo a documentação final necessária para a perfeita execução do projeto do edifício hospital idealizado. É uma etapa detalhada e que só deve ter início após a aprovação de todas as etapas anteriores de desenvolvimento do projeto. É nesse momento que o projeto de arquitetura deverá ter sua compatibilização final com todos os demais projetos contratados, parceria iniciada no estudo preliminar.

Apesar da padronização das etapas de um projeto de arquitetura descritas, cada desafio é único. As especificidades dos clientes, dos terrenos, dos programas e das dificuldades tornam o projeto diferenciado do início ao fim.

FLEXIBILIDADE

O projeto hospitalar tem vida extensa não apenas na concepção e desenvolvimento das etapas de projeto, mas também em sua execução enquanto obra. Assim, conceitos de flexibilidade, de delimitações de fluxos e funcionalidade precisam acompanhar o processo de concepção como um todo. A ideia inicial deve ir se aprimorando ao longo do percurso, sem perder seu objetivo inicial. O projeto desenvolvido hoje provavelmente só terá sua ocupação pelo usuário final em alguns anos, a depender do tamanho e da complexidade da unidade.

O projeto proposto será uma concretização futura, por isso deverá abrigar o que há de mais moderno e eficiente ofertado na área da saúde. O projeto deve estar preparado para as tecnologias futuras, que são renovadas em um período mais curto do que a concepção de um novo edifício. Os espaços devem ser adaptáveis à evolução da medicina, a novas demandas mercadológicas, ao surgimento de novos competidores e às demandas de cuidados de saúde que o mundo moderno nos reserva.

A palavra "flexibilidade" precisa acompanhar o projeto arquitetônico em todas as etapas, desde espaços que podem ter o uso facilmente alterados até a metodologia construtiva.

O arquiteto hospitalar deverá estar sempre acompanhando os avanços de sistemas e tecnologias hospitalares, seja com pesquisas, com cursos de aprimoramento e participação em congressos e palestras. Hoje diversas fontes oferecem pesquisas que foram elaboradas com novas propostas de ocupação de um departamento, de análises pós-ocupação, de novos equipamentos e de inovações. Também é importante acompanhar grandes hospitais no mundo, tendo conhecimento sobre as principais pesquisas e novos projetos desenvolvidos por essas instituições.

Algumas fontes interessantes para pesquisa:

- Associação Brasileira para o Desenvolvimento do Edifício Hospitalar (Abdeh): http://www.abdeh.org.br/.
- *Architect – The Journal of The American Institute of Architects*: https://www.architectmagazine.com/design/the-art-and-science-of-healthcare-design.
- *Archdaily – Healthcare Architecture*: https://www.archdaily.com/category/healthcare-architecture.
- *Healthcare Design*: https://healthcaredesignmagazine.com/.
- *The Journal of Health Design*: https://www.journalofhealthdesign.com/.
- *Health Facilities Managements*: https://www.hfmmagazine.com/.
- *Cleveland Clinic*: https://my.clevelandclinic.org/.
- Mayo Clinic: https://www.mayoclinic.org/.

CONCLUSÃO

Ao final de cada edificação, o projeto arquitetônico terá cumprido sua finalidade, mas o arquiteto ainda não estará realizado. A realização se dá quando da conclusão da obra e da constatação de que o espaço criado atende ao objetivo principal de sua existência: ser um local de cura e de acolhimento, onde a permanência se dê com conforto, qualidade e de forma saudável.

O processo de concepção observando as fases e etapas descritas neste capítulo seguirá com certeza o caminho de parceria entre os envolvidos e atingirá o sucesso do ambiente ofertado para o paciente e para todos os colaboradores.

REFERÊNCIAS

1. Brasil. Agência Nacional de Vigilância Sanitária. Resolução da Diretoria Colegiada RDC n. 50, de 21 de fevereiro de 2002. Regulamento técnico para planejamento, programação, elaboração e avaliação de projetos físicos de estabelecimentos assistenciais de saúde. Brasília; 2002.
2. Brasil. Agência Nacional de Vigilância Sanitária. Resolução da Diretoria Colegiada RDC n. 51, de 6 de outubro de 2010. Dispõe sobre os requisitos mínimos para a análise, avaliação e aprovação dos projetos físicos de estabelecimentos de saúde no Sistema Nacional de Vigilância Sanitária (SNVS) e dá outras providências. Disponível em: http://bvsms.saude.gov.br; acessado em 6 de setembro de 2016.
3. Bross JC. Compreendendo o edifício de saúde. São Paulo: FGV; Atheneu; 2013 (Série Gestão em Saúde, v.2).
4. Voordt DJMVD, Wegen HBRV. Arquitetura sob o olhar do usuário: programa de necessidades, projeto e avaliação de edificações. São Paulo: Oficina de Textos; 2013.

5 Conceituação de projetos dedicados à área da saúde de forma globalizada

Lara Kaiser

GLOBALIZAÇÃO E ARQUITETURA

Desenvolver um projeto internacional não é uma experiência particularmente nova para os arquitetos brasileiros. Em 1947, muito antes da internet e dos *smartphones*, Oscar Niemeyer projetava – junto a outros arquitetos de diferentes nacionalidades – a Sede das Nações Unidas (ONU), em Nova York. No entanto, podemos imaginar os desafios enfrentados durante esse processo, com diferenças de idiomas, culturas e legislações, além do tempo de troca de informações, o que certamente impactou no tempo de desenvolvimento e implantação do projeto.

Atualmente, com o advento da internet e o desenvolvimento tecnológico, é possível desenvolver projetos altamente complexos de forma completamente remota e com ainda mais eficiência e agilidade. A conexão com pessoas no mundo todo e a informação em tempo real nos ajudam a estar sempre atualizados sobre as melhores soluções e práticas, permitindo-nos levar ao cliente uma ampla gama de opções com base no que há de melhor e mais moderno no mundo.

Além do acesso ilimitado à literatura, pesquisas e novidades do mercado, a globalização nos proporciona a oportunidade de conhecer outros olhares e experiências oriundos de diferentes culturas e tradições locais. Dessa forma, podemos olhar para os desafios de um problema ou para qualquer aspecto de um projeto sob diversas perspectivas, o que nos permite ter múltiplas interpretações e raciocínios a respeito de um mesmo *design*.

GLOBALIZAÇÃO E DESENVOLVIMENTO HOSPITALAR

A globalização nos deu acesso à evolução da tecnologia em tempo real. No caso da Arquitetura Hospitalar isso é particularmente importante, pois o constante e veloz aprimoramento das máquinas e ferramentas e o surgimento de novidades nos tratamentos exigem adaptação rápida das edificações de saúde para que não se tornem obsoletas.

Isso causa um grande impacto já no início do projeto, no desenvolvimento de planos diretores e no controle de crescimento, nos quais o time de *design* e os gestores das instituições de saúde trabalham juntos para definir planos de negócios a médio e longo prazos para as instituições. Essa etapa vem sofrendo uma mudança radical em relação à tecnologia, especialmente com a aceleração da implantação da telemedicina. A possibilidade de se consultar com profissionais de alto nível em qualquer parte do mundo sem sair de casa e a de comandar cirurgias remotamente já estão reduzindo o espaço físico necessário nos edifícios de saúde, por exemplo.

Durante o desenvolvimento de planos diretores é necessária uma visão global das necessidades e da cultura do cliente, assim como sua compatibilização com a necessidade dos usuários (desde o paciente, passando pelo acompanhante e os colaboradores) e a realidade dos cenários (econômico, mercadológico, social, urbanístico, entre outros). Em um projeto internacional, esse desafio é ainda mais complexo, pois pode envolver uma cultura completamente diferente daquela à qual estamos acostumados, além de exigir um conhecimento profundo das legislações urbanísticas e hospitalares locais (PINHEIRO; GUNTHER, 2008). Em outros países o processo de aprovação legal pode ser ainda mais complexo, dado que as normas são muito mais detalhadas e exigentes do que no Brasil. Muitos projetos internacionais, em contrapartida, exigem que se atenda as normas locais e internacionais – como no caso do Centro de Ensino e Pesquisa do Hospital Albert Einstein.

Além da questão legal, os aspectos geográficos locais são outro desafio no desenvolvimento de um projeto global, pois é necessário ter conhecimento sobre fenômenos naturais que quais podemos não estar habituados a considerar ao projetar, como terremotos, por exemplo, além das características climáticas. Esses fatores impactam diretamente nos materiais e métodos construtivos que serão utilizados. A especificação, etapa também regulada pelas normas urbanísticas e sanitárias, por sua vez, apresenta desafios e vantagens. O desafio está em cumprir as diretrizes mais complexas e exigentes, conforme comentado anteriormente, sem sacrificar o *design* e a experiência do usuário. A vantagem está em conhecer e aplicar materiais pouco utilizados no Brasil e em ganhar conhecimento sobre seu comportamento no projeto, aumentando o repertório do *designer*.

Desenvolver um projeto em outro país quando se é residente no local e já se tem algum conhecimento dos aspectos citados acima é, sem dúvida, um facilitador. Mas como projetar um hospital em outro país sobre o qual pouco conhecemos em relação à cultura, tradições e normas? Ninguém faz nada sozinho! Por isso, ter parceiros internacionais de confiança – desde consultores especializados a fornecedores capazes de orientar o arquiteto em todo o processo de especificação e instalação – é fundamental.

Ter uma liderança local também é imprescindível para fazer a ponte entre o estúdio de arquitetura, o cliente e os parceiros, além de realizar o acompanhamento da obra e a avaliação pós-ocupacional, quando necessário. Ainda nesse aspecto, construir uma equipe diversificada* é uma estratégia muito interessante. Além de agregar conhecimentos sobre diferentes culturas, costumes, legislações, necessidades e características físicas locais, um time diverso é uma das chaves para um processo criativo mais rico e produtivo.

CENTRO DE ENSINO E PESQUISA ALBERT EINSTEIN – DESAFIOS E APRENDIZADOS

Um dos maiores cases atuais de projeto educacional dedicado a um complexo hospitalar desenvolvido de forma globalizada é o Novo Centro de Ensino e Pesquisa Albert Einstein, no Morumbi, em São Paulo. A edificação de 45.000 m^2 que vai abrigar a nova faculdade de Medicina e enfermagem da instituição – a mais moderna da América Latina – teve o conceito do *design* da edificação desenvolvido pelo escritório norte-americano Safdie Architects, com sede em Boston, o planejamento de interiores assinado pelos estúdios da Perkins&Will, em Miami e São Paulo, e a gestão da Perkins&Will São Paulo em todas as fases do projeto e acompanhamento de obra. Desenvolvido entre 2016 e 2021, o projeto teve um processo rico e complexo, envolvendo aproximadamente 30 projetistas complementares americanos e brasileiros, todos acompanhando o processo de início ao fim, com intensidades diferentes relativas ao papel de cada um no processo.

A principal vantagem de ter dois estúdios da Perkins&Will – um no Brasil e outro nos EUA – participando do projeto foi acrescentar à equipe de *design* uma ampla experiência internacional em arquitetura educacional e laboratorial, conjuntamente com a troca de conhecimento e experiências de diferentes culturas e perspectivas.

* O guia *Creating a culture of justice, equity, diversity and inclusion*, desenvolvido por líderes globais de diversidade da Perkins&Will com o American Institute of Architects, apresenta um passo a passo para implementar a diversidade em escritórios de arquitetura e *design*. Disponível em: https://perkinswill.com/creating-a-culture-of-justice-equity-diversity-and-inclusion-for-your-architectural-practice/?utm_medium=website&utm_source=archdaily.com.

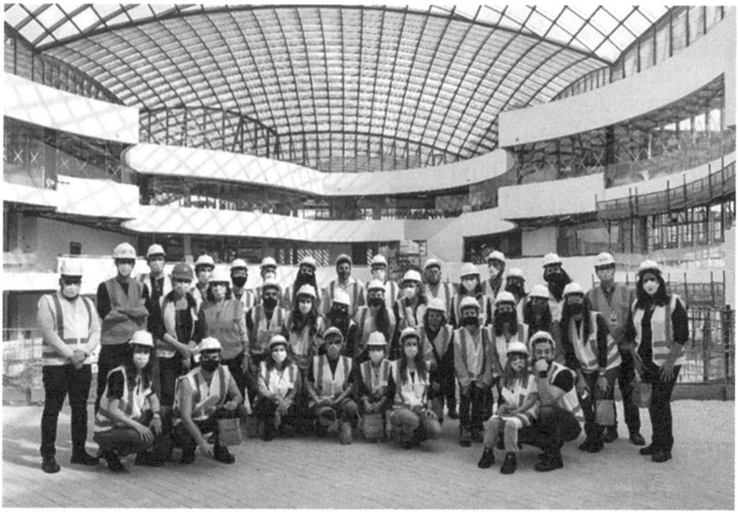

Figura 1 Visita das equipes de arquitetos à obra do Centro de Ensino e Pesquisa Albert Einstein em 7 de agosto de 2021.
Foto: acervo do fotógrafo Ricardo Bassetti.

Tratando-se de um projeto que reuniu tantos profissionais de diversas nacionalidades, o primeiro desafio foi a compreensão da forma de trabalho de cada um, bem como suas visões e interpretações do *design*, das ferramentas e *softwares*, referências, entre outros fatores. Para o desenvolvimento de um projeto de tamanha magnitude, complexidade e detalhamento, a realização de *workshops* com representantes de cada uma das empresas de consultoria foi uma solução fundamental, além de uma experiência extremamente enriquecedora para todos como projeto integrado (CAIXETA et al., 2021).

Workshops com temas definidos e agendas bastante intensas ocorriam entre EUA e Brasil com a participação do cliente, inclusive. Demandas e ações eram definidas e com prazos em cronograma para um próximo encontro. O processo de certificação de sustentabilidade para edifícios *Leadership Energy and Environmental Design* (LEED) foi uma grande contribuição para a união das disciplinas e seus representantes visando atingir os pontos necessários para que fosse alcançado o nível Ouro, acima do nível Prata e do nível Certificado.

Além dos consultores, também houve o processo de gestão de pré-construção, como descrito no Capítulo 22 deste livro, no qual a construtora contribuiu com a análise de custos a cada fase do projeto para que estivesse alinhado ao esperado pelo cliente, assim como com sugestões de detalhes construtivos adaptados ao formato nacional.

O processo de controle de qualidade foi extremamente importante após o fechamento da etapa um do projeto executivo no qual todos os representantes de cada uma das disciplinas se encontraram durante duas semanas para revisitar todos os ambientes da edificação e discutir as interfaces de cada uma das disciplinas (PESSATTI, 2018). Nessa avaliação foram descobertos muitos desafios e propostas para novas soluções.

A diferença entre as legislações relacionadas a aprovações em órgãos legais (Prefeitura, Vigilância Sanitária, Bombeiros, entre outros) dos EUA e do Brasil foi um dos principais desafios, consumindo um tempo considerável para possibilitar o entendimento de todas as equipes. A confirmação do modelo construtivo, analisado a quatro mãos entre os projetistas e a construtora, foi também um processo importante e desafiador.

Outra iniciativa que fez a diferença no desenvolvimento desse projeto foi o *mock-up*, ou maquete em escala real. Um edifício-laboratório de 435 m^2 foi construído em um terreno ao lado da obra para aplicação de todos os materiais, aplicação de detalhes, mobiliários e acabamentos, desde o revestimento da fachada às luminárias e pisos táteis. Esse processo foi de extrema importância para antecipar os desafios no período de desenvolvimento da obra e facilitar a tomada de decisão pelos arquitetos em relação à qualidade desejada e à expectativa do cliente, reduzindo tempo e custos adicionais resultantes de refações e correções. Além disso, foi possível testar diferentes opções para escolher aquelas com melhor custo-benefício, visto que muitos materiais especificados eram importados e, com a alta do dólar, teriam um impacto significativo no valor final da obra.

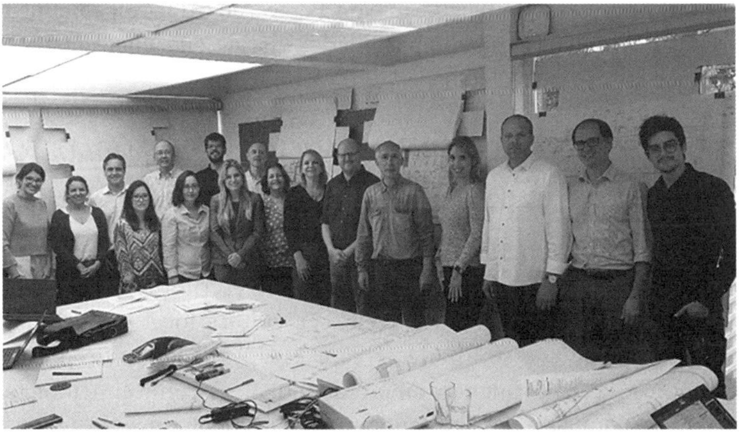

Figura 2 Um dos *workshops* realizados no estúdio da Perkins&Will em São Paulo.
Foto: Perkins&Will/Divulgação.

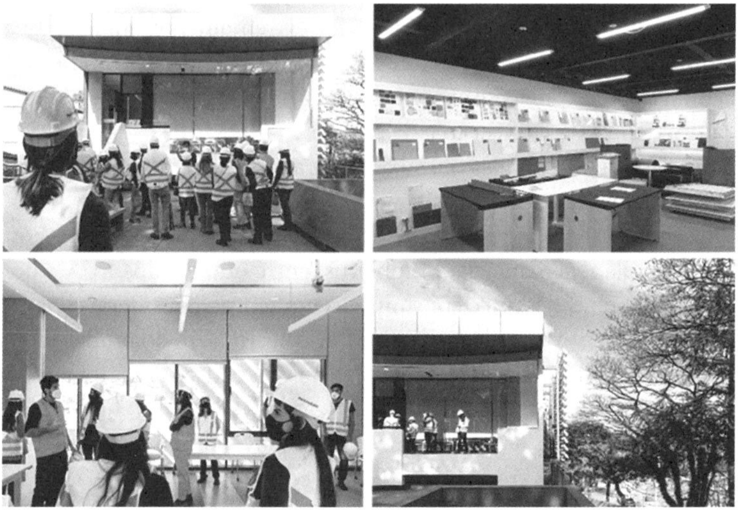

Figura 3 *Mock-up* construído ao lado do terreno do Novo Centro de Ensino e Pesquisa Albert Einstein.

Foto: acervo do fotógrafo Ricardo Bassetti.

Por fim, a escolha dos *softwares* e ferramentas digitais mais adequados é essencial para colaborar com a conexão entre as equipes e a gestão do projeto, evitando erros e falhas de comunicação. Por exemplo, para o desenvolvimento dos projetos de arquitetura e complementares foi utilizado o Autodesk Revit, e o Rhino para visualizações, juntamente com o Enscape para a navegação da edificação. O Naviswork e o Bluebeam para a detecção e o acompanhamento das interferências. Arquivos eram compartilhados diariamente em uma plataforma comum entre todos os envolvidos.

TROCA DE EXPERIÊNCIAS – A IMPORTÂNCIA DA DIVERSIDADE NA CRIAÇÃO

Na Perkins&Will, estúdio global de arquitetura e *design*, a expansão para um novo local se dá por meio da aquisição de um escritório existente que carregue em seu DNA um *design* de excelência, cultura local e experiências. O intuito dessa operação é se fortalecer com equipes detentoras de diferentes conhecimentos locais, formando uma rede global de conhecimentos locais e recursos internacionais e possibilitando um atendimento mais customizado de acordo com as necessidades dos clientes e das comunidades onde os projetos são implantados.

Um time diverso é essencial para promover um ambiente criativo ao reunir diferentes referências, bagagens e olhares. Essa riqueza é altamente diferencial no diálogo com o cliente. As atividades e iniciativas do estúdio para manter essa rede de conhecimento em constante contato e movimento criam um intercâmbio diário de ideias e experiências entre profissionais de diferentes países, especialidades e gerações.

Os 26 estúdios desenvolvem diversas pesquisas sobre arquitetura e *design* de múltiplas tipologias, que analisam a interação das pessoas com o ambiente, materiais, novas abordagens, o impacto de estratégias de *design* na experiência do usuário, entre outros temas. Essas pesquisas são compartilhadas entre os estúdios frequentemente. Além da disponibilidade desses conteúdos, reuniões globais são realizadas mensalmente com todos os integrantes do setor de *healthcare* da Perkins&Will no mundo todo para apresentação de *cases*, estudos e tendências, além de debates sobre temas referentes ao mercado global. Todos alinhados com as tendências dos demais setores e balanceados com o equilíbrio de resultados operacionais e financeiro.

O estúdio também investe na capacitação dos profissionais por meio de programas como o Innovator Incubator** – no qual os colaboradores submetem propostas de estudo ou projetos (aplicativos, *softwares*, programas, entre outros) e, se selecionados, ganham um incentivo financeiro e de horas para desenvolvê-los; da disponibilização de laboratórios de *design* e tecnologia; e da promoção de encontros e palestras com fornecedores e consultores.

Ainda são realizadas avaliações anuais de *design* dos principais projetos criados por cada estúdio ao longo do ano para que os líderes globais possam contribuir com seu desenvolvimento, oferecendo *insights* e conectando a equipe do projeto a profissionais de outro estúdio que possa ter alguma experiência que colabore com o trabalho em questão.

Por fim, a tecnologia utilizada em todos os 26 estúdios é unificada pelos líderes globais por ferramentas de última geração e treinamentos são realizados periodicamente para manter todo o time atualizado sobre melhores práticas e as novas ferramentas. Os estúdios contam ainda com comitês específicos de tecnologia, dedicados ao estudo constante de novidades que podem ser aplicadas no dia a dia.

Todas essas iniciativas – realizadas globalmente –, unidas à oportunidade de desenvolver projetos em conjunto com um ou mais estúdios de outras localidades, dão mais bagagem aos arquitetos e *designers*. Conhecer as melhores soluções e estratégias e estar conectado com as principais tendências e ferramentas do *design* no mundo enriquece e facilita o diálogo com o cliente.

** Disponível em: http://research.perkinswill.com/labs/innovation/.

TIMING + CASO PANDEMIA

Uma vantagem da globalização no desenvolvimento de projetos é a observação de cenários de outros países e do modo como eles potencialmente impactarão no cenário local e, consequentemente, no projeto. Um exemplo recente é a pandemia de Covid-19. Em um estúdio global, com operações na Ásia e Europa, foi possível observar o alastramento e o comportamento do coronavírus. Quando a Covid-19 chegou ao Brasil, os estúdios da Perkins&Will em São Paulo e Miami já estavam cientes dos protocolos de segurança e preparados para ativar uma estrutura de trabalho remoto, assegurando a proteção dos colaboradores e o andamento dos projetos. Também foi possível observar como a pandemia poderia modificar as formas de uso de espaços de trabalho, educação, lazer, moradia e, principalmente, saúde e as maneiras como a arquitetura deveria se adaptar para acomodar essas mudanças comportamentais da forma mais eficiente e atender às novas necessidades resultantes.

Um exemplo bastante assistido foi o Rush University Medical Center, hospital projetado pela Perkins&Will em Chicago, em 2012. Desenvolvido logo após os ataques de 11 de setembro e a onda de contaminações por antrax, o projeto foi pensado para ser capaz de lidar com surtos de pacientes. Com características flexíveis e resilientes, o hospital rapidamente se tornou referência na linha de frente contra a Covid-19. Estratégias como a disponibilização de pontos de gases e elétrica nos pilares, permitindo a internação nos corredores e espaços conversíveis – que puderam ser transformados em áreas de triagem e atendimento –, ajudaram a expandir rapidamente a capacidade de leitos, colaborando na agilidade da absorção de novos casos. Observar em tempo real como o Rush se comportou durante um dos maiores surtos de pacientes das últimas décadas e o papel de suas características projetuais no sucesso do combate à pandemia na região ajudou a compreender a magnitude da importância da flexibilidade e da resiliência nos hospitais.

No estúdio em São Paulo foram antecipadas as ações para contribuir com os clientes em diversas frentes, por exemplo, redefinições de fluxo e setorização; e aplicação de materialidade e instalações de fácil assepsia para permitir maior rotatividade na ocupação de leitos de UTI, além de soluções de distanciamento e estratégias de ventilação juntamente com parceiros como consultores e fornecedores.

Não foram só as estratégias de *design* que ganharam maior visibilidade com a observação da evolução da pandemia; materiais e métodos construtivos também passaram a ser mais discutidos como alternativas para acelerar a construção de novas unidades hospitalares e a absorção da demanda por tratamento médico. A agilidade surpreendente na construção dos hospitais de campanha na

China e posteriormente em outros países destacou as vantagens de itens como estruturas metálicas e pré-moldados, que proporcionam agilidade não só por serem fabricados fora do site e chegarem prontos ao canteiro de obras, mas também por mitigar possíveis problemas na qualidade de implantação de obras e a necessidade de consequentes refações e correções. Os hospitais de campanha também evidenciaram as vantagens de materiais e superfícies lisos na assepsia e redução do risco de contaminações.

Tudo isso aponta para mais um ponto positivo – e crucial – da globalização: o *timing*. O acesso à informação, pesquisas, tecnologias e experiências em tempo real impacta um projeto, mas a observação dos cenários macro ao redor do mundo também é imprescindível para a tomada de decisão no desenvolvimento de um projeto, seja ele local ou internacional.

CONCLUSÃO

Desenvolver um projeto hospitalar de forma globalizada é, sem dúvida, desafiador. Como visto anteriormente, essa jornada envolve:

- Conhecimento da cultura, tradições e necessidades da comunidade local.
- Amplo conhecimento das legislações urbanísticas e sanitárias locais.
- Parceria com consultores e fornecedores internacionais.
- Conhecimento de *softwares* e ferramentas usados globalmente.
- Tempo, dedicação e atenção redobrada a diversos detalhes.

No entanto, essa experiência é extremamente rica em aprendizado e colabora muito com o desenvolvimento dos profissionais envolvidos, ampliando seus olhares e interpretações sobre todos os aspectos de um projeto. A oportunidade também é de grande valia para o escritório como um todo. Ao conhecer novas abordagens, ferramentas e alternativas, a equipe pode e deve incorporar as boas práticas aprendidas em projetos futuros ou mesmo na administração do escritório e na capacitação dos colaboradores.

O cliente e os próprios hospitais, por sua vez, também ganham ao trabalhar com um escritório com experiência internacional, uma vez que contarão com uma equipe conectada com as melhores práticas disponíveis no mundo todo e com acesso a pesquisas sobre o impacto do *design* na experiência do usuário – que hoje é compreendido como extremamente positivo nos processos terapêuticos em edifícios de saúde.

REFERÊNCIAS

1. Caixeta M, Camelo G, Fabricio M. Codesign e arquitetura para a saúde. Rio de Janeiro: Rio Books; 2021.
2. Pessatti MP. Projetos participativos ou cogeridos, uma realidade?; 2018. p.96-101. Disponível em: https://attitudepromo.iweventos.com.br/upload/cartas/files/CBDEH%202018%20WEB_COM %20CAPA(1).PDF; acessado em 29 de novembro de 2018.
3. Pinheiro JQ, Günther H (org.). Métodos de pesquisa nos estudos pessoa-ambiente. São Paulo: Casa do Psicólogo; 2008.

6
A qualificação profissional necessária para o arquiteto hospitalar

Arthur Brito

INTRODUÇÃO

O arquiteto do edifício de saúde, previamente conhecido como arquiteto hospitalar, vive o desafio diário de um contexto profissional arrochado, técnica e financeiramente, diante do desafio de projetar a tipologia edificada mais complexa da vida pública em nossa sociedade: o edifício de saúde. Impossível imaginar que se dedicar à arquitetura da saúde não seja objeto de vocação e reflexo de um profundo sentimento de propósito comunitário.

Essa empreitada heroica exige entrega, noites em claro e muita paixão, mas tambem exige um conhecimento especializado, em contínua evolução, que não é completamente saciado nos bancos escolares. Toda essa dedicação catalisa o sentimento gratificante de ver seu projeto construído, ajudando a salvar vidas e a confortar as pessoas nos seus momentos de maior fragilidade. Por isso, não deveria surpreender que esse arquiteto deve servir de inspiração para seus colegas, e liderar o movimento de valorização profissional da arquitetura como um todo.

Para contextualizar as oportunidades de valorização da profissão de arquiteto, podemos fazer duas comparações ilustrativas: (1) com a profissão de médico no Brasil e (2) com a profissão de arquiteto nos EUA. O médico no Brasil tem uma remuneração média quase três vezes superior à do seu colega arquiteto (SALÁRIOS DE ARQUITETO, 2021; SALÁRIOS DE MÉDICO, 2021), o que não deve ser nenhuma surpresa para o leitor, já que o primeiro se beneficia de um reconhecimento social universal e atua em estruturas organizacionais robustas e influentes, como hospitais e sistemas de saúde. Já os arquitetos norte-americanos trabalham em estruturas organizacionais e de remuneração que permitem apropriação de tempo e recursos quatro vezes superior à dos colegas brasileiros para elaborar um mesmo projeto.*

Os arquitetos brasileiros vivem um contexto paradoxal, em que a média salarial é inferior ao salário mínimo regulado para a profissão (BRASIL, 1966). A única explicação para esse fenômeno é o fato de que a maior parte da categoria profissional ainda é contratada informalmente, sem carteira assinada, ou sob um regime contratual irregular.

As principais diferenças entre o perfil profissional dos arquitetos brasileiros e o de seus concidadãos médicos e o de seus colegas nos EUA são: profissionalismo, rigor técnico e liderança setorial.

OS TRÊS FATORES ESSENCIAIS PARA A FORMAÇÃO DO ARQUITETO DO EDIFÍCIO DE SAÚDE

Profissionalismo

A correta interpretação do termo "profissionalismo" é essencial para o sucesso da formação profissional. Mais do que capacitação técnica, profissionalismo implica o respeito à função social da profissão sobre qualquer outro fator. O arquiteto tem a obrigação de primar pela dignidade humana, proteger a saúde, segurança e bem-estar do público (USA, 2020), não só o usuário e o cliente do seu projeto, mas todo e qualquer cidadão afetado pelo seu edifício, por exemplo, operadores, vizinhos e concidadãos. O profissionalismo requer do arquiteto a elevação de negar um pedido do cliente se, por exemplo, este implicar risco à segurança contra incêndio do edifício, subsidiado pela, ou independentemente da, aplicação normativa.

Um componente essencial do profissionalismo é a ética profissional. O arquiteto do edifício de saúde deve primar pela elevação da profissão e pelo reconhecimento da conduta ética. Acima de tudo, nossa valorização deve ser baseada no reconhecimento de que o arquiteto do edifício de saúde é incorruptível. Alterar uma especificação técnica porque um fornecedor oferece reserva técnica denota que o profissional pode comprometer uma solução que oferece mais segurança ao paciente em prol de uma que complementa sua remuneração. Inaceitável.

Honestidade em relação a sua própria capacitação. O arquiteto do edifício de saúde sempre será desafiado por programas novos, frequentemente sem experiência prévia. Entretanto, ele deve verificar, entre suas experiências pregres-

* O mercado brasileiro trabalha com indicadores de utilização de horas, a 0,25 hora de trabalho por metro quadrado de área projetada. Já o mercado americano constantemente ultrapassa 1 hora para projetos hospitalares.

sas, se há programas próximos que possam servir como base para o salto de desenvolvimento. Deve buscar na literatura, em estudos de casos, com colegas e consultores, informações para a extensão do conhecimento e, finalmente, tomar uma decisão consciente sobre aceitar ou não o desafio do projeto. Aceitar projetos para os quais o arquiteto não tem subsídio para atuar dentro do padrão de qualidade exigido pelo programa é conduta antiética e, a longo prazo, desvaloriza a profissão.

O último e mais nobre passo da entrega pessoal à profissão é a atuação em caráter voluntário, alavancada pelo conhecimento técnico profundo do arquiteto do edifício de saúde, para auxiliar as regiões e setores mais carentes desse conhecimento, sem recursos para a contratação de um profissional qualificado. Dedicar uma fração do seu tempo para ajudar, com seu conhecimento técnico, entidades filantrópicas assistenciais, além de extremamente gratificante, eleva o profissional e o setor da arquitetura do edifício de saúde como um todo.

Rigor do conhecimento

Atualmente, a característica de maior reconhecimento da prática de arquitetura é sua influência sobre a plasticidade do ambiente construído e, eventualmente, da sua funcionalidade. A função real do arquiteto, na realidade, suplanta esses fatores. O arquiteto é o responsável final pela construtividade do edifício, orquestrando as disciplinas de engenharia projetuais, prezando pelo alinhamento com a normativa e, como revisamos em nossa obrigação com o profissionalismo, prezando pela segurança, saúde e bem-estar de todos os influenciados pela edificação. Além disso, o arquiteto deve mensurar suas decisões projetuais nas implicações do ciclo de vida do edifício, sua operação, manutenção e, sempre que possível, seu destino em fim de vida. Finalmente, o edifício não é uma entidade isolada e independente; o arquiteto deve, pois, contribuir para um tecido urbano estimulante, acessível e prezar pela equidade social (ARCHITECTURE + HEALTH, 2021).

Não existe caminho para a valorização profissional que não passe pela elevação do rigor técnico que o arquiteto do edifício de saúde deve exigir de si e de suas colegas. Todos os argumentos sobre as raízes das mazelas e da desvalorização da profissão que apontam para fatores externos, clientes que pagam mal, ou construtores que não respeitam o projeto, têm como causa original a falta de rigor e qualidade no conteúdo dos nossos projetos. O problema é nosso. A solução é nossa!

Se a arquitetura generalista é tão complexa, o que podemos dizer da arquitetura do edifício de saúde? Multiplicidade de usuários, funções e fluxos; densidade de sistemas prediais; variabilidade histórica do acervo construído; operação ininterrupta; regulamentação extensa e complexa; interação orgânica de sistemas funcionais e governança sofisticada são apenas alguns dos fatores complicadores da especialidade. Atualmente temos poucas vias para formação em arquitetura, além da experiência prática, para auxiliar na formação dos profissionais de arquitetura de edifícios de saúde.

Impossível imaginar um arquiteto recém-formado preparado para enfrentar esses desafios. Infelizmente, segundo nossa entidade de classe, ambos, recém-formado e veterano, têm a mesma habilitação e podem, hoje, competir pelo mesmo projeto de um hospital terciário de alta complexidade, que vai afetar a vida de milhares de pessoas.

Nos EUA a realidade é bem diferente. O recém-formado ainda precisa estudar e trabalhar muito antes de conquistar sua paridade com o profissional experiente e habilitado. O bacharel em arquitetura ainda precisa completar mais de 3 mil horas de trabalho remunerado sob a supervisão de um profissional licenciado, dentro de uma distribuição diversificada de atividades da prática profissional, para ganhar o direito de realizar seis provas: prática profissional; gerenciamento de projetos; programação e conceituação; planejamento e desenvolvimento; detalhamento e documentação; e construção e avaliação. A média de idade do profissional que começa a realizar as provas é de 29 anos. Somado a isso, os profissionais demoram em média 2,9 anos para completar os seis exames com sucesso.

De modo semelhante à medicina, na qual a reputação profissional está diretamente associada à dificuldade da conquista da titulação, nos EUA e em outros países que exigem mais dos candidatos à habilitação profissional a arquitetura é uma das profissões liberais mais valorizadas, cujo reconhecimento e qualidade na produção criam um ciclo virtuoso de elevação da profissão e, em consequência, do ambiente construído (USA, 2018). Ganham os arquitetos e a sociedade.

Trago desse exemplo norte-americano a recomendação para a formação profissional do arquiteto do edifício de saúde no Brasil, com adições específicas referentes à especialidade hospitalar:

1. **Prática profissional:** constituição empresarial do escritório de arquitetura; regime tributário; regime de contratação de funcionários; contabilidade de custos do escritório; cálculo e rateio de custos fixos; apropriação de horas remuneradas; margem de lucro; gestão de contratos; seguro de prática profissional; oportunidades e estrutura tributária do trabalho voluntário e constituição das empresas prestadoras de serviços de saúde.
2. **Gerenciamento de projetos:** gestão de contratos de serviços profissionais; subcontratação; metodologia e fases de projeto; metodologias de contratação de obras; contabilidade do projeto; faturamento; controle de qualidade;

gestão de prazos e custos; gestão de documentos e comunicação; e processos administrativos de aprovação de projetos de estabelecimentos de assistência à saúde.

3. **Programação e conceituação:** contexto urbano; influências climáticas; agenda socioambiental; parâmetros de zoneamento; direito específico da construção hospitalar; topografia; análise do sítio; avaliação de estruturas existentes; estrutura funcional do edifício de saúde; estatísticas de áreas funcionais; programação físico-funcional; orçamentação.
4. **Planejamento e desenvolvimento:** código de obras e proteção à vida; normas de proteção e combate a incêndios; acessibilidade universal; conforto ambiental; instalações eletromecânicas; ventilação e iluminação natural; fundamentos dos sistemas estruturais; fundamentos de iluminação e acústica; transporte vertical; normas aplicáveis ao projeto de estabelecimentos de assistência ‘a saúde; dimensionamento e organização de departamentos hospitalares e de serviços de saúde; matriz de adjacências; projetos baseados em evidência; estrutura hierárquica das circulações hospitalares; custeio do ciclo de vida da edificação de saúde.
5. **Detalhamento e documentação:** integração e sinergia de sistemas prediais; cargas e sistemas estruturais; isolamento termoacústico e estanqueidade de fachadas; conteúdo do projeto executivo hospitalar; especificações técnicas; toxicidade dos materiais de construção; pré-fabricação; princípios da análise do ciclo de vida; caderno de encargos; manual de operações do edifício.
6. **Construção e avaliação:** atividades de pré-construção; concorrência e contratação de obra; administração da construção; sistemas de controle de poluição de obra; sistemas de controle de contaminação do ambiente de saúde pela atividade de construção; sistema de solicitação de informações em obra; aprovação de desenhos de fabricação e amostras; controle de aditivos contratuais; medições e aprovações de pagamento; *punch-list*; qualidade da obra hospitalar; certificado de conclusão do contrato de obra; avaliação pós-ocupação.

A lista pode impressionar pela profundidade da ação do arquiteto em obra. Entretanto, essa atuação é essencial para a valorização profissional e para o sucesso do objeto real do trabalho do arquiteto do edifício de saúde: o ambiente construído (CENTER FOR HEALTH DESIGN, 2021). Portanto, o terceiro fator essencial para a valorização profissional é a liderança setorial, transformar o arquiteto no maestro do ciclo de vida do projeto e da construção dos edifícios de saúde.

Liderança no setor da construção civil

Desde os anos 1950, com o sucesso do I Curso de Planejamento de Hospitais do Instituto de Arquitetos do Brasil (IAB), o país tem sido agraciado por grandes ícones internacionais da Arquitetura Hospitalar. O reconhecimento de nossos especialistas é evidente, e podemos dizer que já estamos na quarta geração de sucesso de arquitetos e arquitetas do edifício de saúde. Entretanto, o panorama das empresas de construção civil não é tão icônico. Alguns grandes construtores têm larga experiência no edifício de saúde, mas não podemos dizer que sua especialização é tão evidente quanto a dos arquitetos especializados.

Nesse contexto, podemos intuir que grande parte do conhecimento específico para a construção do edifício de saúde está contida nos escritórios de arquitetura especializados no edifício de saúde. Nosso setor está aproveitando muito pouco esse acervo, ignorando a influência do arquiteto em obra.

O arquiteto do edifício de saúde tem a oportunidade de sistematizar esse conhecimento construtivo e de estender suas funções, com remuneração apropriada, para a administração dos contratos de construção, agindo como procurador e representante do cliente, defendendo seus interesses.

Em alinhamento com a condição norte-americana, essa influência vem como incremento na responsabilidade do arquiteto da saúde sobre erros e omissões de projeto, implicando, pois, a exigência de securitização da prática profissional. Nesse contexto de sérias consequências financeiras para o arquiteto e, mais importante, para as seguradoras, os construtores ficariam muito mais limitados a alterar o projeto sem autorização do arquiteto.

A liderança setorial será, sem dúvida, o ápice da valorização profissional. Um setor da construção civil liderado por arquitetos comprometidos com o máximo grau de profissionalismo e extremo rigor técnico. O futuro da arquitetura do edifício de saúde e da prática de arquitetura como um todo estará em ótimas mãos.

CONCLUSÃO

A consequência óbvia da valorização profissional é a elevação da remuneração. Entretanto, não é necessariamente a mais importante. A possibilidade de financiamento e manutenção de estruturas organizacionais mais robustas, com opção de financiamento de pesquisas para desenvolvimento do conhecimento na área, a publicação de artigos científicos e editoriais, a oferta de educação continuada para o corpo de funcionários e a estruturada e generosa articulação setorial podem, sim, transformar um setor e gerar um ciclo virtuoso para a profissão de arquiteto.

O exemplo do demandante processo de habilitação do arquiteto nos EUA é uma ótima ilustração para essa visão. O aparente sacrifício para a conquista da habilitação profissional é, na verdade, uma dádiva. Um dos motivos pelos quais a arquitetura nos EUA é uma profissão quase tão valorizada quanto a medicina. O arquiteto é bem remunerado, tem estabilidade e conforto financeiro, tempo para elaborar os projetos com profundidade no detalhamento e coordenação de disciplinas, e, em obra, os projetos e a palavra do arquiteto são respeitados rigorosamente. Perguntemo-nos, pois: por que não adaptar e transferir esses ensinamentos para o nosso contexto profissional no Brasil? Um contexto de valorização pautado pelo profissionalismo, rigor técnico e liderança setorial. A Arquitetura Hospitalar brasileira é a que mais se aproxima do mercado norte-americano nesses três fatores. Portanto, é nossa oportunidade, arquitetos e arquitetas do edifício de saúde, para liderar o movimento de valorização profissional no Brasil.

A plataforma já está construída. As associações setoriais de arquitetura e construção do edifício de saúde já contam com reconhecimento setorial e adesão profissional suficientes para lançar um processo de acreditação do arquiteto do edifício de saúde, que, reconhecido pelo mercado, será gradualmente requisitado para concorrências e contratações de projetos hospitalares. As associações também podem lançar uma comissão de ética e profissionalismo e, finalmente, desenvolver contratos padrão para a contratação do projeto e a construção do edifício de saúde. O passo mais importante para essas conquistas é o envolvimento do associado para elevar essas plataformas e projetar o sucesso da nossa profissão.

REFERÊNCIAS

1. Architecture + Health. Master of Architecture + Health. 2021. Disponível em: https://www.clemson.edu/caah/academics/architecture/programs/architecture/architecture-health.html; acessado em 3 de novembro de 2021.
2. Brasil. Presidência da República. Casa Civil. Subchefia para Assuntos Jurídicos. Lei n. 4.950-A, de 22 de abril de 1966. Dispõe sobre a remuneração de profissionais diplomados em Engenharia, Química, Arquitetura, Agronomia e Veterinária.
3. Center For Health Design. Insights & Solutions. All design outcomes and strategies. 2021. Disponível em: https://www.healthdesign.org/insights-solutions; acessado em 9 de setembro de 2021.
4. NCARB. Disponível em: https://www.ncarb.org; acessado em 4 de maio de 2022.
5. Salários de arquiteto. Glassdoor. 2021. Disponível em: https://www.glassdoor.com.br/Sal%C3%A1rios/arquiteto-sal%C3%A1rio-SRCH_KO0,9.htm; acessado em 9 de setembro de 2021.
6. Salários de médico. Glassdoor. 2021. Disponível em: https://www.glassdoor.com.br/Sal%C3%A1rios/m%C3%A9dico-sal%C3%A1rio-SRCH_KO0,6.htm; acessado em 9 de setembro de 2021.
7. USA. American Institute of Architects. Code of Ethics and Professional Conduct. 2020. Canon I, Rule 1.402.
8. USA. Facility Guidelines Institute (FGI). Guidelines for design and construction of healthcare facilities; 2018.

7
Organização dos fluxos em um hospital

Erick Rodrigo da Silva Vicente

INTRODUÇÃO

Neste capítulo trataremos de uma palavra-chave na Arquitetura Hospitalar: fluxos.

Talvez você tenha lido essa palavra em todos os capítulos deste livro, tamanha a sua importância conceitual para os estabelecimentos de saúde.

DEFINIÇÃO DE FLUXO

A segurança biológica, o conforto psicológico e – principalmente – a eficiência operacional de um hospital estão diretamente relacionados à organização de seus fluxos.

Fluxo significa, de acordo com o *Dicionário Michaelis* (2021), o "ato ou efeito de fluir". *Fluir*, por sua vez, significa "mover-se, no tempo ou no espaço, rapidamente; andar, circular, correr, deslanchar, deslocar-se".

Do ponto de vista arquitetônico, pode-se dizer que *fluxo* é o deslocamento das pessoas e das coisas pelo espaço.

Nos edifícios assistenciais de saúde (EAS), os deslocamentos são constantes. Os pacientes que chegam para uma consulta agendada, os visitantes que vão até o quarto de um familiar ou amigo internado, os funcionários que desempenham suas atividades rotineiras, os médicos e enfermeiros que correm para atender uma emergência e as refeições que precisam chegar com pontualidade e na temperatura certa são alguns exemplos de deslocamentos que ocorrem com frequência.

Tudo está em constante movimento nos EAS.

Para projetar adequadamente um hospital, é necessário identificar seus diferentes tipos de deslocamentos e as questões que os condicionam.

São muitos os deslocamentos. Existem os de pessoas, de alimentos, de medicamentos, de suprimentos, de materiais, de roupas, de cadáveres e de resíduos. Há também os deslocamentos que envolvem as áreas críticas, onde há elevado risco biológico e a necessidade de respeitar determinadas restrições.

Dentre os deslocamentos de pessoas, podemos destacar:

- Fluxo do paciente que necessita de atendimento urgente.
- Fluxo do paciente que necessita de atendimento emergencial.
- Fluxo do paciente com atendimento agendado (paciente eletivo).
- Fluxo dos acompanhantes.
- Fluxo dos visitantes.
- Fluxo do paciente internado com alto risco biológico (UTI, unidade semi-intensiva, unidade de queimados etc.).
- Fluxo do paciente internado com baixo risco biológico (internação cirúrgica, obstétrica, clínica, hospital-dia etc.).
- Fluxo do acompanhante dos pacientes internados.
- Fluxo dos funcionários e colaboradores.
- Fluxo de cadáveres.

Já dentre os deslocamentos das coisas, podemos destacar:

- Fluxo de alimentos.
- Fluxo de suprimentos.
- Fluxo das amostras para análises laboratoriais (tecido, sangue, urina etc.).
- Fluxo de resíduos comuns.
- Fluxos de resíduos contaminados.
- Fluxo de material esterilizado.
- Fluxo de material contaminado.
- Fluxo de roupa limpa.
- Fluxo de roupa contaminada.

Depois de identificar os deslocamentos, é preciso entender como eles acontecem. As pessoas, por exemplo, se deslocam:

- Andando.
- Em cadeiras de rodas.
- Em macas.
- Em camas.
- Por meio de máquinas (escadas rolantes, plataformas, elevadores etc.).

As coisas também se deslocam por diversos meios, como:

- Pastas.
- Sacolas.
- Cestos.
- Bandejas.
- Carrinhos.
- Por meio de máquinas e dispositivos (monta-cargas, tubos pneumáticos, guichês, tubulões de queda etc.).
- Veículos motorizados.

A partir da identificação dos diferentes tipos de fluxos e das condições pelas quais eles acontecem, é preciso organizar os deslocamentos, separando-os de acordo com os tipos de usuários que frequentam o hospital.

DIFERENCIANDO OS USUÁRIOS EXTERNOS E INTERNOS

No campo da arquitetura e do urbanismo, *usuário* é nome dado à pessoa que usa, que utiliza e convive em determinado espaço ou sistema. Por exemplo: os *usuários* do espaço escolar ou do sistema de transporte público.

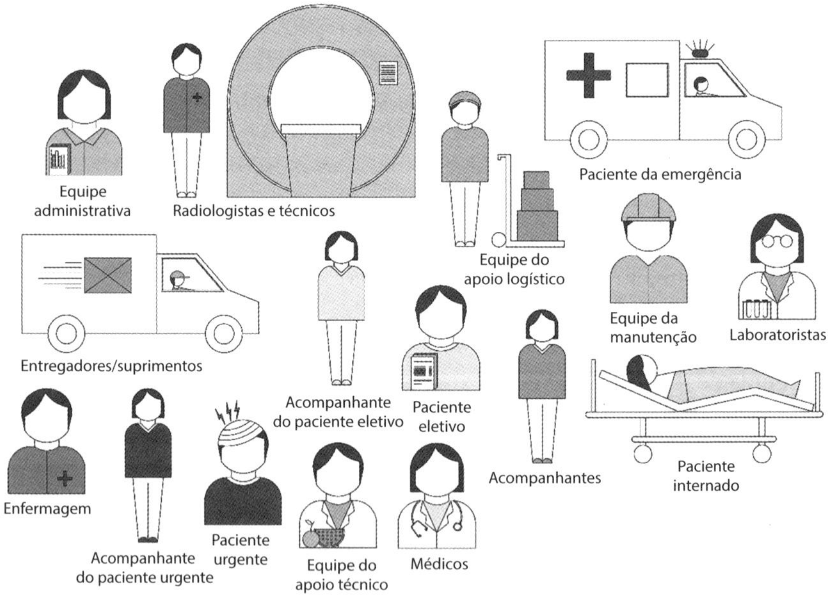

Figura 1 Tipos de usuários de um hospital.

Fonte: elaborada pelo autor.

Identificar e classificar os tipos de usuários é primordial para a organização dos fluxos/deslocamentos.

O ambiente hospitalar possui diversos tipos de usuários: pacientes eletivos, médicos, enfermeiros, acompanhantes, pacientes internados, funcionários da limpeza, do setor de suprimentos e insumos, dos laboratórios etc.

Observando o perfil das pessoas e das atividades, é possível dividir os usuários em dois grupos principais: os externos e os internos.

Os usuários externos são aqueles que não estão internados e que não fazem parte da rotina operacional dos hospitais. São formados por:

- Pacientes eletivos (com atendimento programado e que não requer internação).
- Pacientes ambulatoriais (que passarão por procedimentos de baixa complexidade, sem a necessidade de internação superior a doze horas).
- Pacientes com casos de gravidade moderada, sem risco iminente à vida (urgência, sem a necessidade de internação superior a doze horas).
- Acompanhantes desses pacientes.
- Doadores.
- Visitantes.
- Fornecedores e entregadores.

Os usuários internos são aqueles que estão internados e que fazem parte, direta ou indiretamente, da rotina operacional dos hospitais. São formados por:

- Pacientes internados (que necessitam de atenção hospitalar superior a doze horas, seja de casos leves ou graves).
- Pacientes graves que necessitam de atendimento emergencial.
- Acompanhantes desses pacientes.
- Colaboradores e funcionários (médicos, enfermeiros, fisioterapeutas, técnicos, assistentes, equipe de controle e segurança, professores, estudantes, equipe administrativa e funcionários dos serviços de apoio técnico e logístico).

A organização dos fluxos deve distinguir os deslocamentos desses dois grupos. Essa distinção acontece em diferentes escalas, tanto nas relações entre os diferentes setores (fluxos gerais) quanto internamente às unidades funcionais (fluxos específicos).

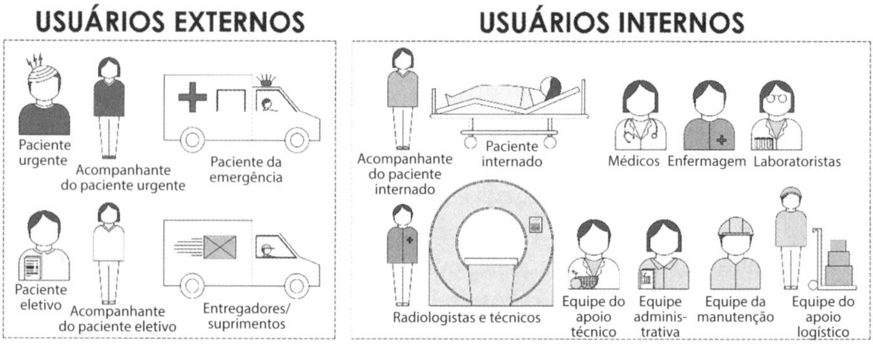

Figura 2 Classificação dos usuários.
Fonte: elaborada pelo autor.

OS FLUXOS GERAIS E ESPECÍFICOS

Dentre os equipamentos urbanos, o hospital é aquele que possui o mais complexo programa físico-funcional. Para o arquiteto Ronald de Góes (1947-2019), o hospital é "um edifício multifacetado, onde interagem relações diversas de alta tecnologia e refinados processos de atuação profissional", além de "outras de características industriais" (GÓES, 2011, p.47).

Essa multiplicidade de atividades gera fluxos de inúmeros tipos. Uma parte corresponde ao funcionamento simultâneo de diversos serviços, outros tratam de um único tipo de serviço, ficando restrito a uma só unidade funcional ou procedimento.

Essa diferença de escala no desenvolvimento dos fluxos deve ser levada em consideração para o desenvolvimento do projeto arquitetônico. Primeiro é preciso organizar os fluxos gerais e, posteriormente, os fluxos específicos.

Os fluxos gerais, que também podem ser chamados de *macrofluxos*, são aqueles que compreendem as ligações entre todas as unidades funcionais, considerando os deslocamentos dos diferentes tipos de usuários... ou seja, compreendem a maneira como as pessoas e as coisas adentram e se deslocam pelas diferentes áreas do hospital. A seguir, alguns exemplos:

- Acesso e deslocamento dos pacientes externos que se dirigem ao ambulatório, ao serviço de diagnóstico por imagem ou à fisioterapia.
- Deslocamentos de ida dos pacientes internados ao centro cirúrgico e de volta, após passarem pela cirurgia e pela recuperação pós-anestésica.
- Recepção e distribuição de medicamentos, suprimentos e insumos.

Os fluxos específicos são aqueles que se relacionam diretamente com um processo ou procedimento. Ocorrem, na maior parte das vezes, internamente a uma unidade funcional. A seguir, alguns exemplos:

- Acolhimento e atendimento dos pacientes no pronto atendimento (chegada do paciente urgente pelo acesso externo; acolhimento, classificação de risco, registro, atendimento, medicação, observação – se necessário –, alta ou internação).
- Fluxo contínuo de esterilização dos instrumentos e materiais (recepção pela área contaminada, lavagem preliminar, preparo dos *kits*, esterilização, armazenagem e distribuição pela área limpa – procedimento sem cruzamentos entre material contaminado e limpo).

A organização dos fluxos gerais é realizada de forma distinta dos específicos. Os gerais precisam levar em consideração todo o complexo hospitalar, de forma global e integrada; os específicos precisam corresponder cada um ao seu próprio procedimento, sendo pensados caso a caso, unidade a unidade.

A ORGANIZAÇÃO DOS FLUXOS GERAIS

O arquiteto Jarbas Karman (1917-2008), que foi um dos maiores estudiosos sobre o tema no Brasil, afirma que nos hospitais há "grande variedade e diversidade de percursos" e que "as linhas de circulação devem ser flexíveis, disciplinadoras, definidas, diferenciadas, extensíveis, interdependentes e sem conflitos e cruzamentos" (KARMAN, 1972, p.14).

Karman demonstra, com seus apontamentos e projetos, que, para se ter um hospital bem organizado, é preciso separar os acessos e as circulações dos usuários externos e internos, de forma a preservar os pacientes internados, os colaboradores e os funcionários dos pacientes eletivos, acompanhantes e visitantes.

A separação dos fluxos gerais, ou dos macrofluxos, deve levar em consideração os acessos comuns do edifício, os acessos internos das unidades funcionais e os sistemas de circulações horizontais e verticais, que, por sua vez, abrangem os corredores, as rampas, as escadas e os elevadores. Os eixos de circulação devem ser tratados como elementos disciplinadores do espaço, controlando os deslocamentos de acordo com o tipo de usuário e evitando cruzamentos indesejados e permeabilidade por parte dos usuários externos nas áreas restritas do hospital.

Há três tipos de acessos: os externos, os mistos e os internos. Em relação às circulações, são quatro tipos: as externas, as mistas, as internas e as restritas.

Cada circulação corresponde ao tipo de usuário que a utiliza. As circulações externas são destinadas aos usuários externos; as circulações internas, aos usuários internos. Quando não há separação, os diferentes usuários circulam pelos mesmos corredores, condição que resulta nas circulações mistas (que geralmente possuem pouco controle de acesso e movimentação).

Já as circulações restritas são aquelas passíveis de maior controle de acesso, em geral por meio de barreiras físicas, áreas de transferência e antecâmaras. Na grande maioria são compostas dos corredores das unidades funcionais que necessitam de maior controle biológico, como os centros cirúrgicos, as unidades de terapia intensiva e alguns serviços de diagnóstico e terapia (como as hemodinâmicas).

A melhor solução é a separação total dos acessos e das circulações, gerando eixos para os usuários externos e eixos para os usuários internos. As circulações mistas devem ser evitadas, ficando restritas às unidades (andares) de internação (Figura 3).

As circulações verticais devem corresponder à separação dos eixos externos e internos, ou seja, os elevadores, as rampas e as escadas também devem ser separados, mantendo a segregação do sistema.

A distribuição funcional mantém estrita relação com a organização dos fluxos. O projeto deve considerar, em relação à posição das unidades funcionais no espaço, as seguintes condições:

- Os setores que se relacionam, ao mesmo tempo, com os usuários externos e internos (pronto atendimento, ambulatório, hospital-dia, fisioterapia, laboratório

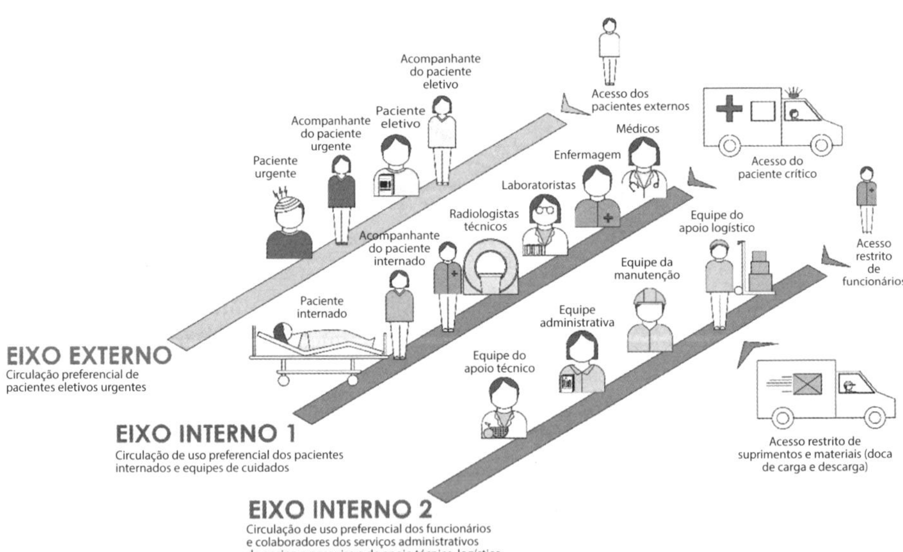

Figura 3 Separação dos macrofluxos a partir dos tipos de usuários.
Fonte: elaborada pelo autor.

de análises clínicas, unidades de internação, de terapia intensiva, de diagnóstico por imagem, de hemodiálise, de quimioterapia etc.) devem ser posicionados de forma a terem acesso tanto pelos eixos externos como pelos internos.

- Os setores que se relacionam somente com os usuários internos (centro cirúrgico, laboratório de anatomia patológica, central de material esterilizado, serviço de nutrição e dietética [SND], farmácia central, almoxarifado, manutenção etc.) devem ser posicionados de forma a terem acesso somente pelos eixos internos.

Dessa forma, é possível definir duas faixas programáticas, ou seja, duas zonas de organização das unidades funcionais, conformadas pelos eixos de circulação: uma faixa destinada às unidades que se relacionam com os usuários internos e externos e uma faixa que se relaciona somente com os usuários externos.

Um dos primeiros edifícios hospitalares a adotar a segregação dos fluxos externos e internos no Brasil foi o Hospital da Guarnição do Galeão, atualmente chamado de Hospital de Força Aérea do Galeão (HFAG). Projetado por Jarbas Karman no ano de 1967, o conjunto é formado por diversos volumes independentes, conectados por três eixos de circulação. O eixo nordeste é destinado ao acesso e deslocamento dos usuários externos. O eixo central e o eixo sudoeste são destinados aos acessos e deslocamentos dos usuários internos, sendo que o

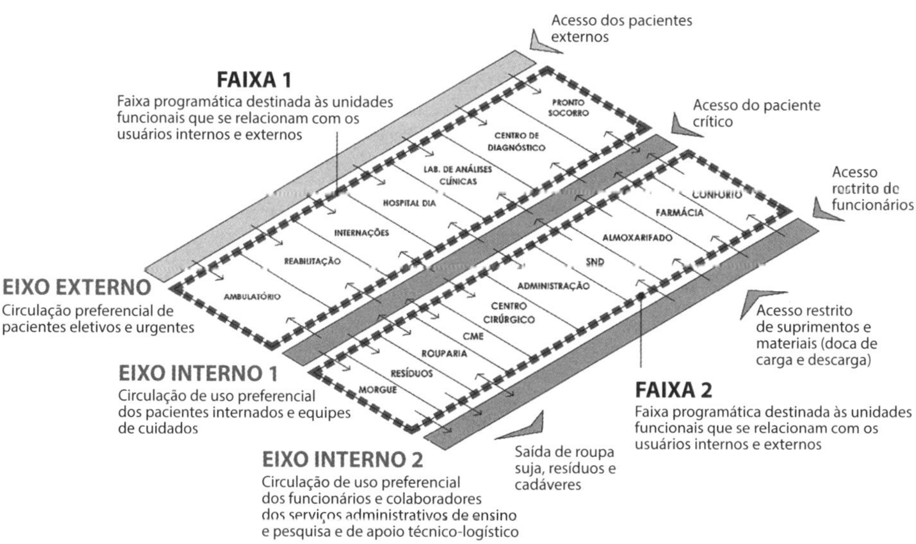

Figura 4 Definição das faixas programáticas a partir da separação dos macrofluxos.

CME: centro de material e esterilização; SND: serviço de nutrição e dietética.

Fonte: elaborada pelo autor.

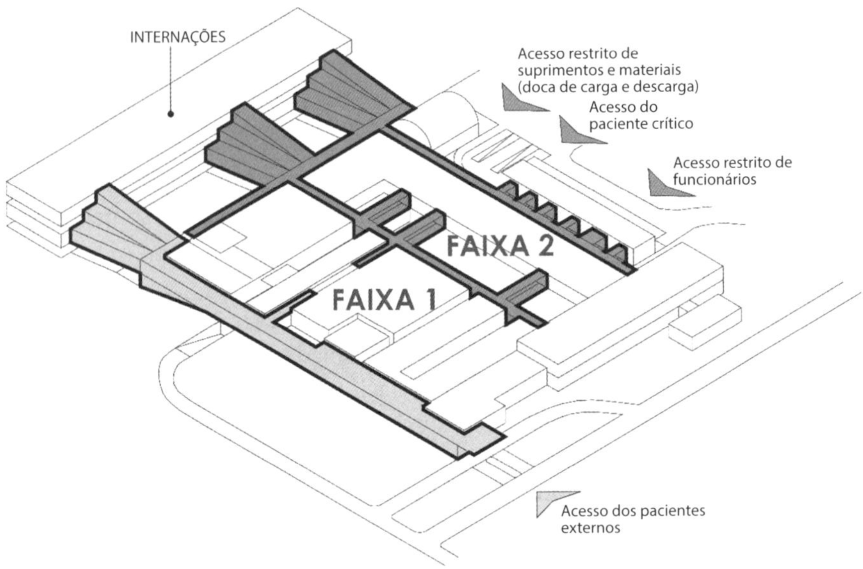

Figura 5 Diagrama da separação dos fluxos e das faixas programáticas do Hospital de Força Aérea do Galeão.
Fonte: elaborada pelo autor.

central é de uso preferencial dos pacientes internados e das equipes de cuidados e o sudoeste dos demais colaboradores, funcionários e para a distribuição de suprimentos, roupas e alimentos.

A ORGANIZAÇÃO DOS FLUXOS ESPECÍFICOS

Os fluxos específicos, como apontado anteriormente, são os que organizam os deslocamentos de determinado processo ou procedimento. Seu planejamento deve atentar para os aspectos clínicos, administrativos e técnicos de cada caso.

Se tomarmos o pronto-socorro como exemplo, a organização do fluxo deve proporcionar a melhor condição de atendimento, separando o acesso dos pacientes de baixo risco dos que chegam de ambulância e que se encontram em estado grave.

O paciente de baixo risco chega geralmente andando ou em veículo particular. Acessa por uma entrada específica. Deve haver uma área de espera, próxima à sala de acolhimento e classificação de risco. Depois do primeiro atendimento, o paciente pode se deslocar a uma segunda espera, próxima ao balcão de cadastro. Após ser registrado, deve se encaminhar para uma terceira espera, próxima aos consultórios, salas de procedimentos, de medicação e das observações. O ideal é que, ao longo desses deslocamentos, o paciente não adentre os corredores por onde se deslocam os pacientes graves, os médicos e os enfermeiros.

O paciente em estado grave chega de ambulância ou de carro particular e deve acessar por uma entrada específica, com ligação direta para a sala de emergência (também conhecida como "sala de choque"). Após ser estabilizado, caso o procedimento tenha sido o suficiente, o paciente é conduzido para a sala de observação ou recebe alta. Se precisar de cuidados hospitalares por mais de doze horas, é internado. Se o procedimento não tiver sido o suficiente, o paciente pode ser removido para o centro cirúrgico (caso seja necessária uma cirurgia de emergência) ou para a UTI. Os deslocamentos do paciente grave e das equipes de atenção devem ser preservados, evitando-se ao máximo o cruzamento com as áreas destinadas aos pacientes de baixo risco (Figura 6).

Da mesma forma como ocorre no pronto-socorro, cada unidade possui especificidades em relação ao seu funcionamento, questão que deve ser considerada para a definição dos fluxos. Na central de material esterilizado (CME), por exemplo, o processo de esterilização deve ter fluxo contínuo, isto é, o material contaminado não pode cruzar, em hipótese nenhuma, com o material esterilizado.

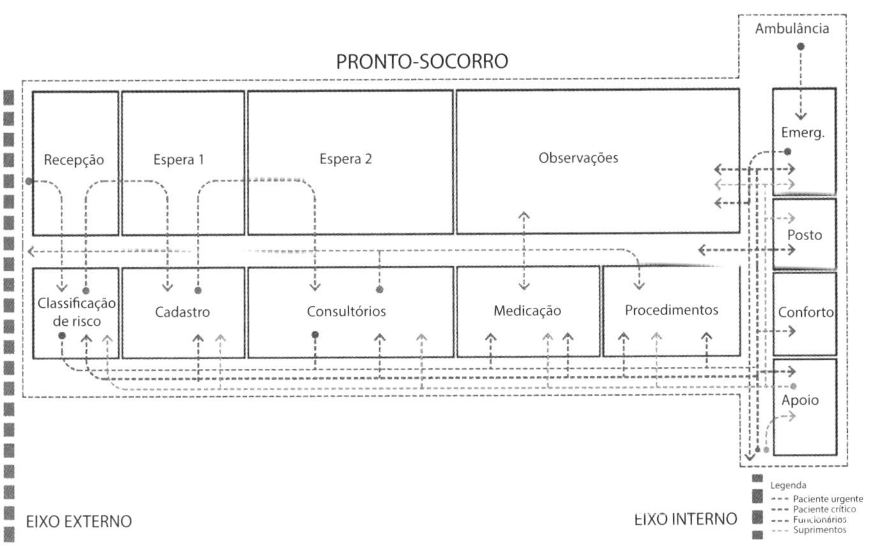

Figura 6 Exemplo da organização dos fluxos de um pronto-socorro.

Fonte: elaborada pelo autor.

(Ver Figura 6 colorida no Anexo, no final do livro).

O mesmo acontece nas lavanderias, onde a roupa suja não pode cruzar com a roupa lavada.

A distribuição dos ambientes e a definição dos acessos e corredores internos às unidades funcionais têm decisivo impacto na maneira como o atendimento e o desenvolvimento dos processos e procedimentos acontecerão no dia a dia, portanto devem ser pensados a partir dos fluxos específicos.

Recomenda-se também que os leiautes internos das unidades funcionais correspondam à organização dos fluxos gerais do hospital, dando continuidade à segregação dos usuários internos e externos.

APONTAMENTOS EM RELAÇÃO À PANDEMIA DA COVID-19

A alta transmissibilidade do SARS-CoV-2 acabou gerando grandes desafios para a adaptação dos EAS brasileiros no enfrentamento da pandemia da Covid-19.

A contenção do vírus em unidades e ambientes pressurizados, com barreiras físicas para paramentação e desparamentação, não foi o suficiente para impedir contaminações ocorridas dentro dos hospitais.

Uma das grandes dificuldades foi a adaptação dos fluxos, principalmente nos deslocamentos dos pacientes contaminados entre as unidades funcionais.

Muitas soluções foram experimentadas: separar os acessos e as salas de espera dos prontos-socorros, estabelecer elevadores específicos para os deslocamentos de pacientes contaminados, higienizar cada uma das salas de exames e procedimentos após a utilização, entre outras. Porém, a melhor solução foi, para as instituições estruturadas em rede, estabelecer hospitais inteiros ao tratamento da Covid-19 e direcionar os demais pacientes para outras unidades.

Em relação aos fluxos, algumas lições podem ser aprendidas:

- Eixos únicos de circulação: o uso excessivo de circulações mistas e eixos centralizados que obrigam a cruzar uma unidade funcional para chegar a outra geram dificuldades para as rotinas operacionais e prejudicam a adaptação dos espaços no caso de surtos, epidemias e pandemias.
- O sistema de circulação precisa ser flexível. No caso da adoção de eixos segregados (externo e interno), um deles pode ser adaptado temporariamente para circularem somente os pacientes contaminados.
- As circulações verticais (elevadores, escadas e rampas), se corresponderem à segregação dos fluxos externos e internos, também poderão contribuir para separações temporárias dos deslocamentos dos pacientes contaminados.
- Evitar a criação de acessos únicos. Privilegiar acessos independentes para as unidades funcionais que se relacionam com os usuários externos, sem a

necessidade de cadastro prévio e de barreiras físicas, evitando, assim, aglomerações.

- Evitar corredores enclausurados, sem ventilação e iluminação naturais.

CONCLUSÃO

Os hospitais do futuro precisarão ser mais flexíveis para atender a demandas que ainda não foram previstas. Os profissionais que se dedicam ao planejamento físico-funcional e à manutenção dos ambientes de saúde precisam estar atentos aos fatos, às descobertas científicas e aos avanços tecnológicos, sem abrir mão do conforto físico e psicológico dos usuários e da beleza que todo edifício precisa ter.

Os hospitais devem ser encarados como a casa do acolhimento, da esperança e da cura. Unir eficiência, segurança e conforto é a maior missão das arquitetas e dos arquitetos da área da saúde.

REFERÊNCIAS

1. Agência Nacional de Vigilância Sanitária (Anvisa). Resolução da Diretoria Colegiada - RDC n. 50. Dispõe sobre o Regulamento Técnico para planejamento, programação, elaboração e avaliação de projetos físicos de estabelecimentos assistenciais de saúde. Brasília: Anvisa; 2002.
2. Aquino PMM, Costa ABBF, Vicente ERS. O desenho de hospitais de Jarbas Karman: exposição realizada durante o VII Congresso Brasileiro para o Desenvolvimento do Edifício Hospitalar. São Paulo: IPH; 2017.
3. Góes R. Hospital do Galeão. Acrópole [São Paulo, ano 30]. 1968;353:34-6.
4. Góes R. Manual prático de arquitetura hospitalar. 2.ed. São Paulo: Blucher; 2011.
5. Karman J. Iniciação à arquitetura hospitalar. São Paulo: Cedas; 1972.
6. Michaelis dicionário brasileiro da língua portuguesa. Disponível em: https://michaelis.uol.com.br/moderno-portugues/busca/portugues-brasileiro/fluxo/; acessado em 4 de setembro de 2021.
7. Toledo LC. Feitos para curar: arquitetura hospitalar e processo projetual no Brasil. Rio de Janeiro: ABDEH; 2006.
8. Toledo LC. O estudo dos fluxos no projeto hospitalar. Revista IPH [São Paulo]. 2004;5.

8

O projeto de setores assistenciais hospitalares: UPA, SADT e internação

Umoatã Almeida

INTRODUÇÃO

Como os leitores já têm visto neste livro, é de suma importância, nos projetos de estabelecimentos assistenciais de saúde (EAS), a determinação clara e objetiva dos fluxos atrelada à setorização das áreas a que se pretende atender, quando do desenvolvimento e implantação dos projetos físicos em que se está trabalhando.

Para o projeto dos setores assistenciais hospitalares é essencial que as equipes e gestores dos setores que serão envolvidos nos respectivos projetos físicos sejam sempre "chamados à mesa" para expor suas necessidades e práticas do "dia a dia", alinhando com a equipe de projetos o programa de necessidades, que inclui as rotinas, os fluxos a serem atendidos e a melhor setorização das áreas. Quando os projetos físicos ocorrem de forma coparticipativa, ou seja, com o envolvimento direto das equipes e gestores das áreas envolvidas, o resultado sempre é mais exitoso.

Abordaremos, portanto, neste capítulo o projeto dos setores assistenciais hospitalares, com um recorte focado nas seguintes unidades físico-funcionais: unidade de pronto atendimento (UPA), serviço de apoio ao diagnóstico e terapia (SADT) e internação.

UNIDADE DE PRONTO ATENDIMENTO

Acessos à unidade

Para abordarmos a UPA é importante entendermos, preliminarmente, o conceito básico de pronto atendimento como um setor que se destina ao atendimento de pacientes externos, ou seja, aqueles que ainda não estão dentro da instituição/hospital e para lá se dirigem sob demanda espontânea, não programada, nos casos sem risco à vida (urgência) e/ou com risco à vida (emergência). Com isso é muito importante entender e diferenciar o atendimento da UPA do atendimento ambulatorial; o último se destina ao atendimento eletivo focado na promoção e assistência à saúde, um atendimento que ocorre de forma programada, eletiva e continuada, com foco no atendimento primário e regular, de acompanhamento e prevenção na atenção e assistência à saúde. Já o atendimento imediato se concentra na atenção de forma pontual, imediata e não regular, para casos de demandas espontâneas, não programadas.

Infelizmente, devido a uma carência estrutural de acesso e disponibilidade dos serviços de saúde para a população em geral, é muito frequente confundir o propósito e o uso desses dois tipos de atendimentos. Isso acabou por se tornar inclusive um fator sociocultural em nosso país, onde boa parte da população não é assistida pelo atendimento de forma primária e regular, buscando, somente quando necessário, o atendimento na UPA, que por sua vez propicia o atendimento necessário acolhendo demandas que não necessariamente se destinariam àquele serviço. Com isso, é frequente que a UPA fique saturada, ou até ultrapasse sua capacidade de atendimento, acolhendo e atendendo casos que essencialmente poderiam estar sendo assistidos de forma regular e preventiva na unidade ambulatorial.

Pelas características do atendimento a que se propõe, a UPA deve ser configurada para receber de forma rápida, prática e funcional os pacientes, possibilitando o atendimento no menor tempo de resposta possível e com maior assertividade e resolubilidade.

Partindo dessas premissas, a área/setor da UPA deve, obrigatoriamente, estar localizada com comunicação direta para o meio externo, ou seja, tem de ser um dos acessos diretos da edificação do estabelecimento assistencial de saúde (EAS). Em muitos casos a UPA é o primeiro contato da instituição com o paciente – é a "porta de entrada" para o hospital.

A configuração física do espaço da UPA deve permitir, também, que existam acessos independentes para os pacientes sem risco à vida (urgência) e para aqueles com risco à vida (emergência), porém deve haver interligação direta entre esses acessos e áreas de acolhimento. Isso se deve ao fato de que não necessariamente os pacientes com casos de emergência são recepcionados ou chegam à UPA nessa condição. Por exemplo, um paciente pode chegar ao pronto atendimento como um caso de urgência, e, quando estiver no ambiente de triagem/classificação de risco, pode precisar ser direcionado para o atendimento emergencial, o que deve ocorrer do modo mais rápido possível.

Como mencionado, os casos nos quais o paciente já chega ao pronto atendimento em estado de emergência, obrigatoriamente devem ser atendidos de imediato no ambiente da sala de emergência, também chamada de sala vermelha. Esse ambiente deve estar voltado diretamente (o mais próximo possível) para o acesso externo da edificação e próximo da área de desembarque de veículos e ambulâncias. Esse local deve ser coberto para proteger das intempéries o processo de desembarque do paciente. Ressalta-se assim a necessidade de serem previstos dois acessos diretos e distintos, da rua para a edificação, na área do pronto atendimento.

Classificação de risco

São necessárias algumas observações para entender um pouco mais sobre os processos de triagem e classificação de risco, que consistem no momento determinante nas condutas e ações que as equipes assistenciais e clínicas adotarão em relação ao paciente e, também, na jornada que o paciente percorrerá no atendimento.

No ambiente da triagem da UPA ocorre a separação dos pacientes em grupos para o atendimento, de acordo com critérios de classificação do estado de saúde e risco oferecido. Historicamente, esses critérios surgiram nos campos de batalha no atendimento aos soldados do Exército Napoleônico. Como os recursos eram escassos perante a altíssima demanda, o cirurgião Jean Dominique Larrey entendeu como necessário montar um processo de avaliação e separação dos pacientes de acordo com o risco envolvido e a classificação de grau de urgência necessária para atendimento. O médico conseguiu com essas ações priorizar o atendimento aos casos que necessitavam de cuidado imediato, otimizando o uso dos recursos e profissionais disponíveis. Todavia, mesmo com os aperfeiçoamentos desses processos e métodos de triagem, essas práticas sempre estiveram relacionadas às guerras ou às grandes catástrofes por muito tempo, passando a ser aplicadas à população civil somente na década de 1960.

Atualmente os principais sistemas de triagem mais difundidos são:

- *Emergency Severity Index* (ESI): sistema originário dos EUA do final da década de 1990.
- *Australasian Triage Scale* (ATS): sistema originário da Austrália de meados da década de 1970.
- *Canadian Triage and Acuity Scale* (CTAS): sistema originário do Canadá do final da década de 1990.
- Sistema de Triagem Manchester (STM): sistema originário do Reino Unido de meados da década de 1990.

O STM está entre os mais eficientes e adotados nas instituições de saúde no país atualmente.

O STM possui cinco categorias-níveis de classificação dos pacientes na triagem inicial. A cada categoria é atribuído um número, cor, nome e tempo-alvo máximo aceitável até o primeiro atendimento médico, como se observa na Figura 1.

Assim que chega ao pronto atendimento, o paciente deve passar, o mais rápido possível, pelo ambiente de triagem para que receba a classificação de risco, conforme o sistema adotado na instituição. No procedimento de classificação, normalmente é concedida uma pulseira ou adesivo com a indicação visual colorida denotando a categoria na qual o paciente está classificado para que seja facilmente identificado pela equipe de saúde.

Depois que o paciente teve seu risco de vida classificado, são feitas as rotinas administrativas e de cadastramento, que podem ser realizadas por um acompanhante em ambientes administrativos localizados próximos da recepção e do cadastro, e o paciente segue sua jornada de atendimento assistencial.

Ambientes adultos e pediátricos

O atendimento aos pacientes adultos e pediátricos na UPA deverá ser obrigatoriamente distinto e segregado. Isso se aplica também às equipes assistenciais e ao corpo clínico. Porém, o atendimento na sala de emergência (sala vermelha)

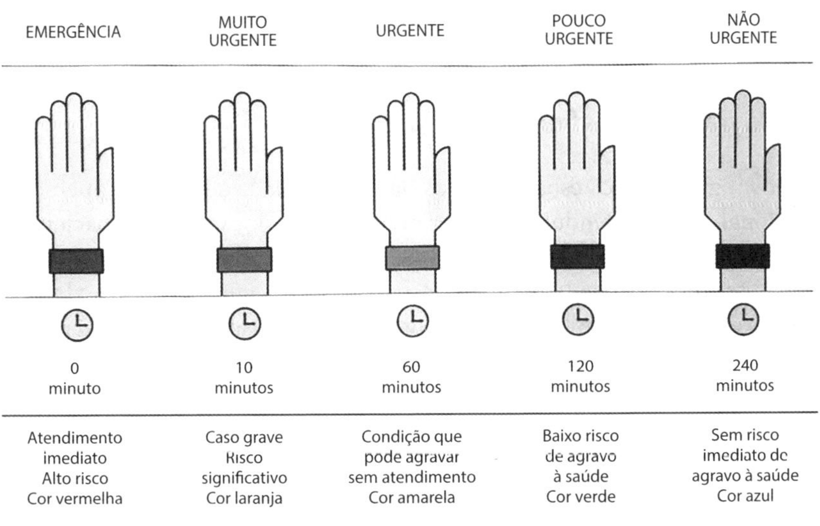

Figura 1 Classificação de risco na unidade de pronto atendimento.

Fonte: Classificação de Risco UPA – Instituto Orizonti – Grupo Oncomed. Belo Horizonte, 2020.

pode ser compartilhado, contanto que o ambiente seja dotado de equipamentos distintos para os pacientes adultos e pediátricos. Isso se deve ao fato de macas, berços e materiais pediátricos possuírem tamanhos diferentes em relação aos equipamentos para adultos. O espaço físico deve comportar a acomodação de todos os equipamentos de forma funcional e que auxilie a operação. Assim como a ambiência da UPA pediátrica pode ser diferenciada com foco nas crianças, podendo ser mais lúdica do que na UPA para adultos.

No Capítulo 12 sobre ambiência e humanização deste livro, os leitores podem obter mais informações quanto ao fato de que os ambientes construídos devem ser acolhedores para todas as pessoas que usam os espaços do hospital.

Os ambientes assistenciais da UPA precisam possuir revestimentos de piso, parede e teto que facilitem a higienização e sejam agradáveis aos usuários ao mesmo tempo. Recomenda-se a especificação nos projetos físicos de pisos em mantas, paredes com pintura lavável e resistente a impactos, e forros contínuos. Nos ambientes de recepção e cadastro, ou nas salas de espera, onde, devido à maior ocupação de pessoas, existem mais barulhos, o ideal é a aplicação de forro mineral acústico removível para minimizar os ruídos.

Ressalta-se novamente a necessidade de determinação dos fluxos e da setorização, como base inicial dos projetos físicos. É fato que a formatação física da UPA será determinada diretamente em função do modelo de operação e atendimento que a UPA irá oferecer. Salvo a questão dos acessos externos e dos ambientes de triagem, recepção e cadastro, e da sala de emergência, já citados, o restante dos ambientes necessários na UPA, e a consequente formatação da configuração física dos espaços no projeto físico, poderão ser totalmente distintos entre os dois modelos de operação mais comuns atualmente.

Modelo tradicional – fluxo pendular na UPA

A configuração dos espaços físicos da UPA atrelada ao modelo operacional tradicional do fluxo pendular tem por premissa o deslocamento do paciente pelos ambientes de acordo com a evolução da sua jornada de atendimento assistencial. Assim, os pacientes primeiro acessam o ambiente da triagem, depois os pacientes classificados pelo risco de vida (exceto os casos de emergência, como já mencionado) são direcionados à recepção e cadastro e então seguem com o atendimento nas etapas seguintes em um movimento considerado "pendular", pois existe a circulação de ida a um ambiente e de volta ao ambiente anterior.

O atendimento com fluxo pendular na UPA cria um fluxo entre os ambientes da área de espera geral e as subesperas internas, seguindo para os ambientes de atendimento assistencial nas etapas seguintes. O fluxo operacional determina uma configuração física não linear e direta, na qual os pacientes percorrem os espaços, muitas vezes indo e voltando, com excesso de movimentos, menor sensação de acolhimento e maior tempo médio de atendimento, em geral.

Observa-se no fluxograma da Figura 2 que as flechas indicam os possíveis fluxos pendulares e direções de movimentos da circulação dos pacientes com ida e volta aos ambientes da UPA e do hospital.

Fluxo linear na UPA

O fluxo linear de movimento das pessoas entre os ambientes da UPA é também conhecido por modelo *fast track* ou *smart track*. A configuração física atrelada a esse modelo operacional tem como premissa que o paciente permanece no ambiente assistencial e ocorre o deslocamento das equipes profissionais até os pacientes, de acordo com a evolução da sua jornada de atendimento. Após a passagem pelo ambiente de triagem e pelos ambientes de recepção e cadastro, os pacientes seguem com o atendimento nas etapas seguintes em um movimento linear e contínuo etapa após etapa, sem retorno ao ambiente anterior, levando à conclusão do atendimento com a reavaliação de direcionamento final adequado.

Os pacientes triados são acolhidos na consulta inicial e no primeiro contato com o médico, dentro de um consultório ou ambiente de observação (provido com poltrona ou maca), no qual o profissional médico não permanece fixo naquele ambiente; são os médicos que circulam entre os ambientes, ou de consultório em consultório. Portanto, são os profissionais que se dirigem até o pa-

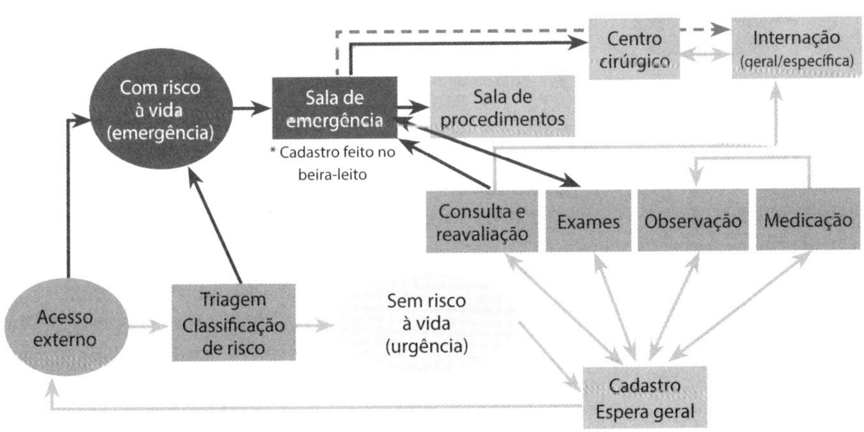

Figura 2 Fluxos pendulares de ida e volta aos ambientes.

Fonte: elaborada pelo autor.

ciente. Os fluxos se dão de forma mais rápida e direta, já que os profissionais conhecem os ambientes da UPA, o que não ocorre com os pacientes. Os pacientes, ao não saber para onde se deslocar, possuem a tendência a se sentirem perdidos no fluxo tradicional pendular, o que não acontece no fluxo linear.

Esse modelo de fluxo linear na UPA tem origem na Metodologia *Lean Manufacturing* – baseado no Sistema Toyota de Produção (STP) –, oriundo da indústria automobilística, que prioriza a otimização máxima dos espaços físicos, recursos (equipes e suprimentos) e processos, reduzindo as movimentações e repetições desnecessárias. Com a redução significativa de circulação dos pacientes na UPA, os riscos são reduzidos diretamente, devido à maior velocidade de atendimento assistencial e à contínua reavaliação do paciente nas etapas do atendimento. Por consequência, o tempo total de atendimento também é reduzido, em média, até 1/3 do total, trazendo satisfação aos pacientes, que se sentem mais acolhidos e assistidos durante o atendimento. Dados demonstram também que há redução significativa no índice de evasão/fuga de pacientes após a implantação desse modelo em UPA.

Observa-se, no fluxograma da Figura 3, que as flechas indicam os possíveis fluxos lineares e unidirecionais da circulação dos pacientes entre os ambientes da UPA e do hospital, sem que haja ida e volta ao ambiente anterior.

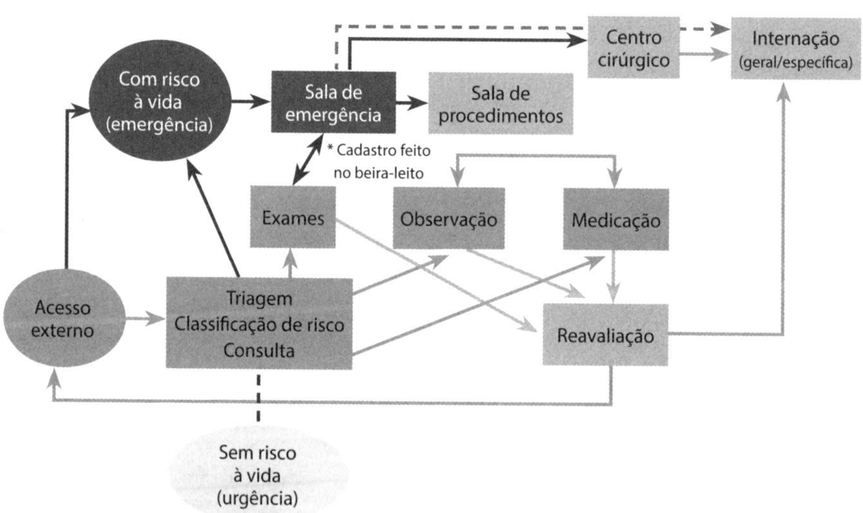

Figura 3 Fluxos lineares entre os ambientes.
Fonte: elaborada pelo autor.

SERVIÇO DE APOIO AO DIAGNÓSTICO TERAPÊUTICO

Apesar da nomenclatura de serviço, o SADT é a unidade funcional dentro da edificação hospitalar que faz a gestão e operação dos serviços de diagnóstico e alguns procedimentos terapêuticos, sendo composto pelos exames em geral, análises clínicas, exames de imagem e procedimentos invasivos ou não.

A área física destinada ao SADT comumente é chamada de centro de diagnóstico por imagem (CDI), onde está concentrada a maior parte do "parque tecnológico" da edificação hospitalar no que tange aos equipamentos de imagem.

A montagem e a equipagem dessa área também requerem um dos maiores investimentos financeiros de capital das instituições, tanto nas obras civis e instalações – elétricas-dados, climatização-exaustão, gases medicinais, especiais, blindagens e isolamentos específicos – como na aquisição dos equipamentos médicos de engenharia clínica. Sugere-se a leitura dos Capítulos 16, 17, 18 e 19 sobre instalações.

Considerando os altos investimentos e, também, o papel fundamental do SADT para o funcionamento de um hospital, é fundamental, para o início dos projetos físicos, a definição prévia de como será operado e configurado. Existem duas opções:

1. **Serviço independente, como "atividade-fim":** o SADT opera em outra edificação própria e apartada, isolada do hospital, ou seja, independente fisicamente deste. São os centros de exames, unidades ambulatoriais e clínicas, por exemplo, as unidades de redes diagnósticas como Hermes Pardini, Fleury, Dasa, Lavoisier, Cura, Femme, entre outras.
2. **Serviço de apoio direto, como "atividade complementar":** o SADT opera de forma integrada e em apoio ao funcionamento e rotinas do hospital, sendo instalado dentro da edificação do hospital no qual está inserido.

Na maioria das instituições, o cenário mais comum é a configuração desse serviço de forma "híbrida", operando tanto com foco no apoio direto (para as demandas "internas" da assistência aos pacientes internos) como como atividade-fim (para as demandas eletivas do público externo). Isso se deve aos altos investimentos necessários para a implantação do setor e à busca constante dos gestores de saúde pela otimização e melhor "custo-efetividade" no uso dos recursos.

A localização do SADT é um ponto-chave no funcionamento da unidade físico-funcional, e consequente êxito do empreendimento. O ideal é que o SADT fique muito próximo da área de acesso geral do hospital, pois assim facilita a "atração" do público externo, quando configurado para atendimento das demandas eletivas – como "atividade-fim" – na realização de medicina preventiva com a realização de *check-ups* e exames eletivos. Porém, é fundamental que o setor também esteja próximo da área do pronto atendimento (quando este existir no hospital), pois também funcionará como "apoio direto" aos exames necessários na operação da UPA.

A depender do porte do hospital e do volume operacional do SADT, na maioria dos casos as áreas deste são complementares à UPA, pois não há equipamentos de uso exclusivo da UPA instalados dentro desse setor. São utilizados os equipamentos instalados dentro do SADT.

É importante considerar, também, a necessidade de atendimento dos pacientes internados, portanto deve ser previsto outro fluxo de acesso facilitado e o mais direto possível entre as áreas dos leitos de internação geral e específicas, como da oncologia ou da unidade de terapia intensiva (UTI), para acessar internamente o SADT.

Pode-se setorizar as unidades físico-funcionais do SADT em diferentes locais na edificação hospitalar, dependendo dos serviços a serem prestados. Os ambientes de imagenologia podem ser agrupados como radiologia, ultrassonografia, tomografia e ressonância magnética. Existe a tendência a organizar os fluxos pelos tipos de pacientes para reduzir as circulações, assim como explicado sobre a UPA. Por exemplo, agrupa-se o setor de saúde da mulher com a predominância da circulação do público feminino. No setor de *check-up* executivo, pode-se posicionar os ambientes de imagem próximos aos ambientes de métodos gráficos, principalmente devido à necessidade de realização do exame de eletrocardiografia (ECG). A unidade físico-funcional de reabilitação e de diálise precisa ser bem acessível aos pacientes.

A mesma lógica de organização dos fluxos e movimentos do público-alvo dos ambientes se aplica aos pacientes em tratamento de diversos tipos de câncer, os pacientes oncológicos. A radioterapia e a quimioterapia podem ser posicionadas para que sejam acessíveis aos pacientes oncológicos.

Outro aspecto muito importante a ser considerado na elaboração dos projetos físicos é a questão da ambientação das salas do SADT. Está comprovado, tanto em pesquisas científicas como em evidências práticas, que a ambiência agradável faz com que os pacientes se sintam confortáveis e acolhidos, o que os deixa mais tranquilos e relaxados.

Essa condição humanizada possibilita que os exames apresentem resultados com precisão e acurácia maior, identificando patologias de forma preliminar e mais clara, resultando em tratamentos mais assertivos e exitosos. Uma boa "experiência" vivida pelo paciente nos ambientes hospitalares fará também que ele se sinta estimulado a voltar à instituição, tanto para repetir os exames periódicos como para novos exames ou outros tratamentos.

Na Resolução da Diretoria Colegiada (RDC) n. 50/2002 da Agência Nacional de Vigilância Sanitária (Anvisa), a unidade funcional SADT ainda engloba as unidades de patologia clínica, anatomia patológica, hemoterapia e hematologia medicina nuclear, centro cirúrgico, endoscopia, centro obstétrico e banco de leite humano. Neste livro esses ambientes são considerados críticos e constam no Capítulo 9.

INTERNAÇÕES HOSPITALARES

As unidades de internação exercem um papel fundamental nas rotinas e operação dos hospitais, na medida em que são as áreas responsáveis por acolher e abrigar os pacientes tanto na recuperação da saúde e na retaguarda quanto no apoio após a realização dos procedimentos de exame e principalmente cirúrgicos, como também na assistência e tratamento direto.

As unidades de internação também são classificadas de acordo com seu uso, sua tipologia e o grau de criticidade dos pacientes que são assistidos. Para cada classificação aplica-se uma métrica, que é preconizada nas normas regulamentadoras. Essa métrica é utilizada para definir a quantidade e a distribuição da quantidade de leitos, das áreas de apoio e das equipes assistenciais e clínicas.

- Internações geral ou especialidades – 1 para 30 – 1 conjunto de leito de isolamento e áreas de apoio a cada 30 leitos de internação (individuais ou coletivos).
- Internação neonatal (recém-nascidos) – 1 para 15 – 1 conjunto de leito de isolamento e áreas de apoio a cada 15 leitos de internação neonatal (individuais ou coletivos).
- Internação intensiva (UTI ou CTI) – 1/10 – 1 conjunto de leito de isolamento e áreas de apoio a cada 10 leitos de internação intensiva (individuais ou coletivos). Os leitos de internação intensiva representam no mínimo 6% do total de leitos de um hospital.

A localização dos setores de internação é muito estratégica para a operação adequada e otimizada da infraestrutura e dos fluxos dentro da edificação hospitalar. A internação deve ter acesso o mais direto possível às áreas às quais a unidade de internação prestará suporte de acordo com seu perfil e classificação. Por exemplo, a internação cirúrgica precisa ter um acesso vindo do centro cirúrgico.

As circulações internas no hospital precisam conectar os diversos ambientes assistenciais com os ambientes da internação. Os pacientes vindos do pronto atendimento, incluindo os oriundos dos atendimentos de emergência e urgência, que precisam ser internados, devem possuir um fluxo de acesso para a internação. Assim como a internação também deve receber de forma direta e prática os pacientes eletivos programados, seus acompanhantes e os visitantes.

Essa circulação deve conectar-se aos ambientes sociais, como:

- Sala de convivência/estar dos familiares (com sanitários públicos).
- Sala de entrevistas/sala da família (para reuniões das equipes médicas e assistenciais com os familiares).

Os leitos de internação geral abrangem os atendimentos a todas as faixas etárias (recém-nascidos [sadios], pediátrico e adolescentes/adultos/geriatria), podendo ser configurados em leitos individuais (quartos) ou em leitos de internação coletiva (enfermarias) – com no máximo 6 leitos para adultos ou 12 berços para crianças de até 2 anos por unidade de enfermaria.

Os leitos de internação intensiva também abrangem os atendimentos a todas as faixas etárias (recém-nascidos, pediátrico e adolescentes/adultos/geriatria), podendo ser configurados em leitos individuais (quartos) ou em leitos de internação coletiva (enfermarias) – com no mínimo 5 e no máximo 10 leitos para adultos ou 15 berços por unidade de enfermaria. Nesses leitos se fazem necessárias instalações técnicas específicas (elétricas-dados, IT-médico, gases medicinais, pontos para hemodiálise, climatização específica), pois é preciso propiciar uma atenção mais especializada e dirigida para pacientes com nível de criticidade elevada, muitas vezes inclusive com uso de equipamentos de suporte a vida.

Independentemente da configuração física do espaço e do *layout* adotado para os leitos, é necessário garantir que sejam contempladas "zonas" com as seguintes áreas na organização física espacial junto aos leitos de internação, para as atividades de:

- Assistência e repouso (cama/leito e mesa de refeição do paciente) preferencialmente centralizados no ambiente.
- Reabilitação de repouso para o paciente (poltrona reclinável) ao lado da cama.
- Acolhimento do acompanhante, quando aplicável (poltrona, sofá-cama e mesa de apoio, ou cadeira).
- Assepsia e apoio à assistência (lavatório, bancada de apoio, área de guarda de suprimentos), de preferência logo no acesso ao ambiente para incentivar a lavagem das mãos.
- Conforto, entretenimento e hospitalidade (guarda-roupa para pertences, bancada, televisor, frigobar, entre outros mobiliários).

Todas as unidades de internação, independentemente da tipologia e do uso, necessitam de uma série de áreas de apoio que devem ser contíguas às áreas dos leitos. Em geral temos as seguintes áreas a serem contempladas:

- Posto de enfermagem (com boa visibilidade da área dos leitos) e área de prescrição médica.
- Sala de serviço (posto de serviço).
- Farmácia-satélite.
- Arsenal de materiais satélite.
- Sala multidisciplinar/sala de reunião de equipe/sala de coordenação.
- Copa de distribuição (para apoio ao serviço de nutrição e dietética – SND – e distribuição das refeições).
- Copa e sanitários de funcionários e conforto médico e assistencial (para internação intensiva).
- Quartos de plantonistas com sanitários com chuveiros (para internação intensiva).
- Expurgo, abrigos temporários de resíduos e roupa suja ou sala de utilidades.
- Depósito de materiais de limpeza (DML).
- Sala de guarda de equipamentos.
- Área de guarda das macas.
- Rouparia (ou armários para guarda de enxoval).

Deve-se considerar, também, que as áreas de internação demandam alto volume de suprimentos (fármacos) de apoio no ambiente farmácia-satélite, para distribuição de refeições na copa, e armazenagem temporária de resíduos de serviços de saúde (RSS) no abrigo de resíduos, incluindo roupa suja no ambiente chamado utilidades, que se combina com o expurgo.

A internação precisa de grande suporte das áreas técnicas, por exemplo, centrais de aquecimento de água e gases medicinais, portanto é interessante que estejam locados ambientes-satélite desses apoios, em áreas de serviços estratégicas com acesso rápido para as áreas técnicas de apoio e logística da edificação.

As internações gerais ou específicas correspondem às áreas de maior tempo de permanência dos pacientes nos leitos e seus acompanhantes dentro do hospital. Os ambientes da internação devem, além de atender todas as funções descritas neste capítulo, quando projetados pensando na ambiência e na humanização, fazer as pessoas se sentirem bem, como se estivessem "em casa" ao permanecer no quarto ou enfermaria.

CONCLUSÃO

Conforme abordado neste capítulo, fica latente para o profissional que pretende atuar na área de projetos de Arquitetura Hospitalar a importância da prévia compreensão do programa de necessidades, ou o escopo a ser atendido, assim como dos fluxos e atividades que serão atendidos e determinados no projeto.

O desenvolvimento pleno do projeto e, também, o êxito operacional das áreas após sua implantação somente serão alcançados quando todos os profissionais ligados aos setores que serão atendidos pelo ambiente construído sejam envolvidos nas definições das atividades, fluxos e setorização das áreas. Não é possível somente a aplicação de modelos de projetos de acordo com a tipologia das áreas envolvidas.

É claro que o arquiteto não é somente o profissional que fará a "junção" de todas as condicionantes e diretrizes recebidas dos envolvidos, e que "lançará" em um projeto. A capacitação e a prática profissional deverão possibilitar ao arquiteto que ele receba essas informações e as analise de forma crítica, indicando as condicionantes normativas, de infraestrutura e estrutura física que se impõem ao projeto e que determinarão a formatação final do ambiente. O arquiteto tem o papel de analisar, lapidar, às vezes até mesmo arbitrando conflitos, e, por fim, transformar em realidade todas essas condicionantes e diretrizes de forma funcional, adequada e exequível, com qualidade e diferencial estético.

REFERÊNCIAS

1. Andrade J. Criatividade e inovação: 22 soluções brasileiras criadas durante a pandemia para o combate à Covid-19. Forbes Brasil; 2020. Disponível em: https://forbes.com.br/negocios/2020/06/criatividade-e-inovacao-22-solucoes-brasileiras-criadas-durante-a-pandemia-para-o-combate-a-covid-19/; acessado em julho de 2020.
2. Bitencourt F. Arquitetura do ambiente de nascer. Rio de Janeiro: Rio Books; 2008.
3. Bitencourt F, Costeira E. Arquitetura e engenharia hospitalar: planejamento, projetos e perspectivas. Rio de Janeiro: Rio Books; 2014.
4. Brasil. Ministério da Saúde. Secretaria de Atenção à Saúde. Departamento de Atenção Básica. Manual de estrutura física das unidades básicas de saúde: saúde da família. Brasília: Ministério da Saúde; 2006 (Série A: Normas e Manuais Técnicos).
5. Bross JC. Compreendendo o edifício de saúde. v.1 e 2. São Paulo: Atheneu; 2013.
6. Classificação de Risco UPA – Instituto Orizonti – Grupo Oncomed. Belo Horizonte; 2020.
7. Gadelha CAG. A dinâmica do sistema produtivo da saúde. Rio de Janeiro: Fiocruz; 2012.
8. Garcia JEM, Lo Visco MAL, Bernardes RC, et al. Escritório de projetos aplicado à PD&I: o caso do Hospital Albert Einstein. Revista Eletrônica Gestão & Saúde. 2013;4(3):1-21.
9. Veiga DA, Crossetti MGO. Meio ambiente terapêutico. In: Veiga DA. Manual de técnicas de enfermagem. Porto Alegre: Sagra: DC Luzzatto; 1993. p.12-22.

9
O planejamento de áreas críticas nos hospitais

Eleonora C. Zioni

INTRODUÇÃO

Você sabe o que são áreas críticas nos hospitais? Neste capítulo serão explicados os cuidados necessários para planejar e projetar ambientes onde a vida das pessoas está mais vulnerável.

Com o envelhecimento populacional, teremos muito mais pessoas idosas no mundo. A demanda por ambientes críticos vai aumentar cada dia mais. Portanto, é muito importante que o arquiteto esteja preparado para projetar áreas críticas nos hospitais.

LEGISLAÇÃO SOBRE ÁREAS CRÍTICAS

A Resolução da Diretoria Colegiada (RDC) n. 50 da Agência Nacional de Vigilância Sanitária (Anvisa), de 21.02.2002, é a legislação principal para projetos de hospitais e estabelece para diferentes ambientes uma classificação quanto ao risco de transmissão de infecções. Isso é imprescindível para a escolha correta do material de revestimento, tendo em vista que, quanto mais crítica for a área, maior será a exigência no que diz respeito à higienização (BRASIL, 2002; 2010).

Essa norma está passando por várias revisões e necessita de atualização, já que existem programas novos nos hospitais, atualmente ainda não abrangidos em seu conteúdo, como as salas híbridas de cirurgia. Entretanto, todos os estabelecimentos de assistência à saúde (EAS), mesmo no ano de 2021, ainda precisam seguir suas determinações.

Nessa resolução, a classificação dos ambientes é feita em:

- **Áreas críticas:** são os ambientes onde existe maior probabilidade de infecção, onde se realizam procedimentos de risco, com ou sem pacientes, ou onde se encontram pacientes imunodeprimidos. Exemplos: centro cirúrgico, unidade de terapia intensiva (UTI), central de material esterilizado (CME), internação de transplantados de medula óssea (TMO), quimioterapia, radioterapia, radiologia intervencionista, hemodinâmica, medicina nuclear, laboratórios etc.

- **Áreas semicríticas:** são todos os compartimentos ocupados por pacientes com doenças infecciosas de baixa transmissibilidade e doenças não infecciosas. Envolvem as internações gerais sem isolamentos, observações, ambulatórios e consultórios.
- **Áreas não críticas:** são todos os demais compartimentos dos hospitais não ocupados por pacientes, onde não se realizam procedimentos assistenciais de risco. São as áreas sociais, recepções, esperas e áreas de apoio e serviços que não ofereçam riscos ocupacionais aos colaboradores.

O planejamento de áreas críticas deve ser bastante cuidadoso, pois são os departamentos no hospital que demandam mais:

1. Área física.
2. Equipamentos.
3. Infraestrutura de instalações.
4. Materiais, medicamentos.
5. Pessoas com risco de contaminação.

Observa-se que os cinco componentes citados são essenciais para se desenvolver um bom projeto de Arquitetura Hospitalar, sendo as pessoas o item mais importante. Áreas críticas têm mais profissionais trabalhando em relação a cada paciente, assim como se investe mais com materiais e medicamentos que exigem recursos financeiros (SOUSA, 2016).

Como descrito no capítulo sobre a análise dos fluxos (Capítulo 7), a posição dos ambientes críticos precisa ser bem planejada em relação aos outros ambientes da edificação hospitalar para oferecer segurança, qualidade e produtividade.

ZONEAMENTO DAS ÁREAS CRÍTICAS NO HOSPITAL

Encontram-se áreas críticas em hospitais em ambientes assistenciais e de apoio. Os ambientes sociais não podem oferecer risco pela própria definição de ambiente para o público.

Encontram-se os seguintes ambientes assistenciais críticos:

- Centro cirúrgico, centro cirúrgico minimamente invasivo.
- Centro obstétrico, recuperação pós-anestésica.
- Hemodinâmica.
- Radiologia intervencionista.
- Hemodiálise.
- Medicina nuclear, radiofarmácia, cíclotron.
- Exames: tomografia por emissão de pósitrons (PET), tomografia computadorizada (TC) (são maiores que as cintilografias).
- Radioterapias – *bunkers*.
- Oxigenoterapia hiperbárica.
- Unidades de terapia intensiva e semi-intensiva.
- UTI neonatal e berçário.
- Emergência.
- Unidades de isolamento – queimados, imunodeprimidos, transplantados de medula óssea (TMO).

Ressalta-se que novos programas de necessidades surgem para áreas críticas devido às mudanças na saúde e na sociedade. Por exemplo, salas de cirurgia híbridas, que integram a operação cirúrgica com o exame diagnóstico no mesmo ambiente. A tendência é que sempre surjam novos ambientes para abrigar novas funções.

Consideram-se ambientes de apoio críticos também, por oferecer riscos aos usuários, os seguintes:

- Expurgos, utilidades.
- CME.
- Lavanderia.
- Farmácia.
- Diluição de quimioterápicos – seguir a legislação: RDC n. 220/2004.
- Preparo de alimentação enteral e parenteral – seguir a legislação: RDC n. 45/2003 e 9/2001.
- Lactário.
- Banco de sangue.
- Laboratórios: clínico, anatomopatológico, hematologia.

No Capítulo 10 deste livro são tratados alguns ambientes de apoio. A forma de organização dos conteúdos deste livro se dá pelas funções e relações com os usuários e não apenas pelos nomes dos ambientes no hospital.

O PROJETO INTEGRADO

Pensar o edifício a partir da perspectiva de seu ciclo de vida (concepção, construção, manutenção e disposição final) se mostra cada vez mais imperativo. O ciclo de vida de um edifício se inicia na fase de projetos, com a elaboração de um programa de necessidades bem planejado, com metas e objetivos a serem atingidos (VOORDT; WEGEN, 2013).

Atualmente, no desenvolvimento dos projetos físicos a partir do estudo preliminar, o arquiteto pode contar com uma equipe multidisciplinar com a colaboração das consultorias ambientais, dos projetistas das disciplinas de instalações (elétrica, hidráulica, climatização, iluminação, paisagismo, simulações etc.), assim como com o envolvimento do administrador e/ou proprietário, dos construtores e dos orçamentistas, para compor um processo denominado projeto colaborativo (TOLEDO, 2020).

O projeto de áreas críticas deve ser bastante abrangente e bem compatibilizado com todas as instalações necessárias em um projeto integrado. Essas disciplinas são normalmente as que compõem um projeto completo e integrado de EAS:

- Projeto de arquitetura.
- Projeto estrutural.
- Fundações.
- Projeto elétrico,
- Sistemas, dados e voz.
- Projeto hidráulico.
- Gases medicinais.
- Prevenção contra incêndio.
- Climatização.
- Interiores, ambientação.
- Comunicação visual.
- Engenharia clínica.

As instalações em áreas críticas devem oferecer confiabilidade ao ambiente construído. É importante seguir as legislações específicas de instalações também. Por exemplo, na UTI de um hospital, os médicos podem discutir um caso *on-line* enquanto monitores, televisores e câmeras filmam e transmitem com qualidade o paciente, podendo aproximar a imagem e visualizar seus exames, reduzindo o uso de recursos naturais e tornando a assistência mais rápida e segura (ORLANDO, 2008).

A biossegurança requer o projeto correto da estrutura e infraestrutura; controle dos fluxos contaminados e sem risco de contaminação, os quais não devem se cruzar no ambiente; instalação de barreira física para acesso às áreas críticas, com acesso a materiais e equipamentos para assepsia manual; uso de equipamento de proteção individual (EPI), com luvas, avental, máscara, gorro, óculos, paramentação com roupa esterilizada; uso de materiais e instrumentos esterilizados; armazenamento, manipulação e descarte correto de resíduos separados entre contaminantes, orgânicos e recicláveis. Sugere-se a leitura do Capítulo 19, sobre biossegurança, neste livro.

MATERIAIS E REVESTIMENTOS

Nas áreas críticas e semicríticas dos edifícios de saúde devem-se priorizar sempre a especificação arquitetônica de materiais de revestimento que atendam ao desempenho necessário e absorvam pouca ou nenhuma água. A presença da água acumulada nas superfícies cria um ambiente propicio à proliferação de microrganismos e de potenciais focos de infecção hospitalar. Os acabamentos devem corresponder às necessidades de assepsia, visão de humanização e resistência ao alto tráfego, a produtos de limpeza e à abrasão provocada pela circulação, tecnologias, macas e cadeiras de rodas (EBSERH, 2018).

Mesmo nas áreas não críticas, deve-se adotar precauções para evitar acúmulos de água e infiltrações em áreas técnicas. No caso de uma casa de máquinas de climatização, a troca dos filtros de ar-condicionado e a lavagem com água pressurizada exige um piso resistente e com caimento para um ralo.

As áreas críticas apresentam muito risco biológico, mas todas as outras áreas do edifício de saúde podem apresentar riscos físicos, químicos, ergonômicos ou de acidentes. Por isso, a equipe de segurança do trabalho desenvolve as plantas baixas com mapa de riscos identificados por meio de legenda de cores em todos os ambientes. O ruído é um risco físico, por isso devemos nos preocupar com o conforto acústico; frio e calor também são riscos físicos, por isso deve existir conforto térmico. Áreas com instalações de gases, ar comprimido, vácuo e oxigênio podem gerar vapores e neblinas, que são riscos químicos. A arquitetura colabora muito com a segurança no atendimento ao paciente, gerenciando os riscos não clínicos relacionados ao ambiente.

A definição dos materiais de acabamento apropriados a serem aplicados nos vários tipos de ambientes de um hospital está baseada nas diferentes atividades que são desenvolvidas em tais locais. Deve-se observar, além das questões de estética, acústica, durabilidade, resistência, resiliência, não combustibilidade, custo, aplicabilidade e as condições de higienização, inclusive qual o tipo de produto a ser aplicado e com que frequência. Os mais indicados são materiais que tornam as paredes, pisos, tetos e bancadas lisos, resistentes, impermeáveis ou quase, laváveis e de fácil higienização.

A escolha adequada do piso é muito importante para a manutenção e a limpeza do ambiente, assim como o conforto e a segurança dos clientes em todas as áreas. As superfícies com juntas profundas ou em grande quantidade não são aconselháveis na maioria dos casos. As juntas, além de acumularem sujeira e de propiciarem o aparecimento de microrganismos, trepidam, trazendo desconforto para o paciente durante seu transporte com maca ou cadeira de rodas, por exemplo. As juntas devem ser evitadas sempre que possível, e se houver uma junta deverá ser a mais estreita possível.

Em caso de piso cerâmico ou porcelanato, o rejunte mais indicado é o epóxico ou acrílico, que absorva no máximo 4% de água. Já os pisos em manta podem ou não ter uma solda na emenda das mantas; isso dependerá do tipo de material aplicado. Entretanto, o fornecedor do material deverá garantir o bom desempenho do produto uma vez instalado.

Outro ponto a ser observado na escolha do piso é sua condição quanto à reflexão dos sons. Visando ao conforto acústico, é melhor evitar materiais muito reflexivos, principalmente nos quartos de internação, UTI, salas de lazer nas internações e nas circulações secundárias próximas dos quartos e salas de exames, para não reverberarem o barulho do caminhar. Portanto, materiais como granito, mármore, porcelanato, granilite e outros do mesmo tipo são resistentes, mas não são indicados para esses locais. Entretanto, esses pisos rígidos podem ser adequados para os saguões, recepções e circulações principais das áreas sociais.

Os pisos em manta são os mais indicados para as áreas assistenciais e semicríticas, por absorverem o impacto dos sapatos e não serem totalmente rígidos, além da fácil instalação, limpeza e manutenção. Em sua maioria, são muito resistentes e duráveis. Entretanto, é importante avaliar o local a ser utilizado juntamente com as características técnicas adequadas de cada produto.

Os pisos vinílicos em manta atualmente dispensam o uso de aplicação de cera e podem ter aparência de madeira ou cores variadas para formar desenhos no piso e reforçar a ambiência de conforto. Pode-se observar na Figura 1 um ambiente de UTI no qual está aplicado o piso contínuo em manta com aspecto amadeirado.

Existem também pisos vinílicos condutivos, que são indicados para áreas críticas que contêm equipamentos eletrônicos sensíveis, por exemplo, uma sala de operação, e dessa forma não haverá risco de descarga no paciente.

As tintas elaboradas à base de epóxi, ou outras destinadas às áreas molhadas (como as de PVC, de poliuretano, entre outras), podem ser utilizadas nos pisos de áreas molhadas, como banheiros, desde que sejam resistentes à abrasão e aos

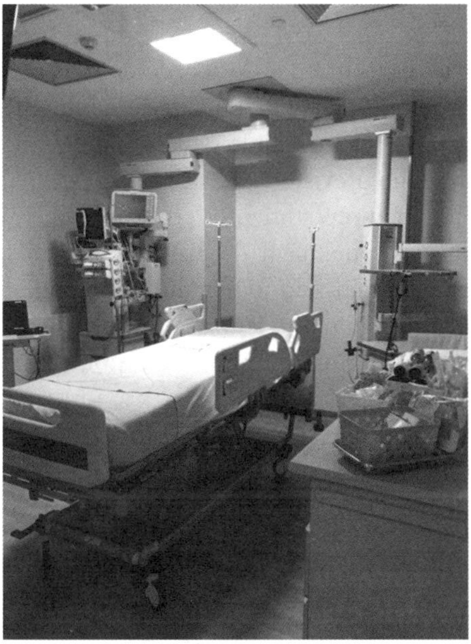

Figura 1 Ambiente crítico com piso em manta vinílica amadeirada.
Foto: acervo da autora. UTI adulto do Hospital Israelita Albert Einstein Morumbi.

impactos a que serão submetidas, assim como à lavagem e ao uso frequente de desinfetantes.

Os revestimentos de paredes nos edifícios de saúde mais amplamente utilizados em áreas semicríticas e não críticas são as tintas acrílicas e os esmaltes. Devido à enorme variedade de cores disponíveis no mercado, os espaços podem se tonar mais aconchegantes e acolhedores. No que diz respeito a sua composição química, devemos ter cuidado para sempre utilizar as tintas à base de água, que não possuem cheiros persistentes e nem excesso de compostos orgânicos voláteis, que fazem mal à saúde.

ELEMENTOS CONSTRUTIVOS

As vedações internas nas áreas críticas, como as de gesso acartonado, devem ser usadas, pois oferecem maior flexibilidade, desde que sejam instaladas com acabamento monolítico, ou seja, desde que não possuam nenhuma ranhura ou perfil estrutural aparente e sejam resistente à lavagem e ao uso de desinfetantes. Esse tipo de parede interna torna o edifício de saúde muito mais flexível; uma parede dessa natureza é muito mais fácil de remover ou demolir do que uma parede de alvenaria; assim, causa menos transtorno durante uma reforma, quando necessária.

As vedações externas em blocos cerâmicos, de concreto celular ou painéis cimentícios, devem ser especificadas de acordo com as necessidades e escolhidas pela equipe de arquitetura, na fase de planejamento integrado, com base na tecnologia estrutural do edifício, seja de estrutura metálica ou de concreto e de acordo com o desempenho previsto.

Pode-se utilizar também revestimentos cerâmicos ou vinílicos para paredes, totalmente impermeáveis, que, além de proteger mecanicamente as paredes, permitem sua lavagem, garantindo maior durabilidade e menor manutenção. Nas áreas críticas, o processo de higienização utiliza-se de produtos químicos fortes que com o tempo deterioram a superfície, por mais adequado que seja o material utilizado.

Os tetos merecem atenção especial nos edifícios de saúde, já que internamente os pacientes deitados olham diretamente para o forro. A cobertura é a parte que mais recebe insolação no edifício, junto com a fachada, por isso ambas devem ser bem planejadas.

Nas áreas críticas, em especial nas salas cirúrgicas, na sala de procedimentos hemodinâmicos e nas áreas dos leitos de uma UTI, os forros devem ser contínuos, sendo proibido o uso de forros removíveis, que permitem a entrada de sujidades vindas do espaço de instalações entre o forro e o teto ou laje. Esse tipo de forro pode interferir na assepsia dos ambientes, pois através das frestas poderá haver a passagem de poeira, o que prejudicará o procedimento a ser realizado nas áreas críticas. O forro mais indicado para esses ambientes é o de gesso monolítico, que não tem ranhuras, perfis nem frestas, garantindo a qualidade do ambiente.

Nas demais áreas semicríticas e não críticas, pode-se, e até mesmo deve-se, utilizar forros removíveis, para permitir a manutenção preventiva e corretiva. No entanto, nas áreas semicríticas, estes deverão ser resistentes ao processo de limpeza, descontaminação e desinfecção. O arquiteto deve organizar preferencialmente os forros removíveis nos corredores para facilitar a manutenção dos ambientes.

BANCADAS E MOBILIÁRIOS

As bancadas de áreas críticas devem ser as mais resistentes possíveis, e os materiais indicados são: superfície sólida mineral (SSM), que é um composto de resina ou inox, que é impermeável. Bancadas de granito ou mármore, por serem pedras naturais, podem ter porosidade e absorver água ou matérias utilizadas no serviço. Se uma proteção impermeabilizante for aplicada nas bancadas de pedras, elas poderão desempenhar suas funções adequadamente.

O encontro entre os planos verticais e horizontais merece muita atenção para não permitir o acúmulo de água, alimento para os microrganismos.

Os armários de marcenaria embutidos abaixo das bancadas ou suspensos devem ser planejados de acordo com a necessidade de cada ambiente. São indicados com revestimento de laminado melamínico, para se tornarem mais resistentes às higienizações, ou podem ser compostos de misto de madeira MDF já com revestimento. Existem várias cores e texturas de fornecedores diferentes; os laminados de alta pressão podem revestir paredes e pisos também, mas deve-se vedar as juntas entre as placas.

Os revestimentos do mobiliário em áreas não críticas (os espaços sociais e de serviço) de poltronas, cadeiras e sofás devem priorizar os tecidos laváveis e impermeáveis, tais como couro sintético ou tecido resistente com impermeabilização, para que a água não penetre.

Atenção aos cantos para que não sejam muito pontiagudos, o que poderia ser um risco para os usuários. Os mobiliários devem ser confortáveis, aconchegantes e planejados com alturas e larguras compatíveis com todos os clientes, tais como idosos, gestantes e obesos, além dos móveis específicos para crianças.

A equipe de hotelaria hospitalar ou *facilities* será responsável pela operação de limpeza e a forma de manutenção nos mobiliários e ambiência. Mesinhas laterais, vasos e acessórios devem possuir a menor quantidade de reentrâncias possível para não acumular poeira. O ideal para quadros é que tenham um vidro protetor na frente e a moldura mais reta, para que sejam facilmente limpáveis. Sugere-se a leitura do Capítulo 15, sobre hotelaria e *facilities*, neste livro.

CONCLUSÃO

Uma área crítica precisa ter um ciclo de vida longo, ou seja, manter-se atualizada e funcional. A equipe responsável pela operação de limpeza e higienização precisa de treinamento específico com o controle de infecção hospitalar da instituição. Conforme descrito, a especificação dos materiais e revestimentos nos ambientes críticos é essencial.

O planejamento deve considerar todos os fatores listados neste capítulo. O projeto de uma área crítica deve ser muito cuidadoso, já que envolve várias exigências.

REFERÊNCIAS

1. Brasil. Ministério da Saúde. Agência Nacional de Vigilância Sanitária (Anvisa). Normas para projetos físicos de estabelecimentos assistenciais de saúde. Resolução RDC n. 50, de 21 de fevereiro de 2002. Brasília; 2002.

2. Brasil. Ministério da Saúde. Agência Nacional de Vigilância Sanitária (Anvisa). Resolução da Diretoria Colegiada RDC n. 7, de 24 de fevereiro de 2010. Dispõe sobre os requisitos mínimos para funcionamento de Unidades de Terapia Intensiva e dá outras providências. Disponível em: http://bvsms.saude.gov.br/bvs/saudelegis/anvisa; acessado em 6 de setembro de 2017.
3. Empresa Brasileira de Serviços Hospitalares (EBSERH). Ministério da Educação. Especificação de materiais de revestimentos em hospitais universitários. Produzido pelo Serviço de Apoio à Manutenção Predial e Obras. Brasília: EBSERH; 2018.
4. Orlando JMC, et al. UTIs contemporâneas. São Paulo: Atheneu; 2008.
5. Sousa P, Mendes W. Segurança do paciente: conhecendo os riscos nas organizações de saúde. Fiocruz; 2016.
6. Toledo LC. Feitos para curar. Rio de Janeiro: Rio Books; 2020.
7. Voordt DJMVD, Wegen HBRV. Arquitetura sob o olhar do usuário: programa de necessidades, projeto e avaliação de edificações. São Paulo: Oficina de Textos; 2013.

10
Os ambientes de apoio nos hospitais

Umoatã Almeida

INTRODUÇÃO

Este capítulo trata das áreas de apoio necessárias nas edificações hospitalares, sejam elas diretamente relacionadas à logística da operação, como a central de recebimento e abastecimento de materiais e medicamentos, às áreas de resíduos, como também as áreas intrasetoriais, inseridas em ambientes-satélite das unidades físico-funcionais, distribuídas espacialmente e que colaboram diretamente para o funcionamento das demais áreas e setores.

Como visto no Capítulo 1, os ambientes de apoio existentes em um hospital, considerados no zoneamento, são:

- Apoio de infraestrutura.
- Apoio técnico e logístico.
- Serviço de nutrição e dietética (SND), farmácia.
- Central de material esterilizado (CME).
- Roupas, suprimentos.
- Serviços e higiene.
- Apoio administrativo.
- Apoio de inovação.
- Ensino e pesquisa.

O apoio de infraestrutura é tratado nos Capítulos 15, 16, 17, 18 e 19 deste livro. Neste capítulo são comentados pontos importantes da concepção dos ambientes para os outros setores de apoio.

PROJETOS INTEGRADOS

Ressalte-se que, no projeto dos setores de apoio, assim como nos assistenciais, é essencial que as equipes e gestores dos setores envolvidos nos respectivos processos de projetos sejam sempre "chamados à mesa" para expor suas necessidades e principalmente as práticas do "dia a dia" que adotam em sua operação, ou seja, os projetos integrados em processo de projeto colaborativo. Nesse momento os operadores e gestores dessas áreas terão a rica oportunidade de alinhar com a equipe de projetos o programa de necessidades, explicando as rotinas, os fluxos a serem atendidos e a melhor setorização das áreas. No pós-obra, a avaliação pós-ocupação se torna bem-sucedida se atender às necessidades do dia a dia de seus usuários, devendo ser bem funcional e adequada às suas rotinas (ONO, 2018; VILLA; ORNSTEIN, 2013).

Nas áreas de apoio, com o mesmo peso da questão da "adequabilidade" dos espaços às demandas e práticas operacionais, não podemos esquecer as questões normativas específicas que regem esses espaços. O profissional deverá ter sempre em seu horizonte, como um balizador das demandas recebidas, as parametrizações e diretrizes apresentadas pelas normas. Os projetos físicos devem ser "ajustados" como peças de alfaiataria aos seus usuários e suas rotinas, porém jamais poderão transgredir as normas, as legislações e suas condicionantes, parametrizações e restrições. Não é cabível que o projeto físico atenda com excelência a todas as demandas apresentadas porém seja totalmente contrário ao que é preconizado pelas normas que parametrizam e regem as áreas.

ACESSOS AOS AMBIENTES DE APOIO

Neste capítulo estão também as áreas que se enquadram como as grandes portas de acesso e saída da instituição, diferentes da unidade de pronto atendimento (UPA), onde a porta de entrada do paciente muitas vezes é o primeiro contato com a instituição.

Nas áreas de apoio, sobretudo as vinculadas à logística do setor, comumente denominadas docas, ocorre o acesso dos suprimentos (materiais médicos, equipamentos hospitalares e demais materiais) e medicamentos. Em muitos casos os gêneros alimentícios do SND chegam e são "admitidos" na instituição por meio dessas áreas.

Enquadram-se nas áreas de apoio os itens que chegam à instituição, além dos que saem e dos que são descartados. Integram também as áreas de apoio os setores subordinados à hotelaria hospitalar, objeto do Capítulo 15, os que realizam o abrigo temporário e o "despacho" dos resíduos (central de resíduos), as áreas de abrigo temporário de roupas sujas e o recebimento de roupas e enxovais limpos pela rouparia central.

Considerando essa natureza de "porta de serviços" da instituição, as áreas de apoio devem receber atenção especial também quanto às questões da segurança patrimonial, uma vez que nesses setores há um enorme volume de bens e produtos com alto valor agregado, além de materiais controlados, como medicamentos, que podem ter um "mercado paralelo" e se tornar visados para eventuais furtos ou roubos. Apesar de serem considerados a "porta de entrada" e de deverem possibilitar uma operação rápida e de fluxo constante, esses setores funcionais precisam ter especial atenção também aos controles e restrições de acesso, propiciando um bom nível de segurança e jamais oferecendo acesso fácil (sem controle) a todos e a qualquer hora.

CENTRAL DE ABASTECIMENTO FARMACÊUTICO

A central de abastecimento farmacêutico (CAF) representa um dos mais importantes na logística e no funcionamento do hospital. Nele acontecem o recebimento – inspeção/fracionamento – e a manipulação/armazenamento/dispensação de todos os medicamentos. A esse setor estão ligadas/subordinadas as farmácias-satélite, que atuam física e operacionalmente em outros setores, e as farmácias de uso/fim específico, por exemplo, a de manipulação de quimioterápicos, injetáveis e antibióticos.

As áreas de almoxarifado e estoque geral de insumos não fármacos podem ficar interligadas ou contíguas às áreas da central de almoxarifado e farmácia. A gestão dos serviços também pode ser de responsabilidade unificada (sob a gestão da farmácia) ou distinta, ficando a cargo, comumente, do setor de suprimentos. Outros insumos também chegam à instituição, sendo muitas vezes recebidos/geridos por setores diferentes, por exemplo, os materiais consignados e órteses e próteses médicas (OPME), que são recebidos pela CME, ou os equipamentos que são recebidos pela engenharia clínica, além de outros setores específicos.

Se por um lado a CAF deve estar localizada em posição estratégica em relação ao meio externo, ou seja, ter comunicação direta e facilitada para o recebimento dos insumos, esse setor também precisa manter "boa comunicação" com os setores internos nas áreas de maior demanda de uso desses insumos, sendo elas: internações – geral, críticas (UTI) e específicas (TMO); centro cirúrgico; hemodinâmica; pronto atendimento e atendimento ambulatorial (somente nas unidades com serviços de medicação).

Isso não significa que as áreas de maior demanda devam estar próximas à CAF; na verdade, devem estar ligadas e bem inseridas nos setores aos quais atendem, dando o suporte necessário a eles, onde se configuram como farmácias-

-satélite. O que importa é que o fluxo entre a CAF e essas áreas esteja bem estabelecido, para que as operações ocorram de maneira prática e sem impactos, tanto de abastecimento-dispensação como nas demais rotinas do hospital.

As farmácias-satélite, portanto, são as áreas onde são recebidos, armazenados e dispensados os medicamentos e insumos dentro das áreas com maior demanda pelo consumo desses materiais.

As farmácias-satélite podem ter a formatação para trabalho com colaborador(es) da área de forma presencial, com o uso de armários e mobiliários específicos para armazenamento, sendo a operação e a dispensação manual realizadas por funcionários do setor.

Podem apresentar também a formatação para uso sem a presença física de colaborador específico do setor. Essa configuração é possibilitada pelo uso de equipamentos de dispensação eletrônica – armários de guarda com automatização eletrônica integrada que possibilitem a dispensação de forma controlada, rastreável e precisa dos insumos necessários, de acordo com as prescrições especificadas.

Porém, a configuração das farmácias com o uso de dispensário eletrônico pode não ser aplicável em áreas onde a demanda é mais "variada" e não programada, por exemplo, as áreas do centro cirúrgico ou do pronto atendimento, onde há alta demanda espontânea e são necessários insumos variados.

O conceito de uso da dispensação eletrônica se aplica bem, portanto, às áreas onde a demanda é mais programada e previsível, ocorrendo de forma mais "regular" e constante. Esse conceito traz também benefícios, ao reduzir o contingente de profissionais da equipe de farmácia e aumentar significativamente a segurança e a rastreabilidade do que é dispensado nessas áreas.

Outro recurso tecnológico cada vez mais presente para suporte à operação é o uso do sistema de correio ou tubo pneumático, utilizado no transporte e envio de insumos e no recebimento de amostras, através de rede de tubos interligados em estações de recebimento e envio a vácuo.

Esse sistema é utilizado para transporte em alta velocidade de materiais pequenos (como insumos/medicamentos e amostras para exames laboratoriais), que pesem até 7 kg (15 libras). Os objetos são acondicionados em cápsulas de formato variado, de acordo com o material a ser transportado. Os invólucros usados têm material diverso, adequado ao que será transportado.

O sistema é composto de uma rede de tubos embutidos nas paredes, forros e marcenarias, através dos quais as cápsulas viajam a uma velocidade de até 7 m/s (20 ft/s – pés/segundo).

Nas áreas com acesso ao sistema são instaladas estações de envio e recebimento, projetadas em conformidade com as normas existentes para ambientes assistenciais de saúde, a fim de que não ocorra vazamento de ar durante os processos de envio ou recebimento de cápsulas. A frenagem pneumática controlada pela unidade central de controle diminui a velocidade das cápsulas automaticamente no momento de chegada às estações. Essa característica do sistema aumenta a segurança no transporte de itens mais frágeis.

O uso desse sistema visa à otimização do tempo e ao ganho qualitativo no movimento diário, principalmente entre grandes distâncias e pavimentos diversos, no envio direto dos postos de enfermagem de pequenas amostras para processamento e análise na área do laboratório central ou de emergência, bem como no recebimento de insumos/medicamentos vindos da CAF.

Todavia, não é viável considerar que a montagem de uma farmácia-satélite, seu abastecimento rotineiro e regular possam ser feitos somente com o correio pneumático, uma vez que as operações realizadas dessa maneira poderiam incorrer em grande dispêndio de tempo e recursos, se comparadas ao transporte regular interno dessas "cargas" pelos meios convencionais.

CENTRAL DE RESÍDUOS, ABRIGOS TEMPORÁRIOS DE RESÍDUOS E ROUPA SUJA

Do mesmo modo que abordamos a área das docas como a porta de entrada de serviços, a central de resíduos, a sala de utilidades, ao operar como abrigo temporário de resíduos e de roupa suja das áreas/setores, configura-se como a porta de saída da instituição.

Podemos aplicar, de forma bem simplista, uma "lógica reversa" ao que acabamos de ver na operação da CAF e das farmácias-satélite, uma vez que a operação desses setores baseia-se diretamente na:

- Coleta dos resíduos e roupas sujas, que são produzidos/descartados das áreas nas salas de utilidades, com 6 m^2 mínimo de área interna.
- Acomodação temporária, para acumulação e otimização de fluxos* desses resíduos e roupas sujas em áreas específicas – os abrigos temporários ou salas de utilidades, que ficam inseridos no *layout* e na operação dos setores, com dimensões adequadas às normas e aos volumes que são produzidos.

* Acumulação e otimização de fluxos – os resíduos e roupas sujas são "guardados" nos ambientes temporários formando determinado volume, que é compatível com sua capacidade de retirada e transporte até a central, possibilitando, com isso, a otimização dessa operação, que ocorrerá em turnos programados, inclusive com o objetivo de minimizar o cruzamento com os fluxos de outros setores. Esse processo não necessita ocorrer "a toda e qualquer hora", o que dificultaria em muito as rotinas para esse fim e também as rotinas próprias das áreas.

- Coleta (em carros de coleta – fechados e apropriados) dos resíduos e roupas sujas nos abrigos temporários das áreas e transporte destes para a central de resíduos, que se constitui de abrigos maiores, separados segundo o tipo de classificação do resíduo, com as áreas de apoio para lavagem e secagem dos carros de coleta, higienização dos colaboradores e guarda de seus EPI. Nessas áreas existem balanças para a pesagem dos resíduos e roupas sujas que chegam das diferentes áreas e que serão transportados para fora da instituição (no caso de serviço terceirizado), visando com isso ao controle e à rastreabilidade dos volumes gerados em cada setor e possibilitando também o "rateio" dos custos pelos setores.

Atualmente existem recursos tecnológicos que auxiliam bastante no controle e na rastreabilidade, principalmente para as roupas limpas que chegam e para as roupas sujas que saem da instituição. Existem balanças que, além da aferição do peso, também realizam a "leitura" e o registro das *tags* (etiquetas "inteligentes") afixadas nas roupas e enxovais, e com isso podem apresentar aos operadores e gestores do setor uma rápida leitura de "quando, onde e quanto" estão ocorrendo a lavagem, recebimento, armazenamento e "consumo" dessas roupas e enxovais.

APOIO CORPORATIVO

Os ambientes de apoio administrativo, apoio de inovação e apoio de ensino e pesquisa podem ser considerados componentes de um edifício corporativo dentro do hospital.

Esses ambientes são menos complexos e podem ser considerados "áreas leves". Isso se deve à facilidade de mudanças e flexibilidade que ambientes como salas administrativas em geral, salas de reunião e escritórios oferecem no planejamento do hospital. Os apoios podem estar localizados em edifícios-satélite próximos ao hospital e conectados por sistemas digitais.

Ressalta-se a necessidade crescente e a tendência confirmada dos ambientes híbridos, ou seja, a combinação do ambiente físico construído com os ambientes virtuais e digitais por meio da tecnologia da informação e comunicação. Arquitetos hospitalares deverão implantar muitas salas de videoconferência, salas de reunião virtual, salas de aula híbridas, salas de treinamento em telessaúde, salas de simulação realística para ensino em saúde, salas de automação, salas de controle, entre outras.

Considerando as mudanças contínuas e as inovações em saúde, novos programas nos hospitais deverão incluir: oficinas de impressão 3D, estação de *drones*, laboratório de inteligência artificial, manutenção e estacionamento de robôs, salas de holografia, entre outras necessidades que surgirão. Esse assunto será discutido no Capítulo 27.

CONCLUSÃO

Conforme abordado neste capítulo, o desenvolvimento pleno do projeto das áreas de apoio e, também, o êxito operacional delas após sua implantação somente serão alcançados quando todos os profissionais envolvidos nos setores que serão atendidos pelos projetos físicos sejam envolvidos nas definições das atividades, fluxos e setorização das áreas, informando as práticas e rotinas específicas de cada setor. Não é possível somente a aplicação de modelos de projetos de acordo com a tipologia das áreas envolvidas.

Também é sumariamente importante que, conforme já mencionado, os projetos não somente atendam às demandas informadas, adequando-se perfeitamente a elas, sem ter o menor comprometimento ou balizamento das parametrizações e restrições das normas aplicáveis e legislações, pois dessa maneira os ambientes construídos não serão passíveis de operação correta e adequada, tampouco de aprovação perante os órgãos competentes e certificadoras específicas.

REFERÊNCIAS

1. Góes RD. Manual prático de arquitetura hospitalar 2.ed. São Paulo: Blucher; 2011.
2. Milan GS, Versetti R. Melhorias em processos com impacto na eficiência operacional: um estudo ambientado em um laboratório de análises clínicas. Revista Produção Online. 2012;12(4):1031-56.
3. Ono R, Ornstein SW, Villa SB, França AJGL, et al. (org.). Avaliação pós-ocupação: na arquitetura, no urbanismo e no design: da teoria à prática. São Paulo: Oficina de Textos; 2018.
4. Reis DR. Gestão da inovação tecnológica. São Paulo: Manole; 2004.
5. Salvi K. O que é inovação em saúde? Revista Melhores Práticas. 2014;1(4):28-33.
6. Schumpeter JA. A teoria do desenvolvimento econômico. São Paulo: Nova Cultura; 1988.
7. Souza VHS, Mozachi N. O hospital: manual do ambiente hospitalar. 3.ed. Curitiba: Manual Real; 2009.
8. Villa SB, Ornstein SW. (Orgs.). Qualidade ambiental da habitação: avaliação pós-ocupação. São Paulo: Oficina de Texto; 2013.

11
Indicadores básicos para o projeto arquitetônico de hospitais

Erick Rodrigo da Silva Vicente

INTRODUÇÃO

O hospital foi um dos tipos de edifício que mais se transformaram ao longo dos dois últimos séculos. Suas dimensões (tanto em comprimento como em altura), o número de leitos por metro quadrado, os percentuais destinados à circulação e aos espaços técnicos e a quantidade de elevadores são alguns dos aspectos que mudaram consideravelmente ao longo dos anos.

Acompanhar essas mudanças é tarefa árdua. Não há atualmente no Brasil instituições que produzam, por meio de pesquisas e fontes seguras, indicadores relacionados à construção de hospitais.

Os municípios mais estruturados produzem seus próprios indicadores, captando e comparando os dados da rede hospitalar pela qual são responsáveis. As grandes empresas também possuem seus próprios indicadores, cada uma apoiada nas informações obtidas entre as unidades que compõem suas redes. Já os municípios menores e as cooperativas médicas, instituições filantrópicas e grupos privados que pretendem construir seu primeiro hospital ou ampliar suas redes não têm acesso a esses dados e encontram grande dificuldade para estruturar seus planejamentos.

Muitas vezes cabe ao arquiteto estabelecer as diretrizes que serão seguidas para o desenvolvimento do projeto. Esse é um momento crucial para, até antes mesmo do desenvolvimento do estudo preliminar e do plano diretor físico-funcional, indicar se o lote pretendido (ou já adquirido) pelo cliente comporta o hospital desejado. Nesse sentido, o arquiteto se torna importante para o desenvolvimento de um estudo de viabilidade mais ajustado à realidade. Jarbas Karman – arquiteto brasileiro que dedicou mais de 60 anos ao planejamento e ao projeto de hospitais – escreveu em seu livro *Manutenção e segurança hospitalar preditiva* a seguinte afirmação: "Terreno errado – Hospital aleijado" (KARMAN, 1972, p.25).

O porte de um hospital se mede pelo número de leitos. Essa é uma questão amplamente aceita pela comunidade da área da saúde. A princípio, quanto maior o número de leitos, maior é o porte do hospital. Contudo, no planejamento de novos empreendimentos se torna difícil estabelecer uma relação entre o porte do hospital e a área construída de seu edifício, pois não se sabe atualmente ao certo qual a relação média do metro quadrado construído por leito, dado importantíssimo para o estudo de viabilidade de futuros hospitais.

Outra questão importante é estabelecer a porcentagem de área que se deve prever para circulações, áreas de espera e espaços coletivos. Esse é um dado que não consta em nenhuma norma ou cartilha técnica. Estimar errado essa porcentagem certamente dificultará o desenvolvimento de um projeto arquitetônico adequado.

Para contribuir com o estudo de viabilidade de novos empreendimentos e oferecer indicadores básicos para o desenvolvimento dos programas físico-funcionais, foram analisados aspectos pertinentes a esse tema em cinco hospitais projetados e construídos ao longo do século XX. Esse exercício tem como objetivo entender melhor as relações entre as questões apontadas acima e disponibilizar aos profissionais dados confiáveis que possam ser adotados para o desenvolvimento dos projetos.

OS HOSPITAIS E OS ASPECTOS PROJETUAIS ANALISADOS

Para estabelecer indicadores que correspondam aos desafios projetuais da atualidade, foram analisados cinco hospitais projetados e construídos a partir do ano 2001. Todos os projetos descritos a seguir já foram desenvolvidos de acordo com os paradigmas do século XXI. São edifícios que possuem ótima distribuição físico-funcional e organização dos acessos e das circulações, além de respeitarem todas as normas relacionadas ao projeto e à construção de edifícios assistenciais de saúde (EAS) vigentes.

Quatro projetos foram publicados em revistas e *sites* de arquitetura (as fontes estão descritas ao longo do texto), e o quinto foi desenvolvido pelo autor deste capítulo.

Hospital Municipal Cidade Tiradentes

Localizado na Avenida dos Metalúrgicos n. 1797, no bairro de Cidade Tiradentes, extremo leste do município de São Paulo, o Hospital Municipal Cidade Tiradentes, atualmente administrado pelo Grupo Santa Marcelina, foi projetado, construído e inaugurado no ano 2007. A arquitetura é de autoria do escritório Borelli & Merigo em coautoria com Walter Mahkol.

O edifício é composto de um bloco com cinco pavimentos. O andar inferior, semienterrado, abriga os serviços de apoio técnico-logístico, o acesso de funcionários, a área para carga e descarga e a unidade de psiquiatria. No térreo estão localizados o pronto atendimento, o ambulatório, a administração, o auditório, uma área destinada a eventos e exposições e o acesso principal. O primeiro andar abriga as unidades de terapia intensiva (UTI) adulto, infantil e neonatal, o centro obstétrico e o centro cirúrgico. O segundo andar é destinado quase integralmente às máquinas e instalações, portanto é um pavimento técnico. No terceiro andar estão as internações. O hospital possui 192 leitos (internações e UTI), 24 berços na neonatologia e a área construída total é de 27.042,00 m^2.

A análise apontou que a área destinada às circulações horizontais, áreas de espera e de convívio (onde não há propriamente atividades de diagnóstico e terapia) é de 5.795 m^2. O espaço técnico localizado no segundo andar possui 5.377 m^2. São seis elevadores maca-leito, quatro escadas de segurança (que atendem a todos os pavimentos) e dois monta-cargas destinados ao transporte vertical de material contaminado e esterilizado entre o centro cirúrgico (primeiro andar) e a central de material esterilizado (andar inferior), feito de forma direta, sem paradas entre os andares intermediários.

O projeto pode ser consultado nas seguintes fontes:

- Revista AU [ano 22]. 2007;157:42-9.
- Hospital Cidade Tiradentes. Borelli & Merigo 40 Anos. [S. d.]. Disponível em: https://www.borellimerigo.com.br/saude/hospital-cidade-tiradentes.

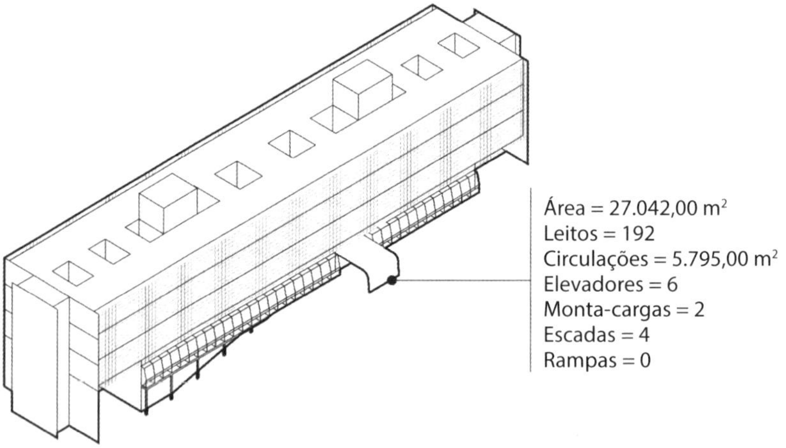

Figura 1 Hospital Municipal Cidade Tiradentes.
Fonte: acervo do autor.

Hospital do Rocio

O Hospital do Rocio foi projetado em 2012 pelo escritório Manoel Coelho Arquitetura e *Design*. Inaugurado em agosto de 2014, localiza-se na Rua Maria Aparecida de Oliveira n. 599, no município de Campo Largo, região metropolitana de Curitiba, estado do Paraná. Trata-se de um hospital filantrópico, que atende, em sua grande maioria, pacientes do Sistema Único de Saúde (SUS).

O hospital possui 55.300,00 m^2 de área construída total, distribuídos em quatro blocos e outras construções menores. O Bloco 1 possui três pavimentos e abriga as principais atividades hospitalares. As unidades funcionais foram distribuídas, majoritariamente, em volumes independentes e separados por jardins internos. Pode-se dizer, considerando a proporção entre altura e comprimento do conjunto e a contiguidade de nível entre as unidades que possuem maior interdependência,* que o Rocio é um hospital horizontal. No térreo estão localizados o pronto atendimento, a unidade de diagnóstico por imagem, o centro cirúrgico e obstétrico, a central de material esterilizado, a cozinha, a farmácia, as UTI neonatal, infantil e adulto, a cafeteria para atendimento do público e o saguão principal. No primeiro andar encontram-se o *foyer* e o acesso inferior do auditório, o lactário, o laboratório de análises clínicas e onze unidades de internação. No segundo andar estão localizados o almoxarifado, a unidade de ensino e pesquisa, o conforto médico, a administração e oito unidades de internação. Nos demais blocos encontram-se o ambulatório e um alojamento (Bloco 2), os serviços de apoio técnico-logístico (Bloco 3) e a infraestrutura de abastecimento hidráulico, elétrico e de gases medicinais (Bloco 4 e outras construções). Ao todo são 690 leitos e 67 berços de neonatologia (localizados no Bloco 1).

A análise apontou que a área destinada às circulações horizontais, áreas de espera e de convívio é de 7.877,00 m^2. O espaço técnico localizado no primeiro andar possui 1.047,00 m^2. São seis elevadores maca-leito, seis elevadores de segurança (também maca-leito, internos às antecâmaras de acesso às escadas de incêndio), cinco escadas sem pressurização, doze escadas de segurança e três rampas que ligam os três pavimentos do Bloco 1 (uma destinada aos fluxos internos e duas aos fluxos externos).

---

* Contiguidade de nível é um conceito definido por Jarbas Karman em seu livro *Iniciação à arquitetura hospitalar* (1972). Trata da necessidade de posicionar no mesmo andar as unidades funcionais que têm maior interdependência, aumentando assim a eficiência operacional do hospital.

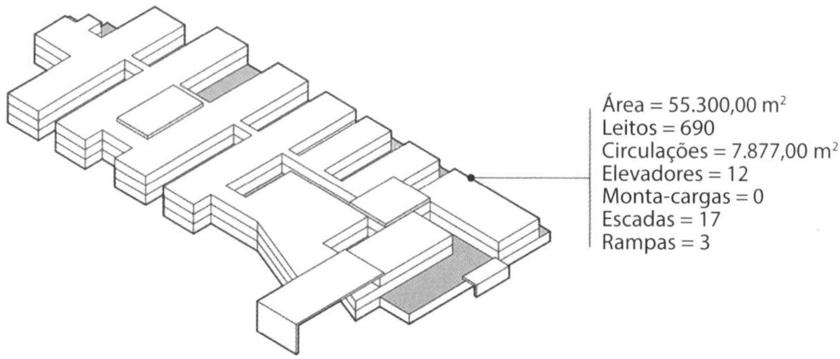

Figura 2 Hospital do Rocio.
Fonte: acervo do autor.

O projeto pode ser consultado nas seguintes fontes:

- Hospital do Rocio. MCA Coelho. [S. d.]. Disponível em: http://www.mcacoelho.com.br/portfolio-item/hospital-do-rocio-2/.
- Hospital do Rocio / Manoel Coelho Arquitetura e Design. Archdaily. [S. d.]. Disponível em: https://www.archdaily.com.br/br/872443/hospital-do-rocio-manoel-coelho-arquitetura-e-design.

Hospital de Urgência de São Bernardo do Campo

O Hospital de Urgência de São Bernardo do Campo talvez seja o mais conhecido dentre os selecionados. O projeto recebeu três importantes prêmios: Prêmio APCA 2019 (conferido pela Associação Paulista de Críticos de Arte), Prêmio Oscar Niemeyer para a Arquitetura Latino-Americana 2020 (conferido pela Rede Bienal de Arquitetura da América Latina – Redbaal) e Obra do Ano 2021 (conferido pelo *Portal Archdaily*).

O hospital se localiza na Rua Joaquim Nabuco n. 370, região central de São Bernardo do Campo, município da Região Metropolitana de São Paulo. O projeto foi desenvolvido pelo escritório SPBR Arquitetos, com consultoria do escritório ARQLAB, no ano 2015. A inauguração aconteceu em 2020, durante a pandemia da Covid-19, o que fez com que o hospital, por um breve período, se tornasse uma das unidades referenciais no combate à pandemia do novo coronavírus, atendendo somente pacientes infectados pelo SARS-CoV-2.

O edifício pode ser classificado como um *base-torre*.** A base, com três pavimentos, possui planta ligeiramente maior do que a torre, de quatro pavimentos. Ao todo são sete pavimentos, além de um porão e um sótão técnicos. Ao todo o edifício possui 22.628,00 m^2 de área construída (contando todos os espaços técnicos).

O hospital é especializado, portanto não possui uma série de serviços médicos, como maternidade, neonatologia, recuperação motora, hospital-dia, exames de hemodinâmica, de ressonância magnética, de métodos gráficos etc. Seu programa físico-funcional se concentra no atendimento emergencial, além de ser uma unidade que atende pacientes referenciados da rede pública municipal que necessitam de cirurgias e internação.

O térreo abriga o pronto atendimento adulto e infantil, o acesso principal, a doca de carga e descarga, o acesso de funcionários e parte do apoio logístico. No primeiro andar encontram-se as UTI adulto e infantil, o centro cirúrgico, a central de material esterilizado, a unidade de procedimentos endoscópicos, a agência transfusional, o laboratório de análises clínicas, uma sala para exames de tomografia e outra parte do apoio logístico (com acesso independente a partir do térreo). No segundo andar estão o lactário, a farmácia, a cozinha, o almoxarifado, a administração, parte do conforto de funcionários, a central de resíduos e o espaço técnico (acima do centro cirúrgico). No terceiro andar se localizam a diretoria, a unidade de ensino e pesquisa, uma cafeteria e áreas de convívio de pacientes e funcionários. No quarto, quinto e sexto andares estão as internações. Ao todo são 127 leitos (internações e UTI).

A análise apontou que a área destinada às circulações, áreas de espera e de convívio é de 7.474,00 m^2. O espaço técnico localizado no segundo andar possui 715,00 m^2. São quatro elevadores maca-leito que atendem todos os pavimentos (ambos de segurança, protegidos por uma antecâmara pressurizada), dois elevadores comuns destinados aos fluxos externos (pacientes e visitantes) e mais dois destinados exclusivamente ao tráfego vertical de suprimentos e materiais que chegam pela doca de descarga. O edifício possui duas escadas de segurança que atendem todos os pavimentos, quatro escadas de uso exclusivo das equipes de manutenção (que vão do térreo para o porão e para o primeiro andar) e mais duas escadas de uso exclusivo dos pacientes externos e visitantes (do térreo ao primeiro andar).

O projeto pode ser consultado nas seguintes fontes:

** Base-torre é uma classificação amplamente adotada para os edifícios cujos primeiros andares são maiores que os superiores. Trata-se de uma derivação do modelo "partido misto", definido por Luiz Carlos Toledo em seu livro *Feitos para curar* (2006).

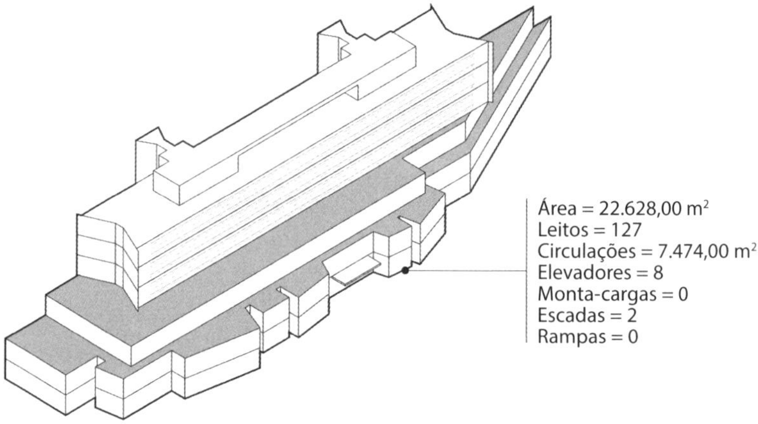

Figura 3 Hospital de Urgência de São Bernardo do Campo.
Fonte: acervo do autor.

- Hospital de Urgência em São Bernardo do Campo. SPBR. [S. d.]. Disponível em: https://spbr.arq.br/project/1409/.
- Hospital Público de Emergência de São Bernardo do Campo/SPBR Arquitetos. Archdaily. [S. d.]. Disponível em: https://www.archdaily.com.br/br/939665/hospital-publico-de-emergencia-de-sao-bernardo-do-campo-spbr-arquitetos.

Hospital Santa Maria

Localizado na Rua Leôncio de Carvalho n. 233, região central do município de São Paulo, o Hospital e Maternidade Santa Maria, pertencente ao Grupo Santa Joana, possui uma história interessante.

No início o desejo dos proprietários era construir uma nova maternidade. Para tanto, contrataram o escritório ARQLAB, que desenvolveu um estudo de viabilidade em 2014. Pouco tempo depois os planos mudaram e no lugar decidiram construir um edifício de escritórios. Os autores do estudo anterior recomendaram que algumas características fossem mantidas, entre outras coisas a altura do pé-direito e o tamanho e a posição dos elevadores e da escada de segurança. Dessa forma, caso houvesse o desejo dos proprietários, o edifício poderia ser transformado futuramente em maternidade, uma vez que o novo projeto seria desenvolvido por outra empresa. Foi o que aconteceu: no início de 2017, após a conclusão da construção do edifício de escritórios, os proprietários decidiram converter o imóvel na maternidade inicialmente desejada. Tarefa que foi novamente incumbida ao escritório ARQLAB e que só foi possível por terem respeitado as recomendações feitas anteriormente.

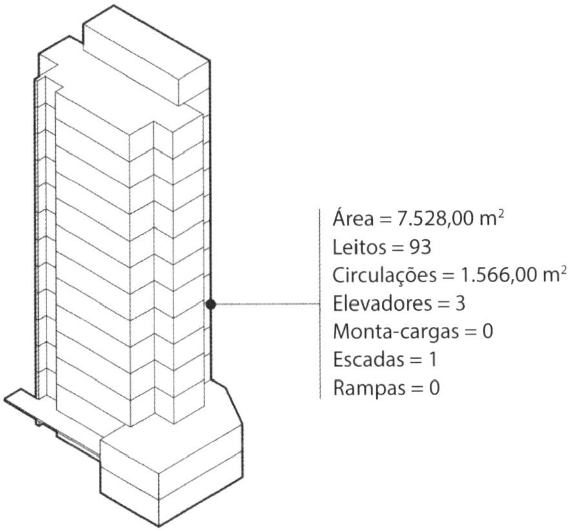

Figura 4 Hospital Santa Maria.
Fonte: acervo do autor.

O hospital é composto por uma torre única de quinze pavimentos (três subsolos, térreo, dez andares úteis e um andar técnico) e um bloco horizontal, com um só pavimento, localizado em um lote com acesso pela rua posterior, ligado à torre pelos fundos, na cota do primeiro andar. No terceiro e segundo subsolos estão as vagas de estacionamento. No primeiro subsolo foram posicionados o almoxarifado, a farmácia, o laboratório de análises clínicas, o necrotério, a central de roupa limpa, a central de roupa suja, uma central de materiais e a central de energia. No térreo estão o saguão principal, a cafeteria, o pronto atendimento, a central de gases medicinais e a central de aquecimento de água. No primeiro pavimento encontram-se o segundo nível da cafeteria, a diretoria, a UTI, a agência transfusional e, no bloco horizontal, com acesso pela rua posterior, os demais serviços de apoio técnico-logístico. Do segundo ao sétimo andares estão localizadas as unidades de internação. No oitavo, nono e décimo andares localizam-se, respectivamente, a UTI neonatal, o centro de parto normal e o centro cirúrgico. Por fim, no décimo primeiro andar localiza-se o espaço técnico. Ao todo são 93 leitos e 36 berços de neonatologia.

A área construída total é de 10.112,09 m². Porém, serão consideradas apenas as áreas destinadas aos serviços hospitalares, desconsiderando as áreas de estacionamento e de circulação de automóveis. Portanto, a área contabilizada é de 7.528,00 m².

A análise apontou que a área destinada às circulações, áreas de espera e de convívio é de 1.556,00 m². O espaço técnico localizado no décimo primeiro andar possui 382,00 m². São três elevadores maca-leito e uma escada de segurança que atendem todos os pavimentos. Há também uma escada de serviços que conecta o primeiro subsolo, o térreo e o primeiro andar.

O projeto pode ser consultado nas seguintes fontes:

- http://www.arqlab.com.br/index.php?/hospitalar/hospital-santa-maria/.
- Hospital e Maternidade Santa Maria. Archlab. 2020. Disponível em: https://www.archdaily.com.br/br/950589/hospital-e-maternidade-santa-maria-arqlab?ad_source=search&ad_medium=search_result_all.

Hospital Regional Rota dos Bandeirantes

O Hospital Regional Rota dos Bandeirantes foi projetado para ser uma referência em atendimento oncológico e cardiológico a oeste da Região Metropolitana de São Paulo, abrangendo, principalmente, os municípios de Itapevi, Jandira, Carapicuíba, Osasco, Pirapora de Bom Jesus, Santana de Parnaíba e Barueri (cidade onde o edifício está atualmente sendo construído). O anteprojeto de arquitetura foi desenvolvido pelo escritório EAM/Erick Vicente em coautoria com a Arkhitekton Arquitetos Associados, no ano 2020. O detalhamento e a responsabilidade pela construção ficaram a cargo da empresa MPD Engenharia.

A configuração formal do projeto atende a três questões técnicas previamente postas: primeiro, o lote, de aclive acentuado, possuía três platôs que deveriam ser aproveitados; segundo, não poderiam ser feitas escavações e deveria ser evitada a criação de grandes contenções para não elevar o custo da construção; terceiro, a estrutura deveria ser metálica e ter aproximadamente dez pavimentos, para otimizar a produção das peças e reduzir o tempo da obra. Dessa forma, o edifício possui uma lâmina vertical no sentido norte-sul, uma segunda lâmina no sentido leste-oeste e um bloco horizontal, acomodado em dois dos três platôs existentes.

A primeira lâmina, que possui onze pavimentos (térreo mais dez andares), conecta os três platôs do lote, possibilitando a criação de diversos acessos, em diferentes cotas do terreno. A segunda lâmina, que aflora a partir do terceiro andar, abriga o conjunto de elevadores e a escada de segurança destinada aos fluxos internos. O bloco horizontal permite manter mais próximas do solo as unidades de atendimento ao paciente externo e possibilita a criação de acessos independentes para a emergência, para os funcionários, para a manutenção, para os suprimentos e para as saídas de cadáveres e resíduos.

O acesso principal fica localizado no térreo. No primeiro andar está localizado o centro oncológico (quimioterapia e radioterapia). No segundo andar encontram-se a unidade de diagnóstico por imagem, a hemodinâmica, a agência transfusional e os laboratórios de análises clínicas e de anatomia patológica. No terceiro andar estão localizados o pronto atendimento, o ambulatório, a fisioterapia e as unidades de apoio técnico-logístico. No quarto andar há a primeira unidade de internação. No quinto andar estão o hospital-dia e a administração. No sexto e sétimo andares encontram-se as duas outras unidades de internação. No oitavo, nono e décimo andares localizam-se, respectivamente, a UTI, o centro cirúrgico e o pavimento técnico. O conjunto possui 40.217,00 m^2 construídos e 312 leitos (internações e UTI).

A área destinada às circulações, áreas de espera e de convívio é de 13.100,00 m^2. O espaço técnico localizado no décimo andar possui 3.841,00 m^2. São dezesseis elevadores maca-leito, quatro elevadores de segurança (também maca-leito, internos às antecâmaras de acesso às escadas de incêndio) e quatro escadas de segurança.

O projeto pode ser consultado no seguinte endereço eletrônico:

- Um hospital de referência. EAM/Erick Vicente. [S. d.]. Disponível em: https://eam.arq.br/arquitetura-item/hospital-rota-dos-bandeirantes/.

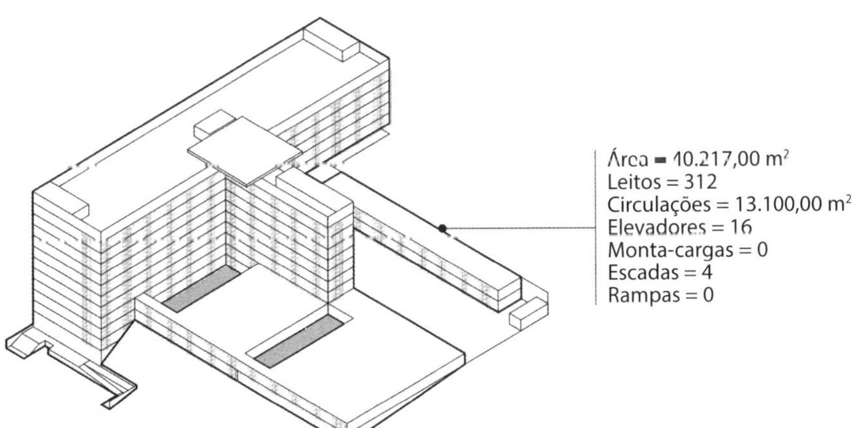

Figura 5 Hospital Regional Rota dos Bandeirantes.

Fonte: acervo do autor.

INDICADORES BÁSICOS

A seguir serão definidos alguns indicadores básicos a partir dos dados obtidos nas análises.

Metro quadrado por leito

As metragens quadradas por leito podem ser observadas na Tabela 1.

Tabela 1 Metro quadrado construído por leito

Hospital	M^2 por leito
H. Cidade Tiradentes	140,84
H. do Rocio	80,14
H. U. de São Bernardo do Campo	178,17
H. Santa Maria	80,94
H. Rota dos Bandeirantes	128,9
Média	**121,8**

Observa-se que três dos cinco hospitais ultrapassam os 100 m^2 por leito. Curiosamente, são os três hospitais públicos que apresentam o maior percentual. Esse fato talvez se deva à necessidade de os hospitais públicos terem programas físico-funcionais que deem conta de atender um maior número de pacientes externos que necessitam de acompanhamento e de terapia hospitalar.

A média é de 121,80 m^2 por leito, número mais que adequado para ser adotado no desenvolvimento dos estudos de viabilidade. Para empreendimentos com lotes maiores recomenda-se adotar uma relação maior, de 140 m^2 por leito, e para lotes menores, que certamente resultarão em edifícios em altura, um percentual em torno de 80,00 m^2 por leito.

Percentual de área destinada às circulações, áreas de espera e de convívio

Os percentuais destinados às circulações, áreas de espera e de convívio podem ser observados na Tabela 2.

Tabela 2 Percentual das áreas de circulação, espera e convívio

Hospital	Percentual de área para as circulações, esperas e espaços coletivos
H. Cidade Tiradentes	21,43
H. do Rocio	14,24
H. U. de São Bernardo do Campo	33,04
H. Santa Maria	20,66
H. Rota dos Bandeirantes	30,08
Média	**23,89**

Nota-se que quatro dos cinco hospitais possuem percentuais aproximados. Somente o Hospital do Rocio possui pouca área destinada às circulações horizontais, esperas e áreas de convívio, talvez pela fragmentação do conjunto hospitalar em quatro blocos, pois as circulações descobertas não foram contabilizadas.

A média é de 23,89%, percentual que acabou reduzido pela porcentagem apresentada pelo Hospital do Rocio. Se considerarmos somente os outros quatro hospitais que apresentam percentuais com menor diferença entre si, a média sobe para 26,30%, valor mais adequado para essa questão.

A orientação em relação ao metro quadrado por leito também vale para o percentual das circulações: para projetos maiores, com extenso programa de necessidades, e que dispõem de lotes mais generosos para sua implantação, aconselha-se adotar valores acima de 30% para as circulações e áreas coletivas, o que possibilitará um arranjo melhor do sistema de circulação (separação dos acessos e dos corredores internos e externos). Para programas e lotes menores, é possível adotar entre 20 e 25%.

Importante notar que os percentuais destinados às circulações e áreas coletivas não estão vinculados à altura dos edifícios. O Hospital do Rocio, que possui a menor quantidade de pavimentos, é o que apresenta menor percentual. Já o Hospital Cidade Tiradentes, de cinco pavimentos, possui percentual semelhante ao Hospital Santa Maria, o mais alto dentre os cinco.

Percentual destinado aos espaços técnicos

A necessidade dos espaços técnicos já é de conhecimento da grande maioria dos projetistas. Portanto, deve-se entender esses espaços como parte do programa de necessidades, mesmo que sua necessidade não conste em nenhuma das normas vigentes.

Assim, calculou-se o percentual dos espaços técnicos dos cinco hospitais. Foram consideradas somente as áreas onde se localizavam os aparelhos de tratamento de ar, segurança elétrica e outras instalações necessárias para o correto funcionamento dos centros cirúrgicos, UTI e exames e procedimentos de alta complexidade. Os valores podem ser observados na Tabela 3.

Tabela 3 Percentual dos espaços técnicos

Hospital	Percentual de espaços técnicos
H. Cidade Tiradentes	19,88
H. do Rocio	1,89
H. U. de São Bernardo do Campo	3,15
H. Santa Maria	5,07
H. Rota dos Bandeirantes	9,55
Média	**7,9**

Os hospitais que disponibilizaram um andar inteiro para os espaços técnicos possuem maiores percentuais. No caso do Hospital Cidade Tiradentes, que apresenta pouca alteração na metragem quadrada entre seus pavimentos, o percentual destoou dos demais. Caso semelhante ao Hospital Regional Rota dos Bandeirantes, que possui o segundo maior percentual. Já o Hospital do Rocio apresenta o menor percentual, pois destina uma parte relativamente pequena da cobertura do pavimento térreo para o posicionamento das máquinas de tratamento de ar e para as instalações aparentes.

A média é de 7,90%. Se desconsiderarmos o maior e o menor percentual, posto que os valores são bastante diferentes dos demais, teremos um percentual de 5,92%, valor esse mais adequado para ser utilizado no desenvolvimento dos estudos de viabilidade e na montagem dos programas físico-funcionais de futuros hospitais.

Número de elevadores por metro quadrado

Uma quantificação prévia do número de elevadores talvez seja o mais difícil de estabelecer. Não há um parâmetro lógico para essa questão. Porém, para oferecer um valor básico passível de utilização no início do planejamento de novos empreendimentos, criou-se uma relação de número de elevadores por metro quadrado construído. Os valores podem ser observados na Tabela 4.

Tabela 4 Metro quadrado por elevador

Hospital	M^2 por elevador
H. Cidade Tiradentes	4.507
H. do Rocio	9.216,66
H. U. de São Bernardo do Campo	2.828,5
H. Santa Maria	2.509,33
H. Rota dos Bandeirantes	2.513,56
Média	**4.315,01**

Os valores sempre vão variar muito de projeto para projeto, fato que reforça a orientação para que esse indicador não seja usado indiscriminadamente, mas para que se oriente a adoção de valores estimados no momento do desenvolvimento dos estudos de viabilidade.

Curiosamente, três hospitais possuem valores ligeiramente semelhantes. O Hospital de Urgência de São Bernardo do Campo, o Hospital Santa Maria e o Hospital Regional Rota dos Bandeirantes apresentaram valores que giram entre 2.500 e 2.800 m^2 por elevador. A média é de 4.315,01 m^2 por elevador; porém, se adotarmos somente os três hospitais que apresentam valores aproximados, a média cai para um elevador a cada 2.617,13 m^2, valor esse mais adequado para o desenvolvimento dos estudos de viabilidade.

Indicadores básicos, valores médios e sugeridos

Diante dos valores apresentados, podemos definir os seguintes valores para os indicadores básicos (Tabela 5).

Tabela 5 Valores médios e sugeridos para os indicadores básicos

Indicadores básicos	Valores médios	Valores sugeridos
M^2 por leito	121,8	121,8
Percentual de área para as circulações, esperas e espaços coletivos	23,89	26,3
Percentual de espaços técnicos	7,9	5,92
M^2 por elevador	4.315,01	2.617,13

A utilização desses indicadores pode ser feita de várias maneiras. Uma delas é estimar primeiro a metragem quadrada total construída a partir do número de leitos que o futuro hospital terá e, depois, estabelecer os percentuais a partir da metragem estimada. Outra forma é, após quantificar o programa físico-funcional pelas áreas dos ambientes do futuro hospital, aplicar os percentuais e áreas médias para chegar ao valor estimado da metragem quadrada total construída.

CONCLUSÃO

Para compreender melhor as peculiaridades programáticas e as diferenças de escalas dos edifícios hospitalares, é preciso pesquisar suas características físicas e funcionais, na busca de estabelecer critérios que orientem as boas práticas projetuais. Lauro Miquelin, em seu livro *Anatomia dos edifícios hospitalares*, afirma que "o conhecimento sobre Arquitetura Hospitalar está mais nos edifícios e projetos/produtos do *design* do que no 'processo de *design*' propriamente dito", completando que "estudar e avaliar comparativamente as anatomias dos edifícios é a melhor forma de obter respostas do que são, como funcionam, quanto custam e como os edifícios hospitalares podem ser cada vez melhores e belos para todos os seus usuários" (MIQUELIN, 1992, p.24).

Hoje existem diferentes tipos de EAS: hospitais gerais, maternidades, hospitais especializados, hospitais-dia, clínicas, laboratórios etc. Cada tipo específico possui características únicas que influenciam em seu planejamento.

Esse tema requer pesquisas sucessivas, baseadas sempre em experiências reais. Este capítulo trouxe uma breve discussão sobre o assunto. O método de análise precisa ser aprimorado, pois, para conhecer mais a respeito dos indicadores arquitetônicos, é preciso levar em consideração o perfil assistencial, o programa funcional e as relações histórico-geográficas de cada um dos hospitais.

Contudo, é importante deixar claro que, mesmo os indicadores sendo uma valorosa ferramenta de apoio no desenvolvimento dos estudos preliminares, na escolha adequada do lote e no desenvolvimento dos programas físico-funcionais hospitalares, o projeto arquitetônico não deve se limitar a parâmetros construtivos. Muito pelo contrário: é preciso ter liberdade para criar e inovar, respeitando sempre as normas vigentes e priorizando a segurança e o conforto dos usuários.

REFERÊNCIAS

1. Miquelin LC. Anatomia dos edifícios hospitalares. São Paulo: Cedas; 1992.
2. Karman J. Iniciação à arquitetura hospitalar. São Paulo: Cedas; 1972.
3. Karman J. Manual de manutenção hospitalar. São Paulo: Pini; 1994.
4. Toledo LC. Feitos para curar: arquitetura hospitalar e processo projetual no Brasil. Rio de Janeiro: ABDEH; 2006.

12
Ambiência e humanização nos estabelecimentos assistenciais de saúde do Brasil

Mirela Pessatti

INTRODUÇÃO

Explica-se neste capítulo o conceito de ambiência, que é difuso e, portanto, diferente da ambientação, ou da composição do mobiliário no projeto.

CONCEITOS

A ambiência na saúde é definida na Política Nacional de Humanização como o "tratamento dado ao espaço físico entendido como espaço social, profissional e de relações interpessoais que deve proporcionar atenção acolhedora, resolutiva e humana" (BRASIL, 2010).

A aposta na ambiência enquanto diretriz de uma política de humanização da atenção e gestão em saúde estabelece um avanço qualitativo para a organização e a humanização dos espaços físicos na saúde, ao partir do pressuposto de que as ações realizadas nos espaços físicos podem contribuir para a qualificação da assistência prestada (BRASIL, 2010; 2017), conectando as intervenções físicas e concretas no ambiente construído com as práticas e processos de trabalho em saúde.

Na Política Nacional de Humanização (PNH) se afirma como diretriz a valorização da ambiência, com a organização de espaços saudáveis e acolhedores de trabalho, e a elaboração de projetos cogeridos como um dispositivo que oportuniza mudanças nas relações de trabalho e humanização do cuidado (BRASIL, 2010). Traz-se, assim, o duplo desafio de conectar as ações concretas ("o que fazer") com um método de produção do espaço ("como fazer").

O projeto cogerido de ambiência é considerado um dispositivo na Política Nacional de Humanização, pois remete a uma ação que coloca algo em funcionamento, que viabiliza. Nesse contexto, trata-se de um método de projeto participativo que deve incluir, além de arquitetos e engenheiros, as equipes que atuam nos serviços de saúde (médicos, enfermagem, recepcionistas, técnico, entre outros) no processo de discussão e construção conjunta dos projetos de reforma, ampliações e construções novas em um EAS. Cada profissional com seu saber específico, contribuindo para a produção de um projeto comum, tornando-se todos corresponsáveis.

O conceito e o método da ambiência devem ser compreendidos no contexto da política de humanização, que é norteada pelos princípios da indissociabilidade entre atenção e gestão, da transversalidade e do protagonismo, corresponsabilidade e autonomia dos sujeitos e coletivos, que se compõem por diretrizes e dispositivos para sua implementação no âmbito do Sistema Único de Saúde (SUS), comprometida com a defesa da vida e a garantia do direito à saúde.

É uma direção que se pauta na composição de saberes para a produção dos espaços físicos na saúde, concebendo que o espaço não é estático e dado, mas uma situação que se constrói, um território que se habita, vivencia, experimenta e produz. E essa produção do espaço acontece porque existe um processo de trabalho e encontros entre as pessoas.

Ao incluir a dimensão subjetiva que perpassa as relações entre usuários, trabalhadores e gestores das instituições de saúde, o conceito de ambiência vai além da estruturação física e funcional, sustentando-se que na produção do espaço se expressam relações sociais, econômicas e políticas, relações de poder, intencionalidades institucionais, práticas e processos de trabalho.

A orientação da ambiência como diretriz com potencial para contribuir na atenção e gestão na saúde encontra subsídios em diferentes estudos referentes à produção do espaço, especialmente naqueles desenvolvidos por Michel Foucault (1979), os quais debatem a arte de construir, desde a antiguidade, respondendo a determinadas necessidades, tais como manifestar o poder dos soberanos na edificação dos castelos, a divindade na construção dos edifícios religiosos, entre outros. A partir do século XVIII, com o surgimento de novas problemáticas sociais, a arquitetura passou a ser utilizada para alcançar objetivos políticos e econômicos na organização dos espaços das cidades. Ou seja, existem discursos e intencionalidades que antecedem e se expressam na produção do espaço físico.

Com base nessa concepção também se compreende que, ao intervir nos espaços físicos na saúde, interfere-se nos modelos de gestão e atenção, nas práticas e na organização dos processos de trabalho presentes nas instituições de saúde.

Um enunciado que se confirma ao analisarmos a experiência de transformação dos serviços de obstetrícia e neonatologia referentes às mudanças de paradigma e processo para a implementação das boas práticas e da humanização de partos e nascimentos, que culminou em uma revisão normativa, produzindo uma nova resolução: a Resolução da Diretoria Colegiada (RDC) n. 36/2008 da Agência Nacional de Vigilância Sanitária (Anvisa, 2008).

A referida resolução propõe mudanças importantes na configuração dos espaços físicos das maternidades, pautadas na humanização, suprimindo ambientes existentes, acrescentando outros e indicando uma lógica de organização espacial baseada na organização dos processos de trabalho e das boas práticas.

Por exemplo, suprimem-se os berçários para sadios, as salas de partos normais internas aos centros obstétricos e acrescentam-se os quartos de pré-parto, parto e puerpério, indicando que a parturiente não mude de lugar durante os períodos clínicos da evolução do parto e estimulando ainda o contato imediato do recém-nascido com a mãe e a adoção do alojamento conjunto. Ou seja, mudam-se o discurso e modelo assistencial, altera-se a organização espacial.

Com o objetivo de abarcar a complexidade exposta tanto de âmbito técnico, normativo, concreto quanto subjetivo, político e das relações, a diretriz da ambiência destaca didaticamente três eixos principais para sua implementação:

1. Espaço que visa à confortabilidade.
2. Espaço de encontros entre sujeitos.
3. Espaço como ferramenta facilitadora do processo de trabalho.

O ESPAÇO QUE VISA À CONFORTABILIDADE

O conceito de conforto é subjetivo e, além dos fatores físicos, envolve as sensações e percepções pessoais, hábitos e costumes que remetem à sensação de estar, ou não estar, bem em determinado lugar ou situação, sensações que também estão relacionadas à ausência de fadiga e estresse que podem ser acionados em decorrência de variáveis ambientais térmicas, sonoras, visuais, lumínicas, ergonômicas, entre outras.

Na concepção ampliada, o conforto ambiental é essencial para a própria sustentabilidade de um estabelecimento assistencial de saúde (EAS) ao incluir um conjunto de valores ambientais, sociais, econômicos e culturais que, para além de suprimir fatores indesejados, podem contribuir para a saúde ambiental e transmitir experiências positivas para a saúde física e mental das pessoas que os vivenciam.

O conforto térmico, lumínico e acústico interfere na sensação de bem-estar e no humor das pessoas e, também, na salubridade das edificações, pois suas variáveis afetam as condições de saúde da população. Um ambiente bem ventilado e iluminado minimiza o surgimento de umidade e mofo, por exemplo, os quais impactam na saúde respiratória das pessoas, além de diminuir as chances de contágio por vetores através do sistema respiratório, como se tem observado atualmente nas recomendações da Organização Mundial da Saúde referentes à pandemia da Covid-19 (WHO, 2021).

Na Figura 1, as janelas amplas para o exterior propiciam boas condições de iluminação e ventilação naturais e favorecem a interação do paciente com a paisagem exterior, possibilitando a noção de dia e noite. A aplicação de cores suaves e harmoniosas transforma a monotonia tradicionalmente presente em ambientes hospitalares, criando uma atmosfera mais acolhedora.

Da mesma forma, o uso das texturas por meio da aplicação de diferentes materiais promove uma dinâmica sensorial, como o piso vinílico em duas cores e o painel em revestimento vinílico na parede de cabeceira da cama que se estende para o chão, compondo um desenho. Ressalta-se que todas as superfícies devem ser lisas e adequadas à higienização, atendendo às recomendações das normas vigentes.

A utilização da iluminação artificial complementar à iluminação natural é outro elemento relevante, que valoriza as cores e texturas presentes no ambiente, além de contribuir para o conforto lumínico e boas condições de trabalho da equipe (Figura 2).

A ergonomia e a arquitetura inclusiva e acessível são elementos indicados como essenciais para a garantia do conforto no ambiente construído que devem estar presentes nos projetos arquitetônicos de EAS e que são ratificados na diretriz da ambiência (BRASIL, 2017).

Os espaços da saúde, especialmente dos hospitais, durante muito tempo se configuraram como ambientes frios e monótonos, com pouco destaque aos estímulos sensíveis que transmitem às pessoas que os experienciam. A confortabilidade, sendo um dos eixos prioritários da diretriz da ambiência, valoriza esses elementos sensíveis, tais como luz, cores, texturas, cheiros, formas, sons e a

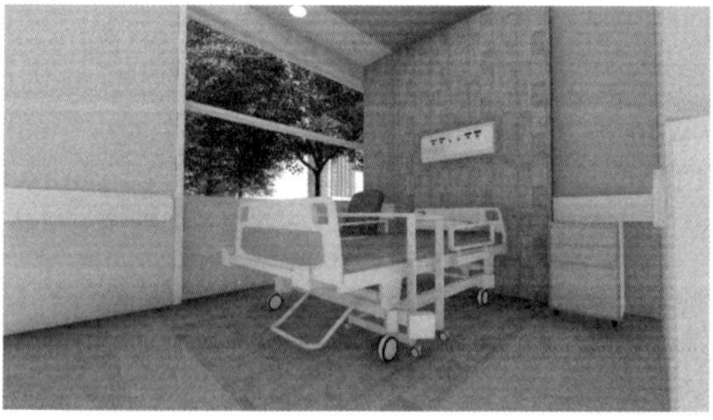

Figura 1 Quarto de internação.
Fonte: acervo da autora.

própria arte, recomendando a aplicação equilibrada e harmoniosa na concepção espacial.

As reformas, ampliações e adaptações consistem na maioria das intervenções atuais nos EAS do Brasil, sendo recorrentes em edifícios antigos, funcionalmente inadequados, com limitações estruturais para as adaptações necessárias e, ainda, em situações de edifícios tombadas pelo Patrimônio Histórico e Cultural, enfrentando, nesse caso, os desafios de agregar ao projeto o atendimento das normas técnicas e da garantia da biossegurança, da modernização das instalações, da harmonização da ambiência e da preservação do bem tombado. Nesse sentido, é basilar a análise de todas as variáveis para a elaboração dos projetos e a realização das intervenções.

As imagens retratadas na Figura 3 demonstram a transformação de um quarto de internação, mesmo com as limitações de intervenção devido ao tombamento do edifício. Nesse quarto foram aplicados novos revestimentos, com a composição de um painel de cabeceira em material melamínico para embutir as réguas de gases (atendendo às normas técnicas); instalada uma persiana de material liso e lavável para conforto lumínico; realizada a troca de mobiliários; e acrescentada uma bancada com pia para higienização das mãos, criando-se uma ambiência mais acolhedora e confortável para os usuários.

ESPAÇO DE ENCONTROS ENTRE SUJEITOS

Esse eixo da diretriz da ambiência aposta na produção do espaço físico, enquanto construção de territórios vivenciais, onde as pessoas se encontram e se

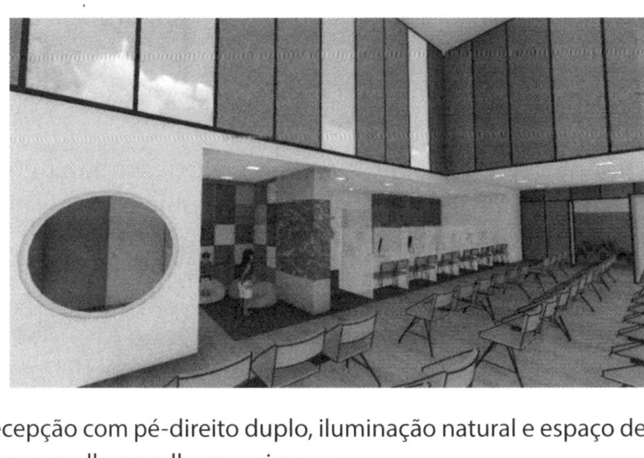

Figura 2 Recepção com pé-direito duplo, iluminação natural e espaço de espera infantil diferenciado para melhor acolher as crianças.

Fonte: acervo da autora.

(Ver Figura 2 colorida no Anexo, no final do livro).

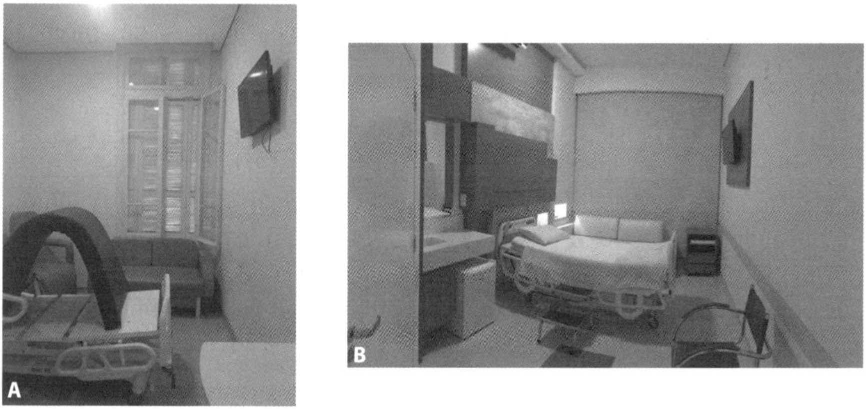

Figura 3 Reforma e adequação de quarto de internação em edifício tombado. A: antes. B: depois.

Fonte: acervo da autora – Hospital do Coração de Campinas.

relacionam, favorecendo a produção de subjetividades e de saúde dos que os vivenciam. Tenha-se em mente que, "[...] ao intervir nos espaços físicos, não está apenas reformando ou ampliando áreas, mas transformando e criando novas situações de convivência e trabalho" (PESSATTI, 2009, p.38).

Para a Política Nacional de Humanização, o entendimento da ambiência como espaço vivencial e de relações afirma o método de produção do espaço de modo cogerido, sendo insuficiente o desenvolvimento de um projeto e intervenção física sem articulá-los aos processos de trabalho, modelos de atenção e gestão e enfrentamento resultantes das alterações nas práticas produzidas pelas demais diretrizes da humanização. Apresenta-se a realização de oficinas de ambiência, com a participação protagonista dos diferentes sujeitos implicados no processo, uma ferramenta potente para a viabilização dos projetos cogeridos de ambiência.

Na Figura 4, um exemplo de oficina de ambiência em uma unidade básica de saúde (UBS) para discussão das condições das habitações dos usuários dessa UBS, relacionando-as com a situação de saúde dos moradores.

Há uma relação direta entre a gestão das instituições de saúde e a implantação das diretrizes da humanização. No que se refere à ambiência, quanto mais verticalizadas a gestão e as relações de poder, menores são as condições para a implementação da diretriz em sua integralidade, articulando-se conceito e método da inclusão, uma vez que o aumento nos graus de autonomia dos trabalhadores para discutir e refletir sobre seus processos de trabalho, articulando-os com o espaço físico, pode não ser desejável para o núcleo gestor, que o toma como ameaça a sua situação de poder.

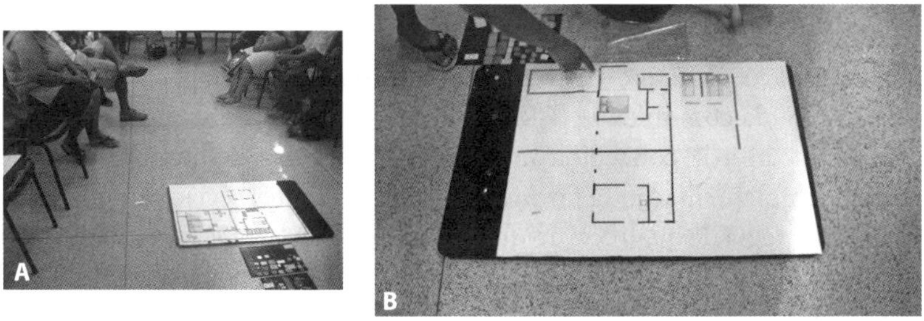

Figura 4 Oficina de ambiência.
Fonte: acervo da autora (PESSATTI, 2015, p.126).

ESPAÇO COMO FERRAMENTA FACILITADORA DO PROCESSO DE TRABALHO

Aqui, reforça-se como o espaço físico pode impactar nos processos de trabalho e na humanização do cuidado em saúde. Espaços planejados e construídos que podem facilitar a organização do trabalho e dos processos de acordo com o modelo assistencial preconizado em determinado EAS ou, a depender da configuração, dificultar as práticas e processos.

A espacialidade e a localização dos postos de enfermagem em uma unidade de internação podem ser citadas como exemplo, pois, se estratégica e adequadamente localizados, favorecem o trabalho em equipe, a vigilância, a monitorização e o acesso rápido aos pacientes. O oposto também se confirma se implantado em local mais distante, de forma a prejudicar a visualização, o deslocamento rápido e consequentemente o trabalho.

A orientação normativa tanto de dimensionamento como das distâncias máximas entre os postos de enfermagem e os leitos de internação traz os espaços mínimos e os distanciamentos máximos, mas cabe ao projetista, em consonância com a equipe de trabalho, implantá-los da forma mais adequada, em local estratégico, planejando seu espaço interno e mobiliários de modo a favorecer a ergonomia e a organização do processo de trabalho.

A ambiência, isoladamente, não altera os processos de trabalho, mas pode operar como ferramenta facilitadora para os processos de mudança, oportunizando a construção dos espaços aspirados pelos profissionais e usuários dos serviços de saúde.

CONCLUSÃO

A diretriz da ambiência no âmbito da Política Nacional de Humanização preconiza o atendimento das necessidades físicas, ambientais e normativas, com biossegurança e resolutividade, e os desejos e necessidades subjetivos dos usuários do espaço, afirmando os valores culturais referentes à privacidade e aos modos de vida da comunidade (BRASIL, 2017).

É uma diretriz concebida no âmbito da política de humanização no SUS, mas sua implementação se faz presente nos diferentes serviços, públicos ou não, como estratégia de qualificação do espaço e de humanização da atenção e gestão, que, articulada a uma arquitetura de qualidade, é viabilizada a custos acessíveis para qualquer instituição de saúde.

A Figura 5 representa a atenção de um serviço de saúde ao respeitar e valorizar os costumes da população atendida. É uma ação que nos convoca à reflexão também referente às condições de trabalho da equipe responsável pela atenção a esses pacientes, uma vez que a forma de trabalho difere do modo tradicional de um leito hospitalar, com altura e condições ergonômicas *a priori* mais adequadas à realização das atividades assistenciais, que são diversas quando o atendimento é realizado para o paciente acomodado em uma rede.

Nesse momento, aciona-se o método e se evidencia a inseparabilidade entre este e o conceito da ambiência, considerando que certamente a configuração dessa enfermaria e o êxito do atendimento prestado não seriam possíveis se as equipes não estivessem sensíveis e corresponsáveis pela alteração no modo tradicional do processo de trabalho.

As inúmeras experiências para a implementação das diretrizes da humanização nos diferentes EAS no Brasil confirmam a aposta da inseparabilidade entre elas, como se evidencia na situação apresentada na Figura 5, na qual as diretrizes da ambiência, da clínica ampliada e da valorização do trabalho devem atuar de modo conjunto, orientadas pelo método da inclusão, oportunizando alterações

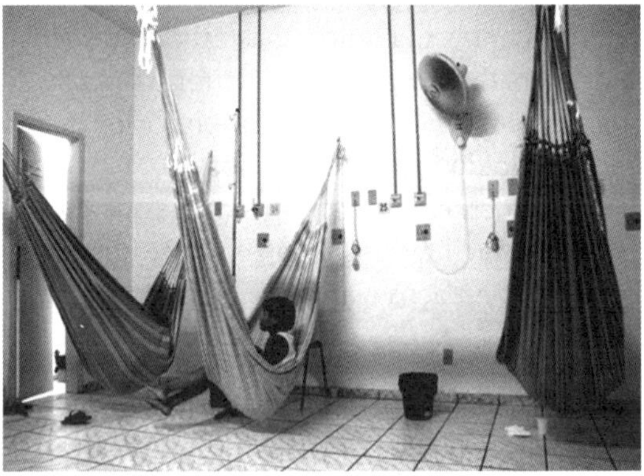

Figura 5 Enfermaria que atende população indígena.
Fonte: Brasil, 2017, p.24.

nos modos tradicionais de cuidado. Contribui-se, assim, para o atendimento acolhedor, resolutivo e humano, que afirma os valores culturais e os modos de vida da comunidade.

REFERÊNCIAS

1. Brasil. Ministério da Saúde. Secretaria de Atenção à Saúde. Núcleo Técnico da Política Nacional de Humanização. Ambiência. 2.ed. Brasília: Editora do Ministério da Saúde; 2010 (Série B. Textos Básicos de Saúde).
2. Brasil. Ministério da Saúde. Secretaria de Atenção à Saúde. Política Nacional de Humanização da Atenção e Gestão do SUS. A experiência da diretriz de Ambiência da Política Nacional de Humanização – PNH. Brasília: Ministério da Saúde; 2017.
3. Foucault M. Microfísica do poder. Organização e tradução Roberto Machado. Rio de Janeiro: Graal; 1979.
4. Pessatti MP. Intercessão arquitetura e saúde: múltiplas vozes na composição de territórios habitacionais. [tese]. Campinas: Faculdade de Engenharia Civil, Arquitetura e Urbanismo da Unicamp; 2015.
5. Pessatti MP. Intercessão arquitetura e saúde: quando o problema é a falta de espaço, qual o espaço que falta?. [dissertação]. Campinas: Departamento de Medicina Preventiva e Social da Faculdade de Ciências Médicas da Unicamp; 2009.
6. Santos M, Bursztyn I. Saúde e arquitetura: caminhos para a humanização dos ambientes hospitalares. Rio de Janeiro: Senac Rio; 2004.
7. World Health Organization (WHO). Roteiro para melhorar e garantir a boa ventilação de ambientes fechados no contexto da doença causada pelo novo coronavírus, Covid-19; 2021. Disponível em: https://iris.paho.org/handle/10665.2/53938; acessado em 7 de agosto de 2021.

13
Como a neurociência se aplica à arquitetura e ao conforto humano?

Eleonora C. Zioni

INTRODUÇÃO

Este capítulo aborda um assunto que tem atraído a atenção dos arquitetos nos últimos anos: a neurociência. O foco está no que acontece com os seres humanos. As ações obedecem ao cérebro que segue a mente. Mas o que encanta, o que atrai, o que é belo no espaço físico é explicado pela neurociência.

A beleza é uma opinião que depende do período histórico e do momento. Ocidentalmente, as pessoas tendem a cansar do clássico; a maioria procura a novidade, exalta a criatividade. No entanto, o surgimento de um novo modelo não exclui o anterior. Aliás, a diversidade é necessária e precisa ser incluída em todos os aspectos.

Deve-se aplicar na arquitetura as explicações da neurociência para trazer a compreensão do que é um diferencial para a vida das pessoas, como aspectos sutis e subjetivos. Assim, os ambientes de saúde serão feitos para atender todas as necessidades dos seres humanos.

AMBIENTES TERAPÊUTICOS

Vive-se 90% do tempo total da vida humana em ambientes construídos e abrigados das intempéries. Apenas 10% da vida é experimentada em ambientes naturais, em praias, parques, praças, caminhando ao ar livre. A porcentagem restante é muito significativa, por isso os ambientes terapêuticos são os espaços que influenciam positivamente na saúde.

Segundo a Lei Orgânica da Saúde (Lei n. 8.080/90), os elementos chamados de determinantes sociais de saúde são condições que influenciam na saúde, na qualidade de vida e na possibilidade de desenvolver doenças. O meio social e os ambientes físicos afetam mais do que a genética, as causas biológicas e o acesso a serviços de saúde. O comportamento saudável – movimento, exercícios físicos, alimentação variada, hidratação e pensamentos positivos – também determina a saúde, mas são ações dependentes de cada pessoa. Podemos resumir em três grandes grupos os fatores que influenciam a nossa saúde:

- Pessoas.
- Processos.
- Ambientes.

Assim, os ambientes podem ajudar ou prejudicar a qualidade de vida. Os ambientes terapêuticos colaboram na promoção do bem-estar e fazem as pessoas se sentirem confortáveis.

Os ambientes terapêuticos em hospitais tornam-se fatores que compõem as terapias assistenciais, pois colaboram para a recuperação ou a promoção do bem-estar. Esses ambientes zelam pela privacidade dos usuários e incentivam a autonomia das pessoas em diversas condições de maneira inclusiva, oferecendo poder de escolha.

A Figura 1 mostra um ambiente terapêutico que estimula a inclusão dos pacientes, familiares e cuidadores com respeito ao oferecer espaços físicos que contêm distrações positivas para o período de uso dos estabelecimentos assistenciais de saúde. Observa-se no jardim do Bloco A1 do Hospital Albert Einstein unidade Morumbi que a pintura no piso forma um labirinto para distrair as pessoas, seguindo o conceito do modelo Planetree. Essa área externa é acessada a partir dos ambientes sociais e das lanchonetes, configurando um local para os usuários relaxarem e refletirem ao lado da natureza, portanto é um ambiente terapêutico por fazer bem para quem o usa.

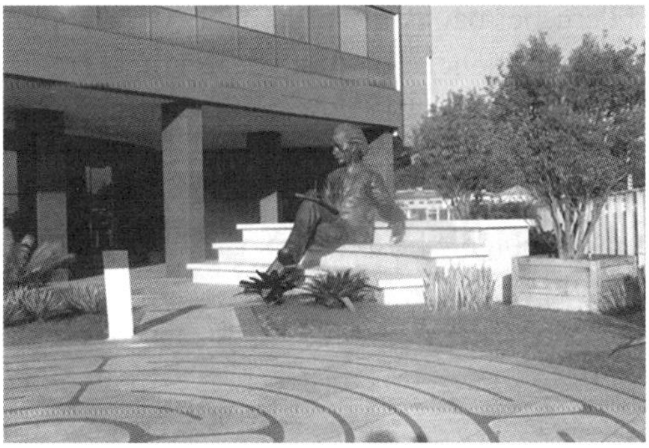

Figura 1 Ilustração de um ambiente terapêutico no jardim do Bloco A1 do Hospital Albert Einstein unidade Morumbi, em São Paulo.

Fonte: acervo do fotógrafo Daniel Ducci.

NEUROCIÊNCIA APLICADA À ARQUITETURA

A neurociência explica que o ambiente pode influenciar a mente. O cérebro tem uma característica chamada neuroplasticidade, que resulta das interações com o meio ambiente, ou seja, as conexões entre os neurônios no cérebro são afetadas pelas experiências vividas nos ambientes (EBERHARD, 2008).

Pode-se classificar em três tipos os ambientes nos quais ocorrem as interações:

1. Ambientes construídos (salas, quartos ou escritórios de um edifício).
2. Ambientes naturais (jardins externos, parques ou praias).
3. Ambientes digitais (jogos, filmes, videoconferências, realidade virtual).

Todos os três tipos de ambientes influenciam o corpo e a mente humana de diversas maneiras (positivas ou negativas) e com intensidades integradas.

O estresse é um processo pelo qual o indivíduo responde, por meio de comportamento psíquico e fisiológico, às situações que ameaçam seu bem-estar. Os fatores psicológicos são representados por sensações de medo, raiva ou tristeza, e consistem em respostas dos vários sistemas corporais, como pressão arterial e batimentos cardíacos (ULRICH, 2001). A equipe assistencial está sob constante pressão pelo fato de trabalhar em uma unidade de terapia intensiva (UTI), por exemplo, e o estresse, infelizmente, é muito comum nesses profissionais.

O ser humano sente os estímulos do meio ambiente inconscientemente, e cada um desses estímulos resulta em uma resposta que conduz a um comportamento. Segundo Norman, "boa parte do comportamento humano é subconsciente". A arquitetura tem a capacidade de iniciar, direcionar e organizar o comportamento e o movimento do indivíduo (NORMAN, 2008).

Para Thibaud, "Perceber não consiste somente em distinguir objetos do ambiente, mas é também experienciar o estado de um meio em um momento dado" (*apud* CAVALCANTE; ELALI, 2018). A ambiência de um hospital deve ser o mais aconchegante e reconfortante possível para os pacientes. Afinal, algumas pessoas percebem os hospitais como locais desagradáveis e realmente sentem medo ou acham que o ambiente hospitalar faz mal. O ambiente construído precisa quebrar esse paradigma.

As evidências científicas da neurociência fornecem o embasamento necessário para os arquitetos projetarem, construírem e manterem os ambientes com foco na saúde das pessoas.

AMBIENTES CONSTRUÍDOS

Evolutivamente os seres humanos procuraram as cavernas para se abrigar, pois o homem é um animal que não dispõe de proteção contra as intempéries dos ambientes naturais. Conforme o conceito do "cérebro trino" humano, a função do chamado "cérebro reptiliano" apresenta questões fisiológicas natas herdadas dos homens das cavernas, responsável pela consciência irracional das pessoas, instintiva, ou mente inconsciente (PINTO, 2018).

As necessidades fisiológicas tais como fome, sede, sono, desejo de segurança, que precisam ser atendidas em maior quantidade, estão relacionadas à mente inconsciente. Os humanos não precisam pensar para ter fome; são naturalmente comandados pela mente inconsciente.

As necessidades mais emocionais dos mamíferos, relacionadas ao carinho, amor, família, amizades, estão relacionadas ao "cérebro límbico", que é responsável pelas emoções e pela mente subconsciente. O neocórtex é conhecido como a parte do cérebro relacionada à mente consciente. A racionalidade humana comanda as motivações e as realizações pessoais.

As técnicas racionais para a construção foram desenvolvidas pelas engenharias de maneira cartesiana, pela mente consciente. A junção da emoção com a razão é o aprimoramento da mente consciente com a mente subconsciente pelos projetos e pelo *design* da arquitetura e urbanismo. A arquitetura é a integração equilibrada da arte com a técnica, ou da sensibilidade com o cálculo.

A exemplo do garoto tetraplégico que chutou uma bola com o auxílio de um exoesqueleto robótico durante a abertura da Copa do Mundo de 2014 (NICOLELIS, 2020), os desejos mentais e as percepções das pessoas precisam ser valorizados, já que são capazes de intervir no ambiente.

Para se obter uma mente produtiva é necessário que o ambiente ofereça atributos para os três tipos de mentes (inconsciente, subconsciente e consciente) e, ainda, as necessidades básicas, emocionais e racionais dos usuários dos ambientes precisam ser atendidas de maneira integral.

CONFORTO HUMANO

Mudanças no ambiente mudam o cérebro; consequentemente, mudanças no ambiente mudam o comportamento. É por isso que a arquitetura e o *design* conseguem alterar o cérebro e o comportamento humano (EBERHARD, 2008). O que as pessoas guardarão na memória sobre um ambiente são os estímulos sensoriais, as percepções, as emoções, as decisões, as ações, os movimentos e interações com o meio.

Pessoas que experimentam uma sensação de conforto nos ambientes atingem o melhor desempenho e são mais produtivas. O conforto na arquitetura não está relacionado ao luxo ou sofisticação, mas às condições que satisfazem com bem-estar. Existem seis formas de conforto humano nos ambientes:

1. **Conforto térmico:** combinação de temperatura, umidade e velocidade do ar.
2. **Conforto acústico:** som, música e ruídos amenizados.
3. **Conforto lumínico:** composto pela iluminação natural e artificial. A luz fornece a sensação de passagem do tempo de maneira semelhante à luz solar, influenciando a produção dos hormônios, o sono regular, o humor e a absorção dos alimentos.
4. **Conforto visual:** identidade visual, sinalização, cores e símbolos.
5. **Conforto ergonômico:** medidas proporcionais ao corpo, sistema homem-máquina e equipamentos de proteção individual (EPI). Uma tela de computador muito baixa, por exemplo, causa dores no pescoço por forçar os usuários a olhar para baixo.
6. **Conforto olfativo:** odores agradáveis, sem contaminantes, e qualidade do ar para respiração. "Um ambiente pouco ventilado pode até causar alergias ou dor de cabeça devido a substâncias tóxicas chamadas compostos orgânicos voláteis, que podem estar presentes no ar interno, mas são imperceptíveis a olho nu" (ZIONI, 2018).

A importância da percepção nos ambientes construídos se confirma pelo crescente interesse em conforto ambiental e humano nas últimas décadas. Fabio Bitencourt escreveu o livro *Conforto ambiental em estabelecimentos assistenciais de saúde*, em cooperação com a Agência Nacional de Vigilância Sanitária (Anvisa) e a Organização Pan-Americana de Saúde (Opas/OMS). O Capítulo 4, intitulado "Conforto: percepções e sensações", é dedicado à sustentabilidade, ao conforto higrotérmico, acústico, visual (iluminação e cores), ergonômico (ritmo humano; ciclo circadiano; riscos, erros e acidentes; mobiliário, sinalização e informação visual; acessibilidade) e olfativo (BRASIL, 2014).

Segundo Góes, os itens de conforto devem ser tratados no mesmo nível de prioridade e preocupação de outros componentes necessários ao funcionamento do hospital, como instalações elétricas ou hidráulicas. Em ambientes como a UTI, onde as condições de trabalho são bastante estressantes e o atendimento é para pessoas com risco de morte ou sofrimento profundo, os fatores ambientais não podem ser um motivo a mais de estresse (GÓES, 2011).

Todos os seis tipos de conforto humano citados há pouco podem variar de acordo com a cultura, a idade, o gênero, o peso, a altura, os hábitos alimentares, os costumes, o contexto e os valores subjetivos dos usuários dos ambientes.

Hall (1989) avaliou as dimensões ocultas presentes no espaço físico dos ambientes construídos, que foram traduzidas como distâncias pessoais (próximas e afastadas) e distâncias sociais. O autor aponta a necessidade de que os arquitetos não se preocupem apenas com os modelos visuais das estruturas construtivas, com o que a pessoa vê no ambiente. Hall explica que os seres humanos percebem os ambientes a partir de "internalizações de espaço com características fixas, aprendidas nos primeiros anos de vida". Por isso existe a tendência a ficar mais perto de quem é amigo ou de quem é próximo.

A distância física é uma medida indicadora dessa relação entre as pessoas e os ambientes. Com a pandemia, o distanciamento social sugere o afastamento de 1,5 m em relação a outras pessoas; culturalmente, o Brasil adotava uma distância social menor como costume, especialmente em transportes públicos, *shows*, festas ou aglomerações.

PERCEPÇÃO DO AMBIENTE

Como visto no capítulo anterior, a ambiência está relacionada à percepção dos ambientes. O corpo e os sentidos levam em conta a diversidade de registros sensoriais e o reconhecimento da importância corporal, ou o experienciar do conjunto de situações. A percepção está associada às condições concretas, apoiando-se nos dispositivos construídos (edifícios), em qualidade ambiental (fenômeno sensível) e em ações em curso (atividade prática). A ambiência agrega e unifica os múltiplos componentes de uma situação, conferindo a cada um deles uma fisionomia particular.

A percepção não consiste somente em interpretar o ambiente, mas também em integrar uma situação e se engajar nas atividades. Essa diversidade de fatores da ambiência para cada usuário traz a dificuldade do equilíbrio e da qualidade do ambiente construído. De acordo com Thibaud, a percepção da ambiência não é composta apenas pela distinção dos objetos do ambiente; inclui também a experiência em determinado momento (CAVALCANTE; ELALI, 2018).

A experiência no ambiente considera os sons e os ruídos, os odores, a vista, a iluminação e as texturas dos materiais para que todos os sentidos sejam ativados. A partir do contato com as formas materiais são geradas as sensações nas pessoas, que atribuem características para discriminar e criam a percepção.

O ser humano sente os estímulos do meio ambiente inconscientemente, e cada um desses estímulos resulta em uma resposta que conduz a um comportamento. Segundo Norman (2008), o comportamento é subconsciente, mas a arquitetura consegue iniciar, direcionar e organizar o comportamento, os fluxos e o movimento do indivíduo.

É importante para o bem-estar do usuário ter momentos de introspecção, de concentração, de meditação, de oração, de emoção e conexão com o que a pessoa acredita que seja seu propósito na vida. Hoje, muitos procuram a meditação e o *mindfulness* até mesmo nos ambientes corporativos, devido às comprovações dos benefícios para a saúde mental (KOZASA et al., 2012).

A meditação da atenção plena é um exercício para que as pessoas percebam os pensamentos e lembranças prejudiciais que irão desencadear emoções, evitando, assim, sensações de irritação, exaustão e estresse. Existe o lado analítico da mente, que produz os pensamentos, julgamentos e planejamentos para encontrar soluções, e existe também o lado consciente, que percebe o que a mente está pensando. A experiência no mundo ocorre pelos sentidos – ouve-se o som dos pássaros, sente-se o perfume das flores –, porém a mente é bem mais abrangente do que os pensamentos (WILLIAMS, 2015).

Thaler (2009) afirma que existe uma "cutucada", ou um "empurrãozinho", chamado pelo autor de "*nudge*", uma orientação que o ambiente produz no sistema cognitivo das pessoas que estimula uma ação. O ambiente proporciona o *nudge* de diversas maneiras, sendo este qualquer fator que altere significativamente o comportamento dos humanos.

ATRIBUTOS ARQUITETÔNICOS

Para favorecer o comportamento dos usuários, o arquiteto precisa fazer escolhas e tem a responsabilidade de organizar o contexto no qual as pessoas tomam decisões. Nos EUA, a área que pesquisa o comportamento humano se integrou aos avanços da neurociência, e esse conjunto de conhecimentos foi aplicado à arquitetura. A Academy of Neuroscience for Architecture (Anfa) é a associação que representa os pesquisadores dessa área, da qual o arquiteto Roger Ulrich foi um dos fundadores. Entre os temas pesquisados na Anfa está o papel da ação e da interação na experiência do usuário com os ambientes construídos.

Stemmers (2015), professor e pesquisador do Cambridge Well-being Institute, soma as três qualidades básicas de um ambiente construído – solidez, utilidade e atratividade no edifício – aos requisitos para ambientes que incentivam o bem-estar. O autor aponta cinco caminhos para se fazer uma arquitetura que promova o bem-estar e a saúde mental:

1. Conectar-se: ambientes que favoreçam as relações sociais, como conversar e ouvir familiares e amigos com segurança e calma.
2. Manter-se ativo: incentivar o deslocamento, seja por escadas ou por corredores com vistas das janelas, arte, luz natural, áreas verdes e natureza.

3. Prestar atenção: ambientes que produzam interesse e que permitam às pessoas perceber as sensações e os pensamentos – chamados de *mindful design*, ou projetos conscientes.
4. Aprender sempre: ambientes confortáveis, seguros, bem iluminados, com qualidade do ar e acústica adequada, que estimulem o aprendizado de artes e música, que fazem bem para a saúde.
5. Doar-se, ser colaborativo: o altruísmo e o voluntariado fazem bem à saúde mental, assim como abrigar a diversidade, com acessibilidade e atendendo às necessidades dos usuários, oferecendo escolhas e opções de controle do ambiente (STEMEERS, 2015).

Os ambientes construídos influenciam por meio dos múltiplos fatores citados o conforto e o bem-estar dos usuários.

AMBIENTES NATURAIS

Os ambientes naturais mantêm uma afinidade intrínseca com os seres humanos, afinal os seres humanos são organismos vivos e parte da natureza. Desde o ar para respirar, a água para beber até os alimentos para comer, as pessoas precisam do meio ambiente. Popularmente se diz que nas férias os indivíduos "recarregam as baterias". Normalmente, quando as pessoas se conectam com um lugar com natureza abundante, a mente relaxa e se modifica, tornando-se- mais produtiva na volta das férias.

A relação entre o meio ambiente com os moradores permite que as pessoas chamem um local de "casa". Trazer essa sensação positiva do ambiente natural para os ambientes construídos é chamado de *design* biofílico (KELLERT et al., 2008).

Os ambientes naturais incluem vários elementos que tornam a mente produtiva. Podemos listar seis tipos de elementos influenciadores:

1. **Elementos ambientais:** ecossistema integrado com cores, ar, água, plantas e vistas.
2. **Formas naturais e orgânicas:** linhas curvas, temas botânicos e biomorfismo.
3. **Processos e padrões naturais:** variabilidade sensorial, sons, cheiros, gostos, texturas e equilíbrio dinâmico.
4. **Luz e espaço:** luz quente, luz fria e reflexão da luz.
5. **Relação com o lugar:** conexão histórica, geográfica, cultural e orientação.
6. **Relação evolutiva do ser humano com o ambiente:** segurança, desafios, medo, atração e beleza.

Uma vez que as pessoas precisam viver abrigadas em ambientes protegidos, a melhor maneira de tornar a mente humana produtiva é inserindo os elementos influenciadores naturais nos ambientes construídos. Portanto, observar um vaso de flores no quarto de internação traz benefícios para a saúde e pode ajudar a resolver problemas complexos.

OS AMBIENTES DIGITAIS

Os ambientes digitais têm sido profundamente modificados em velocidade ascendente. Depois que Karl Schwab (2018) escreveu *A Quarta Revolução Industrial*, as mudanças contemporâneas estão em discussão; em consequência, é cada vez mais frequente o debate sobre os ambientes que abrigam as inúmeras atividades humanas e sobre como manter a tecnologia a serviço de forma humanizada.

O Fórum Econômico Mundial tem discutido a integração dos meios físico, biológico e digital e suas consequentes alterações no modo de vida. As tecnologias vestíveis já auxiliam a saúde, a exemplo do sensor de batimentos cardíacos no relógio. Em um futuro não muito distante poderão ser utilizados sistemas integrados ao corpo humano, como um *chip* interno para aumento da produtividade.

A pandemia do coronavírus foi letal para muitas pessoas e causou inúmeros danos à saúde, que necessitam ser tratados. Entretanto, também acelerou algumas tendências e inovações, por exemplo, o uso mais intenso das telecomunicações, da digitalização, de algoritmos, da inteligência artificial, de robôs e da análise de dados para decisões preditivas.

A realidade virtual baseada em óculos 3D já evoluiu para a simulação com sons semelhantes a entrar no ambiente real, afinal a ambiência é experimentada por meio dos cinco sentidos humanos: visão, audição, olfato, tato e paladar – e não apenas pela visão.

O que ainda não se consegue mensurar totalmente é o custo cognitivo da intensificação do uso de ambientes digitais e os consequentes efeitos na saúde mental.

ESTUDO DE CASO: HOSPITAL ALBERT EINSTEIN – BLOCO A1

Com o objetivo de atender às necessidades básicas, emocionais e racionais dos usuários dos ambientes de alto padrão de conforto e qualidade de um hospital com o porte do Albert Einstein, o projeto de arquitetura e *design* de interiores incluiu acabamento moderno e funcional nos apartamentos de hospital-dia do Bloco A1.

Foram instaladas persianas nas janelas com dois sistemas integrados dentro de uma câmara de vidro duplo. Protegidas em ambiente selado e isentas de contaminação, essas persianas proporcionam controle gradual da luminosidade ou escurecimento total do ambiente. O planejamento envolveu um estudo do escritório de arquitetura com o fornecedor do material para sincronizar o uso das persianas e a instalação dos vidros para adequação à luminosidade e fator solar desejados. Por fim, houve o acompanhamento da instalação de ambos na esquadria da obra, garantindo no final do processo um produto aplicado com perfeição e confiabilidade.

Em um quarto sem janelas a taxa de sintomas de dor e delírios em pacientes em recuperação após uma cirurgia é 100% maior se comparados aos pacientes internados em quartos com janelas.

Existem mais de 3 mil artigos científicos relacionados à influência da luz solar no ciclo circadiano e na saúde cronobiológica do ser humano, já que a luz solar influencia na produção de melatonina e vitamina D pelo organismo. A falta de luz solar está relacionada a um desequilíbrio bioquímico causador de depressão, variações de humor, interrupções no trabalho e distúrbios do sono. Estudos comprovam os benefícios na saúde, bem-estar e recuperação de pacientes em leitos de UTI com janelas, além de maior satisfação à equipe assistencial (ULRICH, 1984; 2008; WILSON, 1972; MALKIN, 1992; 2008; HAMILTON; SHEPLEY, 2010; SHEPLEY et al., 2012; ALZUBAIDI, 2013).

No Bloco A1, em especial, foram aplicadas diversas soluções alinhadas às necessidades e conceitos de sustentabilidade e preocupação com a percepção do ambiente construído visando à diminuição da carga térmica total do edifício e à economia energética, por meio do uso de diferentes tipos de vidros aplicados especialmente para o projeto.

Quando é necessário ir a um hospital, é desejável que o local demonstre e propicie o equilíbrio de fatores que farão as pessoas se sentirem bem.

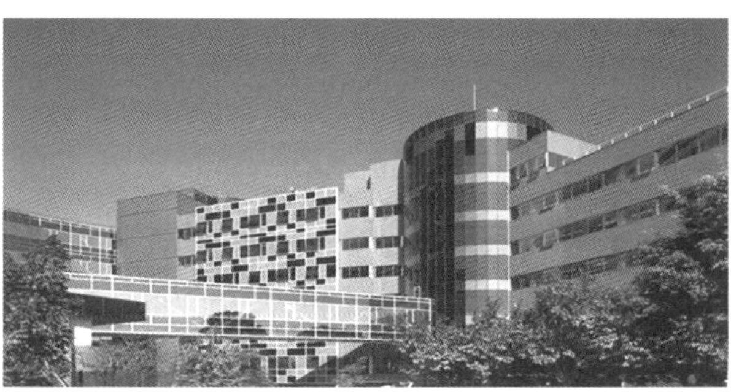

Figura 2 Vista externa das esquadrias inspiradas no pintor Mondrian.

Fonte: acervo do fotógrafo Daniel Ducci.

É muito importante ser tratado com respeito e gentileza, ter a privacidade garantida, obter o máximo de informação a respeito de tratamentos, terapias alternativas sobre saúde e doença. O paciente deve ter autonomia e poder de escolha sobre o maior bem da humanidade – a vida! A arquitetura para os espaços de saúde é o item principal dentre os elementos constituintes do modelo Planetree, pois permite que os ambientes promovam as ações necessárias para o bom atendimento de assistência ao paciente e a todas as pessoas envolvidas no processo.

Além disso, inclui o fator espiritual no conceito de saúde. O equilíbrio entre os aspectos físico, mental, espiritual e social proporciona a tão procurada qualidade de vida. Sentir-se bem e viver com saúde são itens essencialmente interligados. Trata-se da saúde segundo a perspectiva de que os seres humanos e outros organismos funcionam como unidades completas e integradas e não como um agregado de partes separadas.

O Planetree oferece os conceitos mais atualizados de arquitetura para a saúde de acordo com o estímulo da atividade multiprofissional da equipe e em todo o processo assistencial, considerando o paciente como um todo. A arquitetura desenvolvida com a função de qualidade e segurança visa ao bem-estar do paciente, apoiada na filosofia e prática de foco nas pessoas, reconhecida internacionalmente como Planetree.

Planetree é o nome em inglês da árvore sob cuja sombra Hipócrates, o pai da Medicina, se recostava para transmitir seus ensinamentos aos discípulos. Esse é também o nome da entidade sem fins lucrativos criada em 1978 nos EUA por Angelica Thieriot, uma paciente que desejava restaurar a dimensão humana no atendimento de saúde.

A visão do Planetree considera os efeitos psicológicos e somáticos benéficos advindos de um espaço bem planejado. Por exemplo, na percepção da acústica, por meio do isolamento e absorção de ruídos necessários na especificação de um revestimento de piso, da inserção de música agradável nos locais, da instalação de um sistema de som ambiente, ou ainda por meio da música ao vivo ou da presença de contadores de estórias. Sempre com a atenção centrada na pessoa, o ser humano sobre a tecnologia necessária.

O intuito é obter o conforto e a sensação de sentir-se "em casa". Um hospital filiado ao Planetree incentiva a colocação de fotos e flores no quarto de internação e até mesmo permite a visita de animais de estimação. Aliás, o Planetree inseriu um sétimo aspecto do conforto: o conforto espiritual, para que as pessoas tenham esse apoio com a relação de fé.

É possível enxergar ambientes belos, agradáveis e coloridos integrados com a natureza, bem iluminados, com diferentes texturas nos materiais de acabamento, e acima de tudo promovendo a interação humana. Ambientes com aromas agradáveis, como o de um bolo recém-saído do forno, e a possibilidade de comer uma refeição gostosa são permitidos nos ambientes de saúde, assim como espaços para meditar e para conversar.

Os projetos de Arquitetura Hospitalar do Hospital Albert Einstein em São Paulo foram desenvolvidos segundo os conceitos do Planetree. Todos os visitantes percebem a diferença no ambiente, seja nas cores, na iluminação ou na paginação do piso. Na internação se observa também a posição das paredes com uma inclinação de maneira que a cabeceira da cama fique virada para a janela. Assim o paciente estabelece uma relação com o ambiente externo e mantém seu ciclo circadiano, diminuindo a sensação de estar em um espaço fechado.

A escolha das gravuras que complementam a arquitetura de interiores desse projeto também segue as indicações do Planetree. A equipe de arquitetura escolheu paisagens com um sentido de abertura no espaço, o que transmite uma mensagem subliminar de direção e superação. Foram selecionadas vistas com árvores, flores e folhagem, sempre aos pares, para não serem associadas à solidão.

CONCLUSÃO

A sinestesia é a combinação das sensações humanas, a relação espontânea que se verifica entre as percepções de caráter diverso, mas intimamente interligadas. Por exemplo, um ruído pode provocar uma imagem particular em uma pessoa, trazer lembranças boas ou ruins ou desencadear uma sequência de emoções. A psicologia ambiental e a ciência comportamental estudam as relações entre o ambiente e o comportamento humano. Por causa da sinestesia, os am-

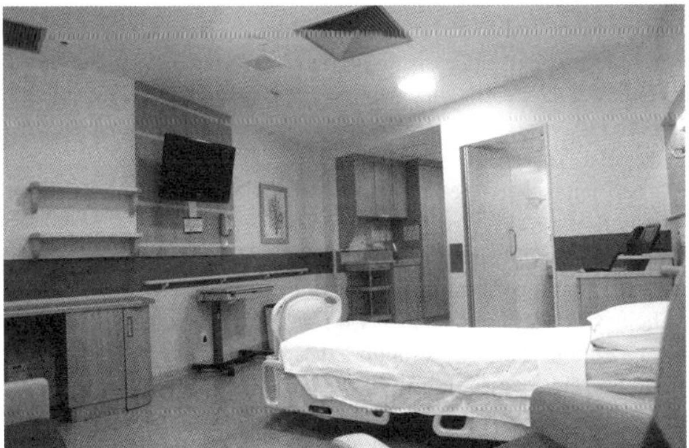

Figura 3 Vista do quarto do paciente.
Fonte: acervo do fotógrafo Daniel Ducci.

bientes construídos devem considerar a percepção dos usuários para atingir o melhor desempenho em uso.

Existem diversas maneiras de projetar, construir e criar uma ambiência acolhedora e saudável em qualquer lugar, seja uma casa, um escritório ou um hospital. Não existe arquitetura "neutra". As posições e localizações dos ambientes e dos equipamentos influenciam sutilmente o modo de interação entre as pessoas que usam o edifício.

Os ambientes adequados devem ser atraentes, mas também devem funcionar em concordância com os usos previstos. Os ambientes precisam ser funcionais, direcionando as escolhas para a segurança e a prestação da assistência de maneira eficaz e eficiente, mas não podem subestimar o bem-estar mental e as percepções subjetivas dos usuários. Esse é um dos desafios presentes na complexidade dos ambientes, com os quais os arquitetos lidam constantemente de maneira humanizada.

Portanto, não existe arquitetura à prova de usuários; as pessoas usam os ambientes nos quais se sentem bem, para que suas mentes tenham alta *performance* e sejam mais produtivas.

Os arquitetos especializados em Arquitetura Hospitalar estudam para compreender as necessidades das pessoas e para aplicar, com muita responsabilidade, nos projetos, *design*, planejamentos, consultorias, construção e manutenção dos ambientes, recursos para promover o bem-estar, a saúde e o conforto.

REFERÊNCIAS

1. Alzubaidi S et al. Survey of hospitals lighting: daylight and staff preferences. International Journal of Energy Engineering. 2013;3(6):287-93.
2. Biederman I, Vessel EA. Perceptual pleasure and the brain: a novel theory explains why the brain craves information and seeks it through the senses. Psychology. 2016. ID: 17025052.
3. Brasil. Agência Nacional de Vigilância Sanitária (Anvisa). Conforto ambiental em estabelecimentos assistenciais de saúde. Brasília: Anvisa; 2014.
4. Cavalcante S, Elali GA (org.). Psicologia ambiental: conceitos para a leitura da relação pessoa-ambiente. Petrópolis: Vozes; 2018.
5. Eberhard JP. Brain landscape: the coexistence of neuroscience and architecture. New York: Oxford University Press; 2008.
6. Goés RD. Manual prático de arquitetura hospitalar. 2ed. São Paulo: Bluncher; 2011.
7. Hall ET. A dimensão oculta. Tradução Sônia Coutinho. Rio de Janeiro: F. Alves; 1989.
8. Hamilton K, Shepley M. Design for critical care: an evidence-based approach. Routledge; 2010.
9. Kellert SR, Heerwagen J, Mador M. Biophilic design: the theory, science and practice of bringing buildings to life. New Jersey: John Wiley & Sons Inc.; 2008.
10. Kozasa E, Sato JR, Lacerda SS, Barreiros MAM, Radvany J, Russell TA, et al. Meditation training increases brain efficiency in an attention task. Neuroimage. 2012 Jan;59(1):745-9.
11. Malkin J. A visual reference for evidence-based design. Center for Health Design; 2008.
12. Malkin J. Hospital interior architecture: creating healing environments for special patient populations. Van Nostrand Reinhold; 1992.

13. Nicolelis M. O verdadeiro criador de tudo: como o cérebro humano esculpiu o universo como nós o conhecemos. São Paulo: Planeta; 2020.
14. Norman D. A. Design emocional: por que adoramos ou detestamos os objetos do dia a dia. Rio de Janeiro: Rocco; 2008.
15. Organização Mundial de Saúde (OMS). Disponível em: http://www.who.int/eportuguse/countries/bra/pt/; acessado em 11 de maio de 2018.
16. Pinto FG. O cérebro ninja: como usar 100% do seu cérebro. São Paulo: Planeta; 2018.
17. Schwab K. A Quarta Revolução Industrial. Tradução Daniel Moreira Miranda. World Economic Forum; 2018.
18. Shepley M et al. S. The impact of daylight and windows on ICU patients and staff. 2012. Disponível em: https://doi.org/10.1177%2F193758671200500205; acessado em 11 de abril de 2018.
19. Stemmers K. Architecture for well-being and health. Daylight & Architecture Journal [London]. 2015 Sep;23:6-27. Disponível em: http://thedaylightsite.com/architecture-for-well-being-and-health/; acessado em 22 de fevereiro de 2020.
20. Thaler RH, Sunstein C. Nudge: o empurrão para a escolha certa. Tradução Marcello Lino. Rio de Janeiro: Elsevier; 2009.
21. Ulrich R. Effects of Healthcare Environmental Design on Medical Outcomes. 2001. Disponível em: https://www.brikbase.org/sites/default/files/Roger-Ulrich-WCDH2000.pdf; acessado em 26 de maio de 2022.
22. Ulrich R. View through a window may influence recovery from surgery. Science 224; 1984.
23. Ulrich R et al. A review of the research literature on evidence-based healthcare design. Health Environments Research & Design Journal HERD. 2008;1(3):61-12.
24. Williams M, Penman D. Atenção plena: mindfulness. Como encontrar a paz em um mundo frenético. Tradução Ivo Korytowsky. Rio de Janeiro: Sextante; 2015 [recurso eletrônico].
25. Wilson LM. Intensive care delirium: the effect of outside deprivation in a window less unit. JAMA Internal Medicine. 1972;130:225-6.
26. World Green Building Council. Health, well-being & productivity in offices: the next chapter for green buildings. p. 2014. Disponível em: http://www.worldgbc.org; acessado em 7 de novembro de 2014.
27. Zioni E. Planejamento físico-funcional e hotelaria em saúde. São Paulo: Editora Senac São Paulo; 2018 (Série Universitária).

14
Etapas de projetos para reformas de clínicas

Antonio Carlos Rodrigues

O ESPAÇO DE SAÚDE

Arquitetura é essencialmente o *design* do que é construído. Até mesmo o espaço entre as coisas pode ser considerado parte da arquitetura.

O ambiente é determinante para nossa saúde e bem-estar. Partindo do princípio de que ele tem voz, pois inspira sentimentos, emoções e gera experiências aos seus usuários, quando se trata de espaços de saúde a arquitetura ganha uma relevância ainda maior.

Os edifícios voltados ao atendimento à saúde, principalmente os hospitais, mas não somente, demandam intensos planejamento e dedicação. São edifícios (ou espaços) que abarcam muita tecnologia e infraestrutura, cuja operação é complexa e muito cara. Assim, quando mal planejados, mais difícil e cara será sua operação e menos eficiente será seu desempenho.

É importante lembrar que um projeto tem aspectos que são tangíveis, como a iluminação e a ergonomia, mas também aspectos mais subjetivos, ou intangíveis, como o fluxo dos usuários, a privacidade e a otimização dos recursos e processos. Se o espaço proporcionar condições para que o colaborador faça algo além das suas obrigações e exerça suas tarefas com inspiração, a experiência do cliente irá muito além do previsto.

SIGNIFICADO E EFICIÊNCIA

Nizan Guanaes diz que

> "As grandes marcas são como jornais e revistas, precisam de editor-chefe. Elas têm que ter significado e profundidade para se comunicar com mais eficiência.

> As marcas saudáveis têm *lovers* e *haters*. Se uma marca só tiver *haters*, ela está fazendo algo de errado. Se ela só tiver *lovers*... isso é impossível nos dias de hoje. Então prepare-se para não ser 100%, porque tal coisa não existe no século 21. E foca nos *lovers*" (GUANAES, 2020).

Cada projeto é único e não existem receitas, então é preciso pensar cada caso como único. Além disso, é sempre necessário prover para cada estabelecimento/empresa sua própria identidade.

O espaço físico de uma empresa remete aos seus valores e à maneira como ela se relaciona com seus usuários; ele também reflete os processos dessa empresa. Nenhuma companhia deveria desperdiçar esse canal de comunicação. Se uma empresa, seja ela de saúde ou não, não trabalha a identidade de sua marca e sua relação com o espaço físico, perde o domínio da mensagem que está passando. Não tenha dúvida: a mensagem acontece, negativa ou positiva, e o espaço define boa parte da experiência do usuário. Não desperdice essa oportunidade e crie sua identidade, seja proprietário dela.

Muitas são as ferramentas possíveis para criar uma identidade, mas é importante lembrar que o *design* está estritamente ligado ao desempenho e à eficiência dos espaços de saúde.

Para ilustrar o conceito de identidade e de eficiência, pode-se citar como estudo de caso uma rede de clínicas médicas ambulatoriais. Com mais de 60 unidades, e por ser um centro médico ambulatorial de alta qualidade e baixo custo, a otimização do espaço e dos recursos (físicos e humanos) é essencial para sua viabilidade financeira.

Os arquitetos, em conjunto com a equipe de atendimento, fizeram um extenso trabalho de campo medindo o tempo de atendimento de cada especialidade e/ou exame/consulta em cada etapa do atendimento. Alinhando essas informações com a jornada do paciente e mapeando o rateio dos setores de cada unidade, chegaram a parâmetros muito importantes.

Parametrização do *layout*

Depois de aprovado o *layout*, todas as áreas e números são lançados em uma planilha – o número de assentos em esperas, o número de *counters*, a quantidade de salas de consulta, de procedimentos, de área destinada à circulação, esperas, consultórios e demais espaços de apoio e produtivos. Essa planilha gerou gráficos, nos quais fica visível o que é área produtiva e não produtiva, e a proporção entre um elemento e outro. desses dados é possível tirar médias e indicadores.

Essa parametrização mede a eficiência de cada unidade:

1. Do ponto de vista econômico: quanto mais consultórios, mais lucrativa será a unidade.
2. Do ponto de vista espacial: sem desperdícios, ou seja, sem *counters* e assentos sem uso.
3. Do ponto de vista do cliente: sem gargalos de operação os usuários terão uma experiência muito melhor.

Resumidamente, o objetivo da parametrização é garantir a máxima eficiência financeira e espacial sem renunciar de uma boa experiência ao usuário.

Na Figura 1 é possível ver a planta de uma clínica ambulatorial, devidamente mapeada com cores por setor. A Figura 2 apresenta a tabela onde todos os dados são lançados, e os círculos mostram as proporções entre setores.

ESTRATÉGIAS DE PROJETO

A maioria dos usuários das chamadas clínicas populares é formada por pessoas que sempre usaram o sistema público de saúde e, portanto, nunca pagaram por esse tipo de serviço. Assim, além da parametrização, visando ao conforto e à produtividade, foram utilizadas algumas estratégias de projeto com o intuito de quebrar o paradigma de um público que nunca havia usado o sistema privado e conduzi-lo a experimentá-lo. As palavras-chave para essas estratégias são transparência, objetividade, localização e informação.

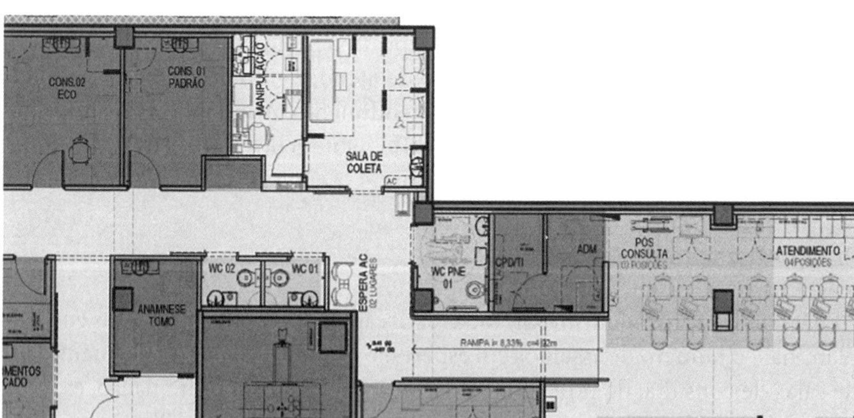

Figura 1 Planta de uma clínica ambulatorial.

Fonte: acervo do autor.

(Ver Figura 1 colorida no Anexo, no final do livro).

PROGRAMA DA UNIDADE

Total unidade	Setor consultórios médicos	Setor RM + TC	Setor endoscopia	Setor odontologia	Análises clínicas	Procedimentos	Apoio	CME
	10 salas	1 sala	0 sala	0 sala	2 cadeiras			
419,75 m²	131,03 m²	49,91 m²	0,00 m²	0,00 m²	20,52 m²	13,77 m²	11,05 m²	6,45 m²

Setor de exames e consultórios	Análises clínicas	Setor de procedimentos médicos
180,94 m²	20,52 m²	31,28 m²

Área geradora de receita
245,74 m²

Pré-consultas	Espera atendimento	Espera consultas e exames	WC públicos	Circulação	Atendimento	Agendamento	ADM + CPO	DML + lixeiras	Almoxarifado	Setor funcionários	Área técnica
3 salas	25 lugares	46 lugares	3 sanitários		4 posições	3 posições		1			
23,00 m²	19,51 m²	26,91 m²	9,20 m²	119,82	14,15 m²	14,74 m²	7,78 m²	6,67 m²	10,65 m²	20,47 m²	34,56 m²

Pré-consultas	Setor de conforto do paciente	Circulação	Setor de atendimento ao paciente	Setor de serviços internos à unidade
23,00 m²	55,62 m²	119,82	36,67 m²	71,75 m²

Área de apoio operacional
187,04 m²

PRINCIPAIS INDICADORES

Consultórios com pré-consulta (salas)/pré-consultas (salas)	Consultórios (salas)/atendimentos (posições)	Consultórios (salas)/agendamentos (posições)	Área da unidade/consultórios e exames (salas)	Espera atendimento (lugares)/consultórios e exames (salas)	Espera consultas e exames (lugares)/consultórios e exames (salas)
2,00 salas	2,75 salas	3,67 salas	41,90 m²	2,18 lugares	5,00 lugares

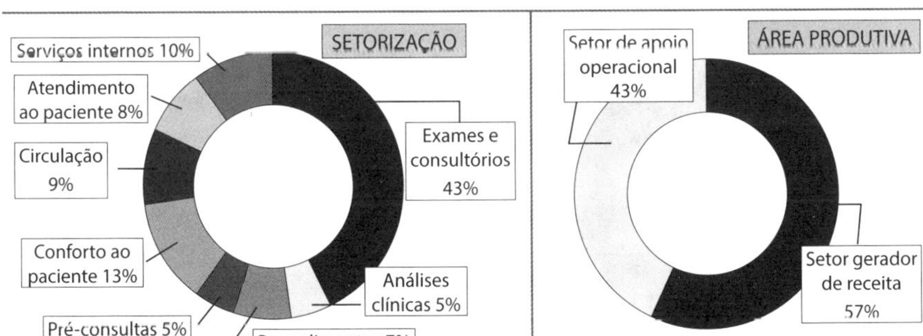

Figura 2 Tabela de dados.

Fonte: acervo do autor.

(Ver Figura 2 colorida no Anexo, no final do livro).

Transparência

A fim de que o cliente se sinta à vontade para entrar e experimentar o serviço, existem grandes vitrines transparentes voltadas para a rua, de modo que todos podem ver o espaço interno antes de entrar e se identificar previamente com o local e com os demais usuários, que podem ser vistos de fora.

Na Figura 3 é possível visualizar toda a sala de espera e *counters* a partir do corredor do *shopping*.

Objetividade

Uma vez dentro, o *menu board* colocado sobre os *counters* (como em redes de *fast-food*) deixa o cliente à vontade para saber os preços dos serviços sem precisar perguntar, evitando constrangimentos.

Na Figura 4 vê-se o menu de serviços e seus preços atrás dos balcões de atendimento, o que demonstra a facilidade na prestação dos serviços, semelhante a produtos em uma lanchonete. Este é um exemplo do que os norte-americanos chamam de "*Minute clinic*".

Localização

Nas paredes das salas de espera há uma "linha do tempo". Um esquema simples com as cinco etapas do atendimento, para que o cliente conheça o processo interno, saiba onde está e o que vai acontecer na sua jornada no ambiente de saúde. Saber em que etapa se encontra e o que há por vir gera tranquilidade e segurança para os usuários da clínica.

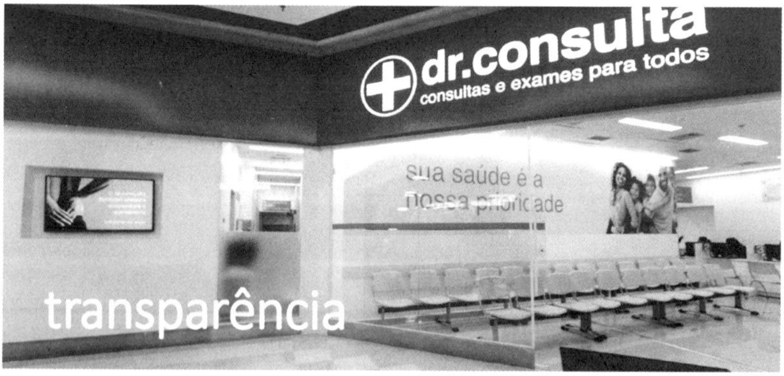

Figura 3 Vista da transparência na fachada da clínica.

Fonte: acervo do autor.

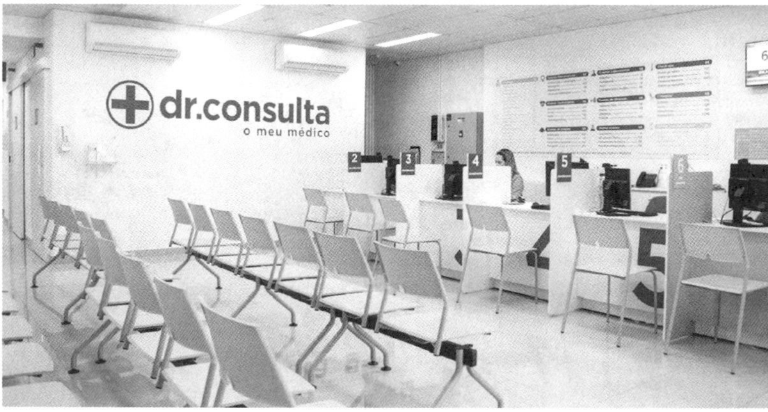
dr.consulta
o meu médico

Figura 4 Menu de serviços e preços em uma clínica.
Fonte: acervo do autor.

A Figura 5 mostra a "linha do tempo", e a Figura 6 a exibe na espera da recepção principal da clínica.

Informação

A comunicação visual é inspirada na sinalização do Poupatempo, projeto por meio do qual o estado oferece diversos serviços em um só lugar, como renovação da carteira de habilitação e emissão de documentos, projeto que em cada estado tem um nome. O Poupatempo é muito conhecido em São Paulo, sua comunicação visual é bem resolvida, as unidades são enormes e ninguém se perde. São cores simples e puras, letras grandes e a informação é objetiva.

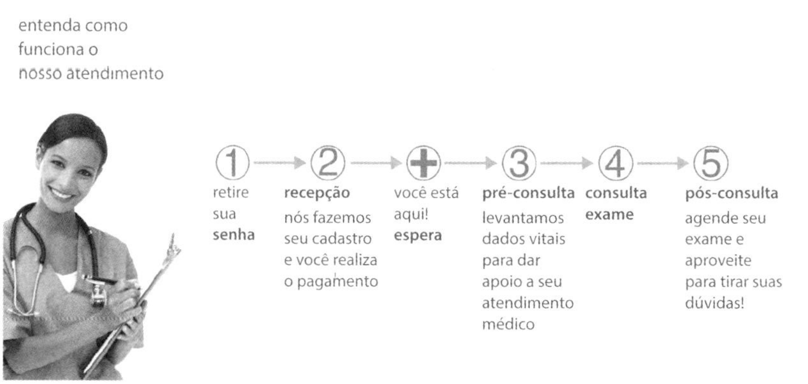
entenda como
funciona o
nosso atendimento
1
retire
sua
senha
2
recepção
nós fazemos
seu cadastro
e você realiza
o pagamento
você está
aqui!
espera
3
pré-consulta
levantamos
dados vitais
para dar
apoio a seu
atendimento
médico
4
consulta
exame
5
pós-consulta
agende seu
exame e
aproveite
para tirar suas
dúvidas!

Figura 5 Identificação do fluxo de atendimento na comunicação visual nas paredes.
Fonte: acervo do autor.

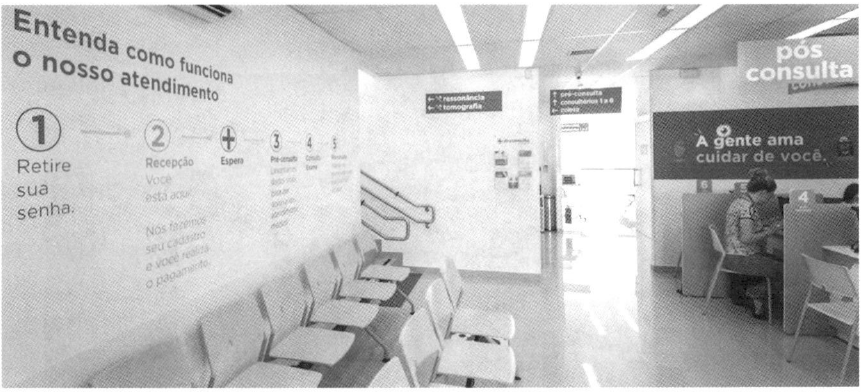

Figura 6 Vista da recepção à direita com os balcões de atendimento. Vista das cadeiras longarinas fixas à esquerda.

Fonte: acervo do autor.

Comunicação e orientação são essenciais em qualquer serviço de saúde. O cliente fica menos ansioso, se sente cuidado e confia.

A Figura 7 mostra o Poupatempo na Praça da Sé, em São Paulo. A Figura 8, as placas de teto da clínica Dr. Consulta.

O *LAYOUT*

Todo *layout* de espaços de saúde, especialmente clínicas de pequeno e médio portes, entre 300 e 1.000 m^2, precisa proporcionar transparência, objetividade, localização e informação. Algumas atividades requerem maior privacidade, algumas áreas são mais críticas do que outras, logo têm prioridade na sua resolução espacial e localização.

Todo ambiente de saúde precisa ser seguro e parecer seguro. Uma planta dedutiva é aquela na qual intuitivamente o usuário encontra os sanitários e a saída, na qual nunca perde a noção de direção, o que gera maior segurança. Organização e conhecimento do negócio precisam ser palpáveis.

Um exemplo simples de espaço organizado e dedutivo é aquele onde qualquer um que entra já se sente bem, tem visão geral do espaço e sabe para onde se direcionar. Os sanitários devem ser encontrados intuitivamente, mas suas portas devem ter privacidade, nunca abrindo para as esperas. A circulação deve levar o usuário onde ele precisa, mas precisa trazê-lo de volta de forma simples e direta, sem que ele perca o sentido de direção.

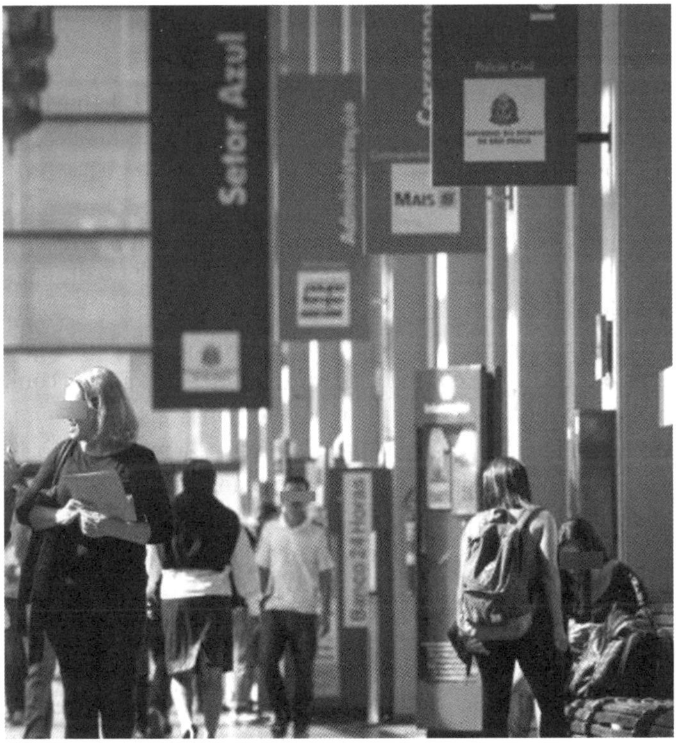
Setor Azul
MAIS

Figura 7 Vista da comunicação visual do Poupatempo.

Fonte: acervo do autor.

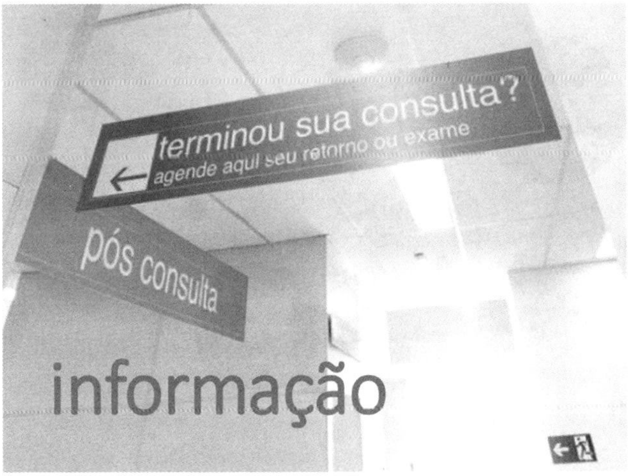
terminou sua consulta?
agende aqui seu retorno ou exame
pós consulta
informação

Figura 8 Vista interna da clínica com placas de comunicação visual.

Fonte: acervo do autor.

METODOLOGIA DE PROJETO

O primeiro passo ao iniciar um projeto é conhecer seu cliente e saber quem é o usuário final do espaço a projetar. O arquiteto deve estabelecer ao menos algumas palavras-chave que deem significado ou traduzam valores da empresa e procurar torná-las palpáveis no projeto, tais como saúde, otimismo, organização, emoção, empatia e proximidade. Funciona como um *brainstorm* (Figura 9).

Em segundo lugar, é preciso estabelecer um fluxo de trabalho para a aprovação dos projetos e *layouts*, única maneira de obter rapidez e resolubilidade. É preciso saber quem é quem na empresa e promover a participação de todos os *stakeholders* no processo de construção do *layout*, departamentos como medicina, enfermagem e segurança do trabalho, os responsáveis pelo *capital expenditure* (capex) e pelo *operational expenditure* (opex), pela manutenção, tecnologia, entre outros. Uma das tarefas do arquiteto é planejar, orquestrar todas as demandas e conciliá-las.

O arquiteto precisa encontre o lugar do seu trabalho na hierarquia da empresa do cliente e definir seu escopo e atuação.

Além do projeto, o arquiteto pode oferecer estudos de viabilidade para o imóvel que se pretende usar, fazendo seu levantamento cadastral, maquetes eletrônicas, comunicação visual, projeto legal, documentação para compras e licitações, planilha e cronograma de obras, gestão de obra e montagem, entre outros.

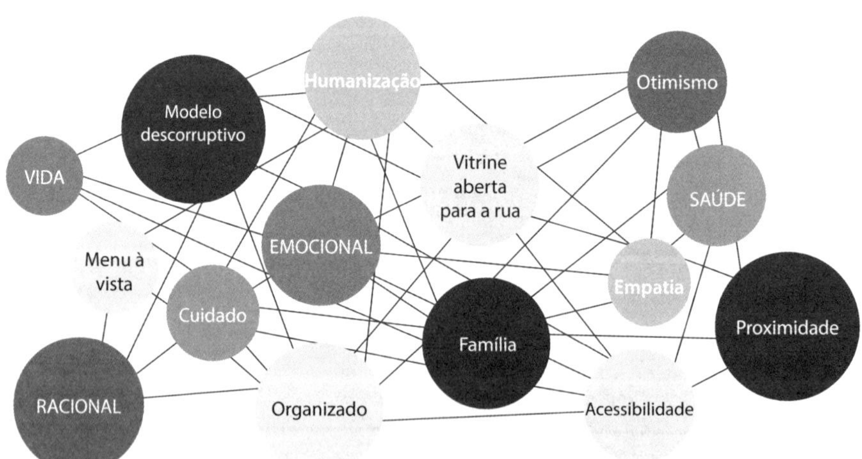

Figura 9 Palavras-chave que devem ser levadas ao projeto.
Fonte: elaborada pelo autor.

Para cada escopo o arquiteto precisa esclarecer ao cliente como é sua metodologia de trabalho e as etapas de projeto até a finalização da obra. É necessário deixar bem claro o que é compatibilização de projetos complementares, a diferença entre estudo preliminar, anteprojeto e projeto executivo, projeto de mobiliário, acompanhamento da obra e montagem (Figura 10).

Em São Paulo, a localização de uma unidade de atendimento é determinada pela pesquisa de *geomarketing* e pela oferta de mercado. Assim, a maioria das situações é uma reforma em um imóvel preexistente.

Um levantamento cadastral bem-feito é uma base segura para a elaboração do estudo preliminar e posterior orçamento e execução da obra. Todos os acabamentos, alturas, instalações e estruturas aparentes devem constar desse levantamento. Para melhor controle de qualidade, é preciso ter um *checklist* dos principais itens a serem verificados.

A seguir, antes de efetivar a locação ou compra do imóvel, é recomendável fazer um estudo de massas, que nada mais é que um *layout* simplificado, cujo objetivo é representar o que o imóvel comporta, ilustrando principalmente a setorização, o fluxo, a sinergia entre áreas e a capacidade produtiva. Essa é uma ferramenta determinante para o estudo de viabilidade econômica.

Na Figura 11, cada cor representa um setor, o que permite contar quantas salas existem e visualizar o macrofluxo, as circulações.

Um subproduto muito útil é uma "planta de locação", documento que é anexado ao contrato de aluguel no qual se documenta como o imóvel será devolvido futuramente ao proprietário, mostrando o que será demolido e construído.

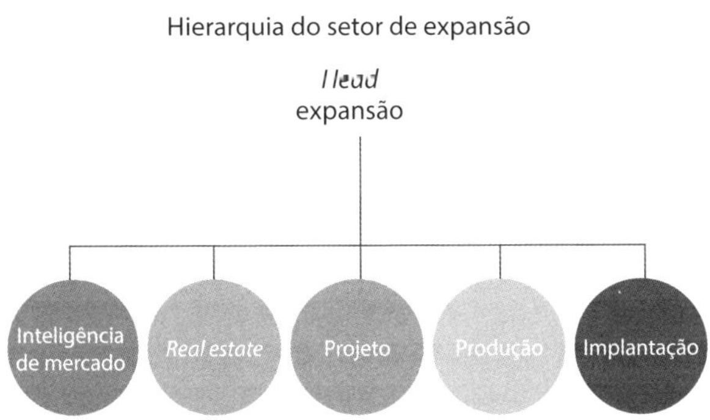

Figura 10 Tudo começa pela definição da região, por meio da inteligência de mercado, do local, por intermédio do corretor de imóveis, e daí se inicia o projeto, a execução da obra e a montagem da unidade.

Fonte: elaborada pelo autor.

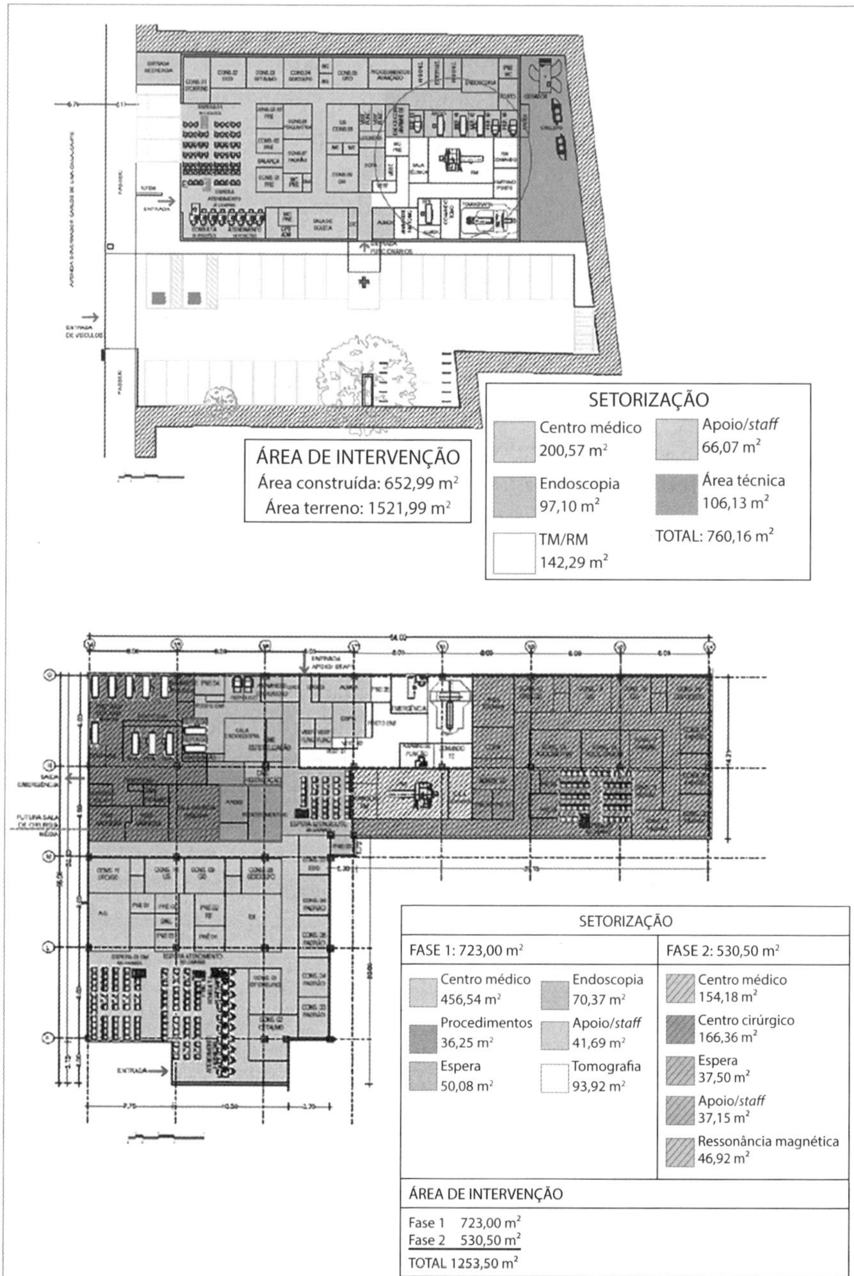

Figura 11 Estudo de massas.

Fonte: acervo do autor.

(Ver Figura 11 colorida no Anexo, no final do livro).

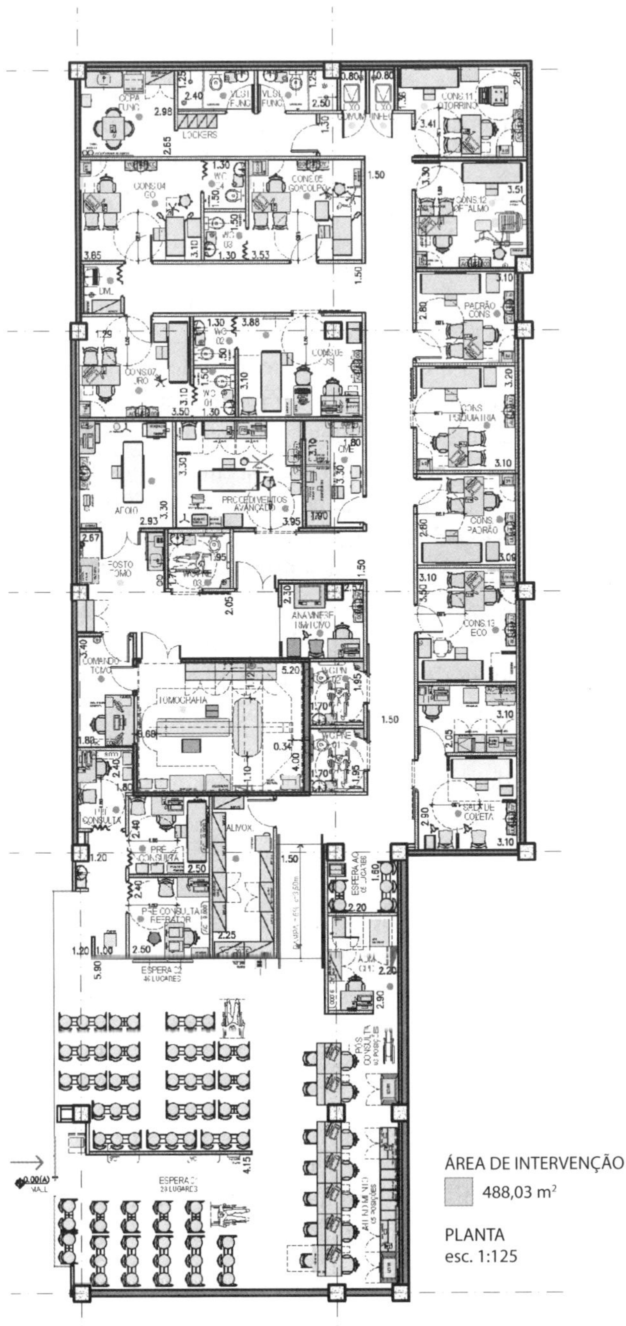

Figura 12 Estudo de massas.

Fonte: acervo do autor.

No estudo preliminar se desenvolve o *layout* do projeto, conciliando as premissas do cliente e as "circunstâncias" do imóvel. O principal entregável são plantas de *layout* e fachadas. Aprovado o estudo preliminar, é feita a parametrização da unidade, ou a análise de produtividade, inserindo as áreas e dados em uma planilha e gerando gráficos que mostrarão a proporção entre cada setor e entre áreas produtivas e de apoio.

Na fase do anteprojeto, além das plantas de cadastro e do *layout*, são desenvolvidos cortes e a planta de forro/iluminação, peças fundamentais para o desenvolvimento dos projetos complementares.

O projeto executivo é o desenvolvimento e detalhamento do anteprojeto e inclui a compatibilização dos projetos complementares. Deve conter as informações técnicas necessárias e suficientes para a realização do empreendimento, de forma clara, precisa e completa, com todas as indicações e detalhes construtivos para a perfeita instalação, montagem e execução dos serviços e obras.

Minimamente, nessa fase devem ser entregues as plantas de *layout*, divisórias, piso, forro e iluminação; cortes e fachadas detalhados, além da ampliação de áreas específicas, como bancadas, áreas molhadas, detalhes construtivos relevantes, caixilhos e portas. Acompanham também o memorial descritivo de acabamentos e qualquer detalhe construtivo relevante.

O projeto de marcenaria é baseado na planta de *layout* do projeto executivo de arquitetura, onde são mapeados os móveis sob medida (para execução em marcenaria) e os industriais (a serem adquiridos no mercado).

Para os móveis projetados para execução sob medida o produto entregue será a ampliação de cada móvel, em escala 1:25 ou compatível, mostrando plantas, elevações, medidas, detalhes e acabamentos.

O chamado "pacote de compra" de que a maioria das empresas precisa para contratar uma obra inclui ao menos o projeto executivo de arquitetura e complementares, memorial descritivo de todas as disciplinas, lista de projetos e folhas, planilha quantitativa e cronograma de obras ou cronograma de fluxo financeiro. Tudo isso pode ser executado pela equipe de projeto, podendo também conter:

- **Imagens 3D:** são úteis como ferramenta de desenvolvimento de projeto e proporcionam a visualização tridimensional do espaço projetado, permitindo melhor compreensão do resultado antecipadamente.
- **Sinalização:** proporciona orientação espacial e permite que os usuários se movimentem de forma segura. Deve estar muito alinhada ao *branding* e ao conceito arquitetônico.
- **Comunicação visual:** signos, desenhos e gráficos que reforçam a identidade visual da marca e fazem o *looking and feel* da empresa, muitas vezes dispensando adornos.

A correta especificação do mobiliário industrial, como cadeiras, sofás, mesas e até os eletroeletrônicos, como televisores e máquinas de café, integra os projetos e torna o conceito mais coeso.

Quando se pretende construir uma rede de clínicas, é preciso pensar em desenvolver um caderno técnico, ou *book* de padronização. Cada ambiente tem seu *layout* interno exaustivamente debatido com o time de aprovação e detalhado em seus mínimos detalhes. O caderno serve como um *checklist* de projeto para melhor gerenciamento das obras.

Nos estudos preliminares é possível marcar cada ambiente com um círculo verde se este está idêntico ao caderno, amarelo se está similar e vermelho se está muito diferente. Em se tratando de reformas, muitas soluções de *layout* são circunstanciais e fica impossível aplicar sempre a mesma solução, porém a marcação colorida orienta o grupo a destinar mais atenção a esses locais. Essa marcação funciona como um indicador de qualidade.

CONCLUSÃO

Primordialmente a arquitetura deveria servir para abrigar as pessoas das intempéries da natureza, conectando-as a ela. Se a arquitetura é uma atividade desempenhada por humanos, para atender a necessidades humanas, não deveria se preocupar com a "humanização dos espaços".

Os espaços de saúde requerem equipamentos de alta tecnologia e muito complexos, geralmente com procedimentos e processos herméticos, levando frequentemente a projetos voltados para a tecnologia e processos em detrimento do usuário.

O tema é relevante e recorrente por diversos motivos. Processos ruins levam a projeto e espaços ruins.

Por isso é preciso desenhar também os processos e a tecnologia a favor do acolhimento nos ambientes de saúde.

REFERÊNCIAS

1. Góes R. Manual prático de arquitetura para clínicas e laboratórios. São Paulo: Edgard Blucher; 2006.
2. Guanaes N. Prepare-se para não ser 100%, porque tal coisa não existe no século 21. Folha de S.Paulo. 7 set. 2020. Disponível em: https://www1.folha.uol.com.br/colunas/nizanguanaes/2020/09/prepare-se-para-nao-ser-100-porque-tal-coisa-nao-existe-no-seculo-21.shtml.
3. Serra GG. Espaço construído, arquitetura e psiquiatria: a visão do Departamento e do Instituto de Psiquiatria do HCFMUSP. In: Gattaz WF (ed.). Clínica psiquiátrica: a visão do Departamento e do Instituto de Psiquiatria do HCFMUSP. Barueri: Manole; 2011. p.1962-9.

15 A colaboração dos processos de hotelaria hospitalar e *facilities*

Marcelo Boeger

INTRODUÇÃO

A área de hotelaria e *facilities* em uma instituição de saúde abarca uma série de serviços operacionais que atendem a inúmeras demandas diárias não assistenciais. Para o arquiteto é importante conhecer os serviços a fim de poder conceber os ambientes nos quais os processos serão realizados.

CONCEITOS

A área de hotelaria presta serviços operacionais que apoiam as atividades assistenciais e é inerente às instituições de saúde desde o início de sua existência, realizando atividades básicas como limpar, organizar, estacionar, controlar o acesso, lavar, arrumar, manter, atender e alimentar – essenciais para o funcionamento desse tipo de organização. No entanto, por muito tempo tais serviços sobrecarregavam a assistência e eram realizados de forma descentralizada e totalmente desestruturada. No final da década de 1990, a organização dessa área passou a ser organizada e gerenciada por um gestor que concentra as atividades de *front* e *back office*.

A hotelaria em instituições de saúde reúne, portanto, todos os serviços de apoio, que, quando associados aos serviços específicos, geram conforto, segurança e bem-estar. Permitem uma alta *performance* no atendimento ao cliente por intermédio da gerência de operações com orçamento estruturado, custos alocados nas áreas geradoras e o estabelecimento do nível de serviços. Essa área participa da experiência do cliente em relação às demandas "não assistenciais", e participa também do planejamento de obras, além de apoiar a homologação dos produtos de higiene junto da área de Comissão de Controle de Infecção Hospitalar (CCIH), que coordena as atividades de controle de infecção. Atua também na correta negociação do *Service Level Agreement* (SLA) (nível de serviços contratados) em relação aos contratos mantidos com as diversas empresas de *facilities* que podem fazer parte da execução de algumas dessas atividades.

ESPAÇOS DE CIRCULAÇÃO E ÁREAS COMUNS

Existe uma estreita relação entre essa área e os espaços de circulação, os fluxos existentes entre os serviços, o custo de manutenção de sua infraestrutura ao longo da vida do edifício, além do projeto arquitetônico e da operação dos serviços em si.

Roupas limpas, com alimentos e bebidas e produtos de higiene são transportados em carrinhos e distribuídos nas unidades diariamente, assim como é coletada toda a roupa suja gerada (podendo chegar a quase 10 kg por paciente/dia), todas as bandejas utilizadas nas seis refeições diárias e o resíduo sólido (desde o infectante, assim como o químico, o radioativo, o comum, o reciclável e o perfurocortante), que deve ser coletado conforme critérios específicos. Para todos esses itens, a distância entre os serviços pode ser crucial para o tempo de duração das atividades, para a ergonomia do profissional e para o adequado dimensionamento de equipes que executam as tarefas.

Os espaços devem ser pensados e desenhados para que, além de gerar uma boa experiência aos clientes e a todos os usuários, abriguem a operação em sua melhor *performance*, segurança e tempo para a entrega do serviço. Isso significa que o desenho dentro do projeto deve refletir os processos em cada jornada, olhando para cada ponto de contato em um hospital em movimento.

A mensuração do tempo deve levar em conta o horário do dia em que o serviço é prestado, o volume de clientes e a ocupação, visando minimizar os efeitos de sobrecarga e ociosidade nas equipes. Esses custos muitas vezes são invisíveis em um primeiro momento, mas podem tornar os serviços onerosos e de baixa qualidade pela falta de gestão sobre sua variabilidade.

O ambiente comum deve ser um ponto de atenção – desde a limpeza de superfícies, o fluxo de coleta de resíduos sólidos até o fluxo de distribuição de roupa limpa e a coleta da roupa suja.

A hotelaria dos hospitais se desenvolveu à medida que o cliente de saúde passou a exigir maior qualidade de atendimento nos serviços prestados, tanto na área pública como na saúde suplementar.

Por ser uma das poucas áreas que o cliente de saúde consegue avaliar, é muito comum a hotelaria receber avaliações, tanto positivas como negativas – devido aos diversos pontos de contato com o cliente durante uma internação hospitalar. Grande parte do julgamento sobre seus serviços ocorre por meio de componentes subjetivos. A avaliação da higiene é feita de forma subjetiva (p. ex., o brilho no piso pode significar, em seu julgamento, que o hospital é limpo); a avaliação da segurança patrimonial também ocorre dessa forma, e não é diferente com a alimentação, a qualidade do enxoval e do atendimento nos diversos balcões de recepção, manutenção, estacionamento e salas de espera. Esses itens passam obrigatoriamente por percepções pontuais e subjetivas do cliente, mas não devem ser julgados pelos gestores do hospital com o mesmo empirismo.

QUALIDADE TÉCNICA E QUALIDADE PERCEBIDA

É preciso ter em vista, portanto, além da "qualidade técnica", a "qualidade percebida" pelo cliente.

Para mensurar a *qualidade percebida*, grande parte dos hospitais tem utilizado como método o *Net Promoter Score* (NPS), uma respeitada ferramenta capaz de medir a satisfação do cliente ao perguntar qual a probabilidade de ele voltar a utilizar os serviços e ao separar as respostas em promotores, neutros e detratores.

Já para mensurar a *qualidade técnica*, é preciso eleger indicadores operacionais para cada serviço e criar metas de desempenho junto ao fornecedor de serviços de *facilities*. Chamamos esse modelo de *Service Level Agreement* (SLA) ou Acordo de Nível de Serviço. O SLA é a relação de desempenho entre o que foi contratado entre o cliente (tomador) e o fornecedor dos serviços (prestador), deixando claros os deveres e responsabilidades de cada parte. Os níveis de serviço devem ser mensuráveis para que se possa avaliar e monitorar seu desempenho. O não cumprimento dos níveis acordados pode acarretar penalidades financeiras para o prestador ou, até mesmo, a rescisão do contrato.

Ao abordar a excelência na prestação de serviços, é necessário um entendimento sistêmico de todos os fatores envolvidos decorrentes dos processos que envolvam o atendimento ao cliente. Deve-se considerar seus componentes, como formato, tempo de execução e os responsáveis pelas etapas. Também é necessário conhecer seus objetivos, seus custos e impreterivelmente questionar seu propósito (o quanto, de fato, agrega valor ao cliente ou à organização) e interpretar de quais maneiras afeta a percepção do cliente.

A vantagem do entendimento dos serviços de hotelaria hospitalar e *facilities* como um departamento é permitir um processo contínuo e formal de gerenciamento do fluxo de informações necessárias à gestão das diferentes áreas de apoio da instituição.

Nos itens a seguir serão destacados alguns serviços essenciais na gestão dos serviços de hotelaria hospitalar e *facilities*.

HIGIENE E LIMPEZA

Esse é um dos mais importantes setores dentre os serviços de *facilities* para a área de hotelaria. A limpeza do ambiente afeta não somente a impressão do cliente, mas principalmente sua própria segurança, passando também pela questão do controle de pragas, do conforto olfativo, do senso de organização, e deve ser alvo de avaliação constante – tanto a higiene das superfícies como a dos artigos têxteis. A criação de processos, rotinas e métodos pode resultar em métodos de trabalho mais adequados e resolutivos.

Na rotina diária das equipes de higiene temos dois processos fundamentais: a higiene concorrente e a higiene terminal. A primeira ocorre de modo vertical nos artigos existentes na unidade, com a presença do paciente acamado; a segunda ocorre horizontalmente, após a alta, a transferência de leito ou mesmo o óbito.

Em seu processo de trabalho, é possível destacar dois pontos críticos e fundamentais em relação aos espaços utilizados nessa área: o depósito de material de limpeza (DML) e as circulações para deslocamentos. Importante ainda ressaltar que ambos sofrem interferência direta do avanço e da modernização dos equipamentos e ferramentas utilizados no processo de higienização, que ao longo do tempo tiveram suas dimensões aumentadas e suas funções expandidas.

Um dos principais alinhamentos de processos existente entre essas áreas na garantia da qualidade está na padronização e homologação dos produtos químicos utilizados no hospital e na lavanderia (detergentes, desinfetantes e toda a gama de produtos químicos utilizados pela área de higiene, lavanderia e controle de pragas), independentemente de se tratar de autogestão ou de serviços terceirizados. Sua compatibilidade com os potenciais patógenos deve ser alvo de constante avaliação, assim como a compatibilidade com os revestimentos existentes, que também necessita de análise (p. ex., o hipoclorito de sódio, utilizado como saneante em muitas instituições, pode reagir e ser corrosivo aos elementos metálicos existentes no ambiente de serviços; a incompatibilidade do álcool com superfícies em acrílico e borracha, entre outros pontos críticos que podem afetar a vida útil de artigos, mobiliários e utensílios).

Os produtos químicos podem ser colocados em diluidores automáticos no próprio DML em vez de uma central de diluição. O DML é um ponto crucial para a eficiência da área. Trata-se do depósito de material de limpeza, que acondiciona os utensílios de higiene, os produtos químicos e o próprio carrinho de higiene.

Os DML são espaços estratégicos para as equipes de higiene. Neles são guardados também os procedimentos de operação padrão (POP), com toda a descrição das atividades do setor, e as fichas de informações de segurança de produtos químicos (FISPQ). A Resolução da Diretoria Colegiada (RDC) n. 50/2002 da Agência Nacional de Vigilância Sanitária (Anvisa) regulamenta um DML com tanque para cada unidade requerente, com superfície de 2 m^2 e dimensão mínima de 1 m. Na prática esse espaço acomoda, além do tanque, um armário para guarda dos produtos e a área do carrinho.

> "É importante observar que, além do espaço necessário para o carrinho de limpeza, que não é contemplado pela exigência da normativa vigente, outros prejuízos podem ser causados às atividades da equipe por erros projetuais como: ausência de ralo para eliminação da água dos baldes utilizados na limpeza; ausência de ponto hidráulico para central de diluição dos produtos químicos; além de usos inapropriados do DML como expurgo, sala de materiais ou rouparia, por não contemplar espaços para estas atividades" (BOEGER et al., 2019).

RESÍDUOS SÓLIDOS EM SAÚDE

Os resíduos têm distintas características e classificações, resultantes de atividades exercidas em serviços relacionados ao atendimento à saúde humana ou animal e que, por esse motivo, necessitam de processos diferenciados em seu manejo, exigindo ou não tratamento prévio à disposição final. Deve-se seguir a RDC n. 222/2018 da Anvisa (BRASIL, 2018).

Os resíduos sólidos são classificados por grupos:

- Grupo A: resíduos infectantes, que geram risco biológico.
- Grupo B: resíduos químicos, que geram risco químico.
- Grupo C: resíduos radioativos, que geram rejeitos radioativos.
- Grupo D: resíduos comuns e recicláveis.

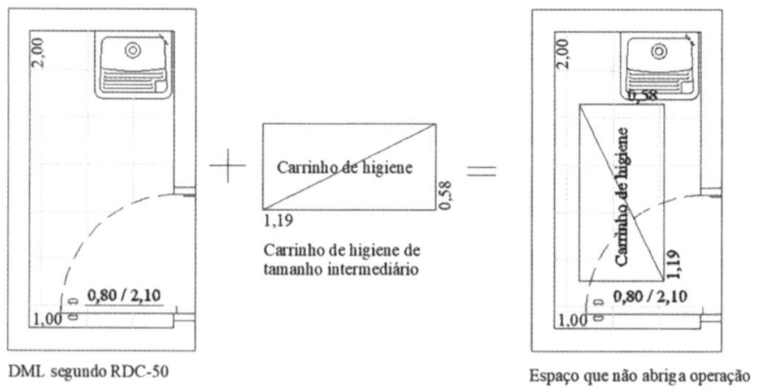

Figura 1 Análise gráfica do DML.
Fonte: Boeger et al. (2019).

- Grupo E: resíduos perfurocortantes, que podem gerar riscos biológicos e químicos – além de riscos de perfuração e punctura.

Cada resíduo tem sua simbologia e sua respectiva cor de saco, conforme a finalidade e o grupo. No destaque da Figura 2 podemos ver, por exemplo, o símbolo de resíduos do grupo A, que deve constar na lixeira e no saco plástico para que o resíduo possa ser segregado na origem.

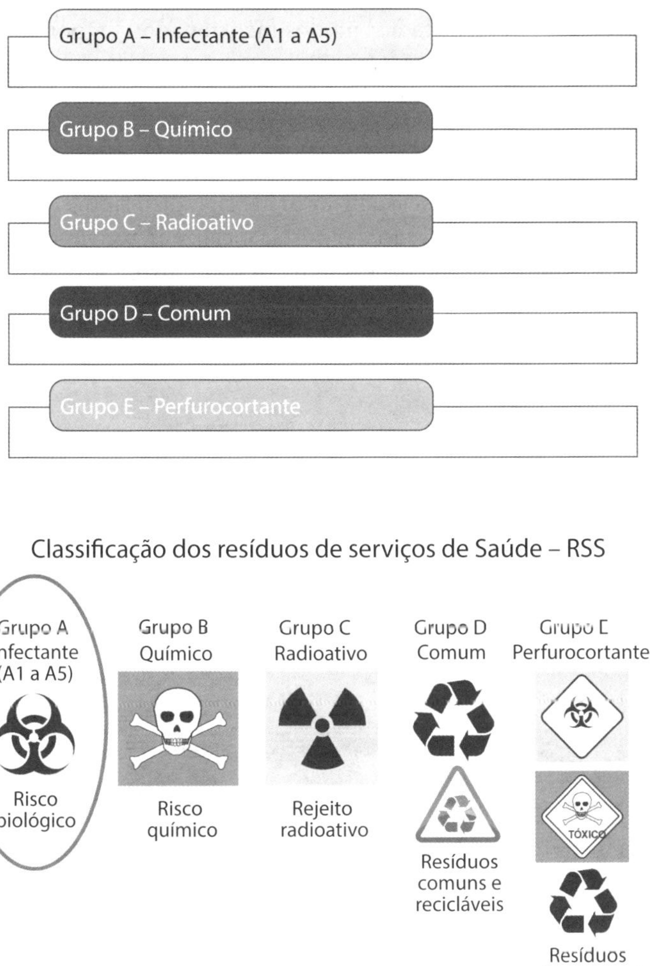

Figura 2 Tipos de resíduos de serviços de saúde.

Fonte: adaptada da RDC n. 222/2018 da Anvisa.

A legislação define que, no abrigo temporário, os resíduos sólidos devem ter os sacos acondicionados dentro dos *containers* coletores e com a tampa fechada.

A norma ainda estabelece que o espaço deve ser provido de pisos e paredes revestidos de material resistente, lavável e impermeável; possuir ponto de iluminação artificial e de água, tomada elétrica alta e ralo sifonado com tampa. Quando provido de área de ventilação, esta deve ser dotada de tela de proteção contra roedores e vetores. A porta deve ter largura compatível com as dimensões dos coletores e o espaço deve estar identificado como "abrigo temporário de resíduos".

O abrigo externo deve, além dos pontos mencionados, ter ponto de iluminação; possuir canaletas para o escoamento dos efluentes de lavagem direcionadas para a rede de esgoto (com ralo sifonado com tampa), ter área coberta para a pesagem dos resíduos, ponto de saída de água para higienização e limpeza dos *containers* coletores utilizados.

Nas Figuras 3 e 4 podemos visualizar um abrigo de resíduos. Devemos lembrar também que o abrigo externo deve estar localizado próximo à área de descarga para que caminhões não necessitem circular para dentro do edifício hospitalar.

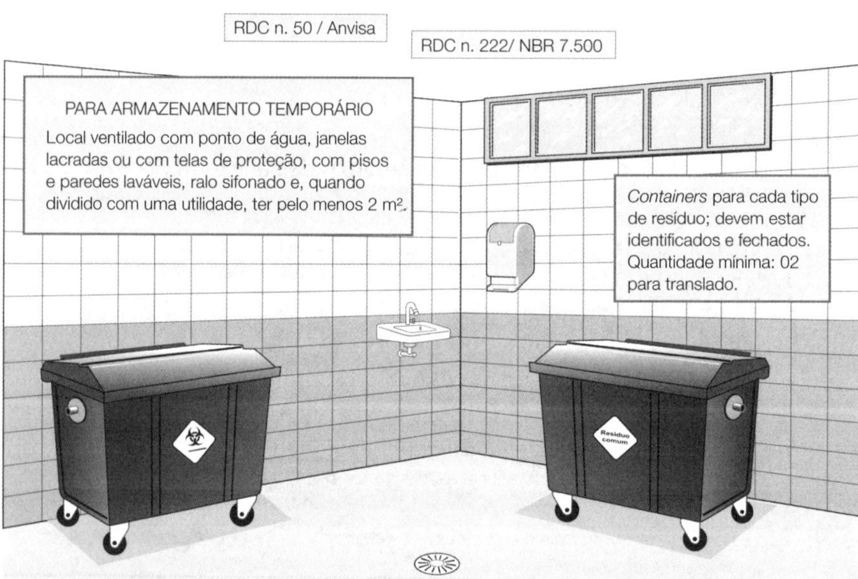

Figura 3 Abrigo de resíduos temporário.
Fonte: Salvitti (2019).

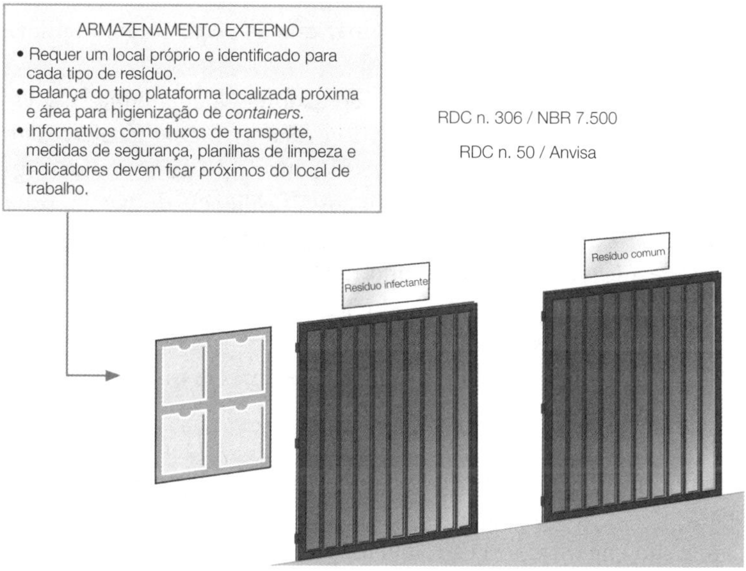

Figura 4 Abrigo externo de resíduos.
Fonte: Salvitti (2019).

Local ventilado com ponto de água, janelas lacradas ou com telas de proteção, com pisos e paredes laváveis, ralo sifonado e, quando dividido com uma utilidade, ter pelo menos 2 m^2.

Container para cada tipo de resíduo; devem estar identificados e fechados. Quantidade mínima: 2 para traslado.

- Requer um local próprio e identificado para cada tipo de resíduo.
- Balança do tipo plataforma localizada próxima e área para higienização de *containers*.
- Informativos como fluxos de transporte, medidas de segurança, planilhas de limpeza e indicadores devem ficar próximos do local de trabalho.

ROUPARIA E LAVANDERIA

Esse setor tem enorme sensibilidade para a percepção de qualidade pelo cliente.

Nenhum paciente gostaria de se deitar sobre um lençol com manchas escuras que, mesmo provenientes de clorexidina, nitrato de prata ou hipoclorito, se pareçam com manchas de sangue ou fezes. Um enxoval tecnicamente bem processado e livre de qualquer patógeno, mas contendo manchas, causará constrangimento ao cliente, fazendo-o imaginar que as peças foram mal lavadas e mal processadas.

Ainda que a avaliação do paciente e do acompanhante tenha base estética, a nossa análise na condição de gestores é obrigatoriamente técnica. Claro que não devemos dar menos importância às manchas e questões estéticas ligadas à qualidade da passadoria e a aspectos ligados à resiliência do tecido, solidez de cor e pequenos furos ou rasgos. Entretanto, precisamos ter em nosso radar que uma análise técnica do resultado obtido relativa à desinfeção após a lavagem é fundamental. Isso vale também para a higiene dos ambientes.

Perguntas como as listadas a seguir, comuns nas avaliações de certificações nessa área, devem contemplar uma análise que envolve indiretamente a segurança do paciente:

- Existem fontes de contaminação que podem estar ligadas ao fluxo da rota limpa?
- O caminhão que transporta a roupa limpa é adequadamente higienizado?
- Há inspeção do veículo no recebimento?
- O carrinho que transporta a roupa pelo hospital tem uma rotina de limpeza estabelecida?
- Há fluxo definido e rotas adequadas para o transporte de roupas limpas pela instituição?
- Esses critérios são adotados para seleção e avaliação do fornecedor?
- Há evidência de interação com o serviço de controle de infecção hospitalar (SCIH)?
- Há mensuração do volume de relavagem de roupas entregues limpas em não conformidade?
- Há controles estabelecidos para determinar a eficiência da limpeza, bem como a desinfecção da roupa?

A validação do ambiente deve contemplar não somente as sujidades visíveis, mas também as "invisíveis", por meio do acompanhamento dos processos.

Por longos anos nos preocupamos mais com os riscos de contaminações em superfícies que apresentam sujidades visíveis (excrementos, secreções e deteriorações) e menos com as superfícies com sujidades invisíveis. No entanto, ambas podem provocar contaminações ao homem, ao meio e às superfícies.

Além da rouparia central, que faz a guarda do enxoval limpo, as rouparias-satélite apoiam a gestão e a distribuição e controle das peças.

Esses espaços devem ser capazes de abrigar gaiolas que podem servir como prateleiras e facilitar a logística. Costumam ter 1,86 m de altura, 1 m de largura e 75 cm de profundidade.

ALIMENTAÇÃO

Em um hospital, o serviço de nutrição e dietética é um setor em que são desenvolvidas atividades relacionadas à alimentação e à nutrição tanto de pacientes como de acompanhantes e colaboradores. A alimentação deve proporcionar a recuperação e/ou manutenção da saúde dos indivíduos que se encontram na instituição. A área de atuação desse tipo de serviço compreende desde a seleção de fornecedores de matéria-prima, ingredientes e embalagens até os cuidados com a distribuição dos alimentos preparados (STANGARLIN, 2013).

Em muitos hospitais as funções de cozinha e de distribuição estão alocadas na gestão de hotelaria, enquanto a nutrição clínica é gerida pela área assistencial.

Nessa área, devemos considerar os carrinhos de distribuição, que podem inclusive ser térmicos, dispondo de espaços para armazenar as bandejas prontas, com temperaturas de até 90°C, e mantendo a parte com alimentos constantemente aquecida. O lado refrigerado pode manter bebidas, saladas e sobremesas em temperatura de até 5°C.

A existência de copas-satélite nos andares apoia a distribuição, gestão e controle dos utensílios e alimentos.

GERENCIAMENTO DE LEITOS

Essa é uma área que dialoga diretamente com os serviços de hotelaria. Muito mais que alocar o leito a determinado paciente, o gerenciamento faz a gestão de todos os processos que envolvem o leito, inclusive a análise de sua interdição por manutenção, transferências internas, externas e a priorização da higiene dos leitos.

Percebe-se que com um melhor gerenciamento de leitos são reduzidos os impactos e efeitos que podem ocorrer em diversas partes do processo entre a admissão e a alta: aumenta-se a internação no leito certo, reduz-se o tempo para início da higiene terminal, a taxa de cancelamentos cirúrgicos por falta de leitos deixa de existir, entre outros pontos que afetam o giro como um todo e que são sintomas do mau gerenciamento de todo o fluxo.

A área de hotelaria e *facilities* representa em torno de quase 50% do tempo do leito represado entre a saída de um paciente até a entrada de outro (o que na hotelaria chamamos de indicador de *set-up*), considerando o tempo de intervenção de manutenção, higiene e rouparia, que afeta diretamente o giro do leito.

HOTELARIA PARA O CORPO CLÍNICO

A exemplo do que ocorre no mundo corporativo, com suas salas de descompressão voltadas aos colaboradores, em hospitais também deve existir um espaço onde os profissionais possam passar um tempo e relaxar para retornar ao trabalho revigorados. Como o acesso ao conforto médico exige passar por vestiários – a troca de roupa –, os hospitais criam espaços de conforto médico contíguos ao centro cirúrgico.

Nas grandes instituições de saúde podemos encontrar dentro do "conforto médico" espaços semelhantes visando propiciar à equipe médica não somente um espaço para relaxar, mas também serviços de alimentação, massagem, descanso, entre outros.

É importante conhecer os hábitos das equipes que compõem o corpo clínico do hospital. Recente pesquisa em um hospital privado, por exemplo, revelou que, naquela instituição, em média, 29% dos cirurgiões passam até uma hora por dia no hospital, 49% até três horas, 10% entre três e oito horas e 12% mais de oito horas por dia. A pesquisa ainda demonstrou que eles dividem seu tempo diário entre o atendimento em consultórios (dentro e contíguos ao prédio hospitalar), cirurgias e consultas pré-anestésicas (no caso dos anestesiologistas) e também no próprio pronto-socorro. Esses dados podem constituir informações importantes para compreender os hábitos dos usuários daquele espaço.

Quando o "conforto médico" surgiu em hospitais, o local se resumia a uma sala simples com um sofá, uma televisão, micro-ondas e frigobar, muitas vezes com sanduiches pré-preparados de pão de forma envolvidos em filme plástico. Ainda hoje temos hospitais em que quase nada foi feito nesse sentido. Nessas instituições, as reclamações dos médicos se referem sempre ao tamanho do espaço físico do conforto médico, entendendo que a área destinada é insuficiente para o número de frequentadores. Outra reclamação recorrente é sobre a comida, relatando baixa qualidade, repertório de menu e temperatura. Em muitos hospitais que não se apropriaram de modelos mais arrojados, não é raro encontrar médicos que são obrigados a colocar a bandeja no colo, sentados em um sofá ou cadeira, enfrentando enorme desconforto para se alimentar.

Já nos hospitais que repensaram esses serviços, podemos encontrar padrões de hotelaria exclusivos para o espaço de conforto, contando com cardápios exclusivos e com serviços como os de um *vip lounge*: horários para massagem rápida, áreas de descanso reservadas, *coffee shop* e até mesmo restaurantes – muitas vezes nas 24 horas, dependendo do volume de cirurgias existentes. Alguns hospitais disponibilizam serviços prestados por empresas parceiras que podem facilitar o dia a dia do corpo clínico, como empresas de lavanderia, serviços de motoboy e de facilidades monetizadas em aplicativos como correios, copiadoras, floriculturas, farmácias, despachante e até mesmo parcerias ou espaços com academias e espaços improvisados para serviços estéticos. Muitas vezes esses serviços contemplam todas as equipes que atuam nas áreas fechadas, afinal todos passam por alto nível de pressão e o espaço de conforto favorece até mesmo a produtividade do profissional. Em alguns serviços podem ser disponibilizados profissionais do departamento de hotelaria para apoiar e facilitar a visualização de informações para temas como agendamento cirúrgico, liberação de guias, suporte com informações para preenchimento de prontuários etc.

Naturalmente o bom ambiente e a existência desses serviços não são os únicos pontos capazes de eliminar o estresse no trabalho, mas podem apoiar e ajudar a reduzir o esgotamento dos profissionais, colaborando para a fidelização naquela instituição pela boa qualidade dos serviços prestados.

Por tudo isso, deve obrigatoriamente estar no nosso radar a importância de também considerar o corpo clinico como cliente (nesse caso falamos em cliente-meio e não em cliente-fim, como é chamado o paciente) e de contemplar o conforto médico em suas ações – oferecendo serviços de qualidade, desde o estacionamento do carro, alimentação adequada, controle e conforto da roupa privativa disponibilizada para uso em cirurgias e até mesmo a gestão das instalações onde a equipe permanece durante o tempo em que trabalha no hospital.

CONCLUSÃO

O propósito da existência das áreas de hotelaria e *facilities* nos hospitais é oferecer o melhor serviço aos usuários por meio dos processos operacionais. Espera-se, com este breve capítulo, ajudar na compreensão pelos arquitetos hospitalares de que a experiência das pessoas nos edifícios de saúde precisa da integração dos processos com os ambientes construídos.

REFERÊNCIAS

1. Boeger M. Conforto nos hospitais deve contemplar também o corpo clínico. Portal Hospitais Brasil. 31 jan. 2018. Disponível em: http://portalhospitaisbrasil.com.br/conforto-nos-hospitais-deve-contemplar-tambem-o-corpo-clinico/.
2. Boeger M. Hotelaria hospitalar. Barueri: Manole; 2011 (Série Manuais de especialização do Hospital Albert Einstein. Coord. Marcelo Boeger; eds. Renata Dejtiar Waksman e Olga Guilhermina Dias Farah).
3. Boeger M, Jaguaribe A, Schmidt B. Como a arquitetura e os serviços de hotelaria e facilities influenciam na experiencia do cliente. Revista Hospitais Brasil; 2019.
4. Brasil. Ministério da Saúde. Resolução da Diretoria Colegiada – RC n. 222, de 28 de março de 2018. Regulamenta as boas práticas de gerenciamento de resíduos de serviços de saúde e dá outras providências. Brasília; 2018. Disponível em: https://bvsms.saude.gov.br/bvs/saudelegis/anvisa/2018/rdc0222_28_03_2018.pdf.
5. Lee F. Se Disney administrasse seu hospital. Porto Alegre: Bookman; 2009.
6. Salvitti M. Material utilizado em aula, produzido e proferido no curso de especialização em Hotelaria Hospitalar e Facilities, durante a Feira Hospitalar. São Paulo. 2019.
7. Stangarlin L, Hecktheuer LH, Serafim AL, Saccol ALF. Instrumentos de apoio para implantação das boas práticas em serviços de nutrição e dietética hospitalar. Rio de Janeiro: Rúbio; 2013.

16
Segurança contra incêndio em estabelecimentos assistenciais de saúde

Marcos Kahn

INTRODUÇÃO

Ao longo dos últimos anos, tem-se verificado um aumento crescente do número de ocorrências de incêndios em estabelecimentos assistenciais de saúde (EAS) no Brasil. As consequências desses eventos costumam ser devastadoras, principalmente quando em hospitais.

A pandemia de Covid-19 coloca toda a rede de atenção à saúde em evidência e, assim, proporciona maior visibilidade ao risco e seus efeitos, mas de fato trata-se de um problema crônico e muito antigo. Ainda assim, pouco tem sido feito para minimizá-lo.

A mesma pandemia potencializa a ocorrência desses sinistros, e infelizmente temos experimentado a consolidação desse risco tanto no Brasil como no resto no mundo.

O cuidado assistencial dispensado aos pacientes com síndrome respiratória aguda grave traz consigo um considerável aumento do risco de incêndio em razão de uma mistura muito perigosa:

- EAS sobrecarregados.
- Redução, exaustão e falta de treinamento das equipes (assistenciais e não assistenciais).
- Redução drástica de investimentos em manutenção da infraestrutura.
- Aumento extraordinário da utilização de oxigênio.

Os EAS foram demandados quase que de imediato. A rede assistencial entrou no enfrentamento nas condições em que se encontrava, com mais ou menos segurança contra incêndio, com suas respectivas infraestruturas de instalações (elétricas, de condicionamento de ar, de gases medicinais e outras) corretamente mantidas ou comprometidas em maior ou menor grau, com equipes mais ou menos bem dimensionadas, mais ou menos bem treinadas. Em diversas localidades foi necessário complementar a rede assistencial com instalações provisórias, construídas rapidamente.

Não houve tempo, conhecimento técnico, tampouco recursos disponíveis e suficientes para a adequada preparação dos EAS para esse enfrentamento. Continuamos aprendendo sobre o risco, com a crise deflagrada e suas contingências. A arquitetura e os diversos sistemas de instalações dos EAS foram adaptados e continuarão a mudar, por meio de duras lições aprendidas.

Fica claro que o risco de incêndio é um atributo dinâmico, que pode ser determinado por componentes fixos e outros elementos que variam consideravelmente ao longo do tempo, como pudemos experimentar e mudar por meio de lições aprendidas nos últimos tempos.

SEGURANÇA CONTRA INCÊNDIO

De forma simplista, os EAS se diferenciam fundamentalmente pelo nível de atenção à saúde (primária, secundária etc.), pelos serviços assistenciais prestados (gerais, especializados etc.) e pelo público que atendem (geral, específico, infantil etc.). Já as edificações que abrigam esses EAS podem, em uma primeira abordagem, ser diferenciadas pela tipologia, distribuição e área ocupada. Assim, as edificações assistenciais podem apresentar diferentes formatos, maior ou menor área construída, podem ser mais ou menos verticalizadas, permitindo acomodar diversos arranjos internos para poder atender a suas necessidades funcionais.

Desde a concepção arquitetônica há que ter em mente a necessidade de aportar melhores condições de segurança contra incêndio aos EAS. Não basta avaliar o fluxo sanitário; é preciso considerar o fluxo em emergência de incêndio.

As características tipológicas em si, as definições de compartimentação horizontal e vertical, bem como a distribuição de áreas e ocupações nos vários compartimentos da edificação são vetores determinantes das características de segurança contra incêndio dos EAS e, portanto, fatores preponderantes na eficácia das medidas de contenção de um sinistro.

Embora o foco principal das medidas de segurança contra incêndio seja a segurança à vida e não a proteção da propriedade, ao implementar corretamente essas medidas serão indiretamente alcançados benefícios relevantes na proteção do patrimônio, na continuidade das atividades essenciais dos EAS e, também, na proteção do meio ambiente.

O desenvolvimento de projetos arquitetônicos de EAS, bem como o desenvolvimento integrado de todos os seus projetos executivos de interiores e de infraestrutura de instalações, deve considerar diversos requisitos técnicos específicos, dispostos em um complicado arcabouço legal (disposições legais nos três níveis de governo), regulatório e normativo. Por vezes, deve-se adotar ainda códigos, normativas ou *standards* internacionais em razão de financiamento ou outras solicitações supervenientes.

O bom projeto deve prover a funcionalidade desejada com humanização, estética e eficiência, entretanto a segurança do paciente e dos demais ocupantes das edificações de saúde diante da possibilidade um incêndio não pode ser negligenciada.

A melhoria das condições de segurança contra incêndio em uma edificação é obtida por meio do emprego eficiente de medidas de prevenção e de proteção:

- Medidas de prevenção de incêndio são aquelas destinadas a minimizar os riscos de sua ocorrência. Compreendem, dentre outras: redução das fontes de ignição, arranjos e construções físicas normalizadas, manutenção preventiva e corretiva dos diversos sistemas de infraestrutura predial (com ênfase nas instalações elétricas), bem como ações educativas e preparação para correta atuação caso o incêndio ocorra, por meio de planejamento, treinamento contínuo e realização de simulados realísticos.
- Medidas de proteção contra incêndio são aquelas destinadas a minimizar todas as consequências decorrentes da ocorrência do incêndio, limitando seu crescimento na origem, a propagação para ambientes adjacentes, além de propiciar condições de combate às chamas até sua extinção. Podem ser subdivididas em medidas de proteção passiva e medidas de proteção ativa:
  - Medidas de proteção passiva são aquelas associadas a aspectos construtivos intrínsecos à edificação do EAS ou aos processos nele contidos. Compreendem a própria solução projetual (desenho, implantação, afastamentos, forma etc.), a seleção de materiais e os procedimentos de fabricação e instalação destes, incluindo barreiras corta-fogo e fumaça, sistemas de selagem de infraestrutura e outros.
  - Medidas de proteção ativa são aquelas acionadas somente por ocasião da emergência (incêndio ou outra). Englobam sistemas fixos e/ou móveis, para detectar, alarmar, conter e extinguir o incêndio, bem como para viabilizar as ações de intervenção, atendimento e abandono da edificação. As medidas ativas podem ser acionadas de forma manual ou automática e, dentre outras, compreendem:
    - Sistema de iluminação de emergência.
    - Sistema de detecção e alarme de incêndio.
    - Sistema de extintores manuais.

- Sistema de combate por hidrantes e mangotinhos (sistemas montados e constantemente pressurizados).
- Sistema de combate por chuveiros automáticos (*sprinklers*).
- Sistema de pressurização de escadas.
- Sistema de controle de fumaça e calor.

Mesmo sendo mais conhecidas, as medidas de proteção ativa são igualmente importantes e devem ser consideradas com as especificidades exigidas nas edificações de saúde. No entanto, tratando-se de EAS, as medidas de segurança contra incêndio relacionadas à construção da edificação em si (passivas) merecem maior destaque. Enumeramos algumas dessas medidas a seguir.

ACESSO DE VIATURAS À EDIFICAÇÃO

Voltando ao partido arquitetônico, deve-se assegurar o livre e irrestrito acesso de viaturas de emergência a todas as edificações dos EAS, considerando as necessidades de utilização em situações normais, assim como nas de emergência. Não basta somente o acesso horizontal a uma ou mais portas de entrada: é preciso prover acesso aos equipamentos de intervenção em um ou mais planos verticais.

A definição da localização, as formas das edificações e a própria implantação destas no terreno em si são determinantes desses acessos. Por certo busca-se harmonia, mas o rigor deve estender-se à solução paisagística, para não inviabilizar os acessos verticais.

Todo EAS deve ter pelo menos uma fachada que promova acesso direto, livre e desimpedido aos veículos de resgate do Corpo de Bombeiros, por meio de uma faixa de estacionamento localizada junto à edificação, que poderá ser alcançada preferencialmente pela via pública ou através de via de acesso de emergência. Essa faixa de estacionamento deve ser alcançada preferencialmente pela via pública ou ainda pelo menos por uma via de acesso de emergência.

O dimensionamento das vias de acesso ao EAS deve considerar as necessidades determinadas pelas viaturas operacionais do Corpo de Bombeiros local, conforme a legislação vigente e segundo as normas da Associação Brasileira de Normas Técnicas (ABNT) NBR 16651.

SEGURANÇA ESTRUTURAL

A ação térmica no aço ou no concreto armado é traduzida pela redução de suas propriedades mecânicas, ou seja, redução progressiva de resistência e rigidez em função da elevação da temperatura (SILVA et al., 2003). De maneira análoga, a capacidade das estruturas mistas, das estruturas de madeira, de alumínio e de alvenaria estrutural é afetada pela ação do fogo.

A integridade estrutural da edificação deve ser garantida, no mínimo, pelo tempo necessário para relocar, movimentar no mesmo pavimento ou evacuar os ocupantes que não são imediatamente ameaçados pelo desenvolvimento do incêndio (COTÉ et al., 2009).

Os elementos estruturais dos EAS devem atender aos tempos requeridos de resistência ao fogo (TRRF) para que, em situação de incêndio, seja evitado o colapso estrutural da edificação, assegurando tempo suficiente para as intervenções das equipes de resposta, quer sejam internas ou externas.

Normalmente não há risco de colapso estrutural antes que ocorra a inflamação generalizada. O risco de dano estrutural pode ser expresso em termos do tempo necessário para atingir a inflamação generalizada no compartimento em relação ao tempo requerido para o início das ações de combate ao incêndio. Se a inflamação generalizada ocorre, o compartimento inteiro será envolvido pelo fogo e um controle bem-sucedido do incêndio deixará de ser esperado. Isso significa que evitar a inflamação generalizada é questão prioritária na segurança da edificação.

Os tempos requeridos de resistência ao fogo são aplicados aos elementos estruturais e de compartimentação e encontram-se definidos em normas técnicas e na legislação pertinente. Infelizmente os parâmetros requeridos como mínimo são definidos pelo tipo de ocupação e altura da edificação, ou seja, se é uma clínica ou um hospital, o requisito é o mesmo.

Os parâmetros estabelecidos consideram toda clínica e todo hospital iguais, portanto todos os pacientes também são iguais e possuem as mesmas condições de mobilidade, ou ainda que todos os Corpos de Bombeiros têm a mesma capacitação e os mesmos recursos técnicos disponíveis para uma eventual intervenção.

CONTROLE DE MATERIAIS DE ACABAMENTO E REVESTIMENTO

A falta de controle adequado das características de reação ao fogo dos materiais utilizados para acabamento, revestimento e isolantes termoacústicos empregados na construção dos EAS, especialmente os aplicados na decoração de interiores, pode contribuir muito para majorar de forma catastrófica as consequências de um princípio de incêndio, impactando diretamente no número de vítimas.

Os materiais podem ser classificados de acordo com seu desempenho ou a forma como reagem ao fogo, ou seja, se são mais ou menos combustíveis, se contribuem mais ou menos para a manutenção e a velocidade de crescimento do incêndio, de que maneira prejudicam o abandono ou as intervenções de resgate e o combate pela produção de fumaça.

A escolha dos materiais de acabamento e revestimento para a construção e as reformas de EAS deve considerar diversos fatores afora a estética e o custo (inicial) de implantação. Deve-se equilibrar também a manutenção, a durabilidade, a sustentabilidade, entre outros, ou seja, priorizar quesitos objetivos de desempenho. Nesse sentido, é preciso levar em conta a *performance* do material em utilização normal, bem como o comportamento em situação de incêndio ou suas características de reação ao fogo.

Materiais empregados nas rotas de fuga e saídas de emergência requerem ainda maior atenção.

A crescente utilização de materiais sintéticos na construção, no mobiliário, na decoração ou no acabamento interno dos EAS vem tornando a toxicidade da fumaça produzida em caso de incêndio cada vez maior, verificando-se nos últimos anos aumento significativo de vítimas fatais em decorrência da inalação de fumaça.

Os projetos devem apresentar, de forma clara, as especificações técnicas completas de todos os materiais, incluindo, portanto, as características de reação ao fogo desses materiais e limitando que eventuais alterações, quer na implantação, quer em reformas, comprometam o desempenho da edificação em situação de incêndio.

SISTEMA DE SINALIZAÇÃO DE EMERGÊNCIA

Os sistemas de sinalização de emergência em uma edificação têm múltipla finalidade. Inicialmente, visam reduzir a probabilidade de ocorrência de um "princípio" de incêndio, alertando para os diversos riscos existentes a fim de que sejam adotadas ações adequadas e específicas para cada risco verificado e contribuindo de forma eficaz para a prevenção.

A sinalização de emergência também tem por finalidade orientar as ações de combate, facilitando a localização de equipamentos específicos para tanto. Como finalidade principal, visa orientar o acesso às rotas de fuga e às saídas de emergência para abandono seguro do compartimento sinistrado ou até mesmo abandono da edificação, se assim for requerido. É por isso que essa sinalização deve ser visível – fotoluminescente – sob quaisquer condições.

A implantação de um sistema de sinalização de emergência requer o desenvolvimento de um projeto executivo específico, detalhado e compatibilizado com os demais projetos da edificação, minimizando interferências, especialmente no sentido de não obstruir bicos de *sprinklers* (chuveiros automáticos), como comumente verificado quando da execução.

Os sistemas de sinalização de segurança contra incêndio e pânico fazem uso de símbolos, formas, dimensões, mensagens e cores objetivamente definidos na regulamentação de segurança contra incêndio e pânico dos Estados e constantes da ABNT NBR 16820.

Deve-se ter em mente que grande parte dos usuários dos EAS não se encontra familiarizada com a edificação, com seus equipamentos de segurança e principalmente com as saídas de emergência. Ainda como condicionante, deve-se considerar o crescente aumento do turismo de saúde no Brasil, com pacientes e acompanhantes de diversas nacionalidades e ainda um número expressivo de profissionais de saúde estrangeiros, que vêm em busca de desenvolvimento profissional em nossas instituições.

Assim, deve-se dar preferência aos pictogramas e não às mensagens, pois são universais, independentemente da linguagem falada. A sinalização não deve ser alterada, permitindo que os usuários possam facilmente reconhecê-la e interpretá-la corretamente.

Por fim, é preciso atentar ainda para as necessidades de sinalização de emergência para pessoas com deficiência (PcD), conforme determinado na legislação e especialmente em conformidade com a ABNT NBR 9050. As sinalizações de emergência podem ser conjugadas com as demais sinalizações do ambiente.

As dimensões da sinalização são definidas em razão da distância de visualização do observador. A definição do nível de instalação e forma de fixação é fundamental para permitir a adequada visualização, e deve constar claramente em projeto, juntamente com detalhes, cortes e orientações de instalação. Nos corredores de circulação, a sinalização de emergência deve ser instalada perpendicularmente às paredes, permitindo a visualização de ambos os lados.

Toda intervenção arquitetônica, obra ou reforma de EAS deve ensejar a validação do sistema de sinalização de emergência originalmente existente, tanto durante a intervenção em si (sistema de sinalização de emergência provisório) quanto após a implantação da nova configuração, alterando ou complementando quando necessário.

ROTAS DE FUGA E SAÍDAS DE EMERGÊNCIA

A largura das rotas de fuga e das saídas de emergência deve ser dimensionada em função do número de pessoas que por ela devam transitar na eventualidade de um sinistro. Assim, devem ser consideradas tanto a população do pavimento quanto as equipes de intervenção, atendendo ou superando o mínimo preestabelecido nas normas técnicas e na legislação vigente, tendo em vista os dispositivos normativos ou legais mais restritivos. O dimensionamento deve equacionar os parâmetros que reflitam a realidade atual e as particularidades da edificação.

Deve também ser considerada a estratégia de abandono definida no plano de emergência da edificação, pois eventualmente as larguras deverão ser majoradas para viabilizar o planejado, por exemplo: as portas devem permitir a passagem de macas ou leitos; as antecâmaras devem comportar as dimensões de padiolas ou colchões e sua rotação; os patamares de escadas deverão igualmente permitir a rotação dessas padiolas ou colchões, ou ainda a largura das escadas deverá ser majorada para permitir o abandono de uma área de alta complexidade quando o abandono necessitar que o paciente seja ventilado durante o transporte.

As rotas de fuga e saídas de emergência devem sempre permanecer livres e desobstruídas. Não devem ser utilizadas como recepção, sala de espera, sala/estação de prescrição ou ainda para a guarda de materiais ou equipamentos móveis (p. ex., cadeiras de roda, macas, carrinho de parada etc.) ou para instalação aparente de telefones, bebedouros, extintores ou quaisquer objetos fixos que possam vir a reduzir a largura mínima necessária à evasão ou a obstruir o tráfego em condições normais ou em situação de emergência de incêndio.

Todo EAS que contemple atividades que demandem internação, cirurgias não ambulatoriais, parto cirúrgico ou procedimentos médicos com a utilização de anestesia geral devem possuir no mínimo um elevador de emergência em cada área de compartimentação, para uso dos pacientes em caso de sinistro.

Conforme a ABNT NBR 16651, elevadores de emergência para transporte de leitos ou macas (cabine com dimensões livres mínimas de 2,20 × 1,50 m) são obrigatórios em EAS com internação. Já em EAS sem internação, são obrigatórios a partir de 12 m de altura. O(s) elevador(es) de emergência deve(m) ser adaptável(eis) para manobras dos bombeiros.

A implantação de elevadores de emergência define a necessidade de pressurização das caixas de corrida e respectivas antecâmaras de acesso a estes, conforme ABNT NBR 14880, por meio da implantação de dois motoventiladores (um reserva), com obrigatoriedade do fornecimento de energia em emergência (grupo motogerador dedicado a incêndio).

Ao contrário da maioria das demais ocupações, a pior ação emergencial em um EAS é a relocação ou evacuação vertical de pacientes. Por essa razão, deve-se privilegiar uma estratégia "*defend-in-place*" (COTÉ et al., 2009) ou uma estratégia de "defesa no local", isolando a área sinistrada, combatendo o incêndio na origem e evitando maiores deslocamentos.

No planejamento das saídas, deve-se pensar a transferência (horizontal) de pacientes de uma seção para outra no mesmo pavimento. Essas seções devem ser separadas por barreiras corta-fogo e fumaça, de maneira que os pacientes confinados em suas camas possam ser transferidos nas próprias camas (COTÉ et al., 2009).

Todos os pavimentos acima do embasamento (inclusive) devem possuir no mínimo duas saídas distintas, que possam ser acessadas de qualquer parte do pavimento. Já a distância de eventuais corredores sem saída não deve ultrapassar o limite de 9 m lineares, no sentido de permitir o rápido retorno à porta de saída de emergência dentro de um tempo razoável.

Para tanto, recomenda-se que as escadas de emergência sejam localizadas nas extremidades da edificação e não somente no núcleo central (*core*) desta, viabilizando rotas de fuga distintas e não somente uma única rota de fuga, e levando a duas ou mais saídas, que podem vir a ser eventualmente bloqueadas pelo incêndio e deixar os ocupantes presos.

Em EAS de maior complexidade, deve-se dar preferência à adoção de escadas enclausuradas à prova de fumaça e pressurizadas, precedidas de antecâmaras e adotando-se os cuidados necessários para facilitar o acesso dos pacientes.

COMPARTIMENTAÇÃO HORIZONTAL E VERTICAL

Para efeitos de segurança contra incêndio, considerando as necessidades operacionais e os fluxos nos EAS, deve ser realizada a divisão da edificação em setores específicos, abrigando unidades funcionais, áreas ou serviços com riscos característicos.

Os setores específicos com unidades funcionais, áreas e/ou serviços devem ser adequadamente compartimentados contra incêndio horizontal e verticalmente do restante da edificação, por meio de barreiras corta-fogo e fumaça.

As áreas definidas como de "alto risco" devem ser adequadamente compartimentadas do restante da edificação por meio de barreiras corta-fogo e fumaça com tempo requerido de resistência ao fogo (TRRF) determinado e não podem ter comunicação direta com as rotas de fuga, isto é, devem ser providas de antecâmaras. Tais setores devem ser compartimentados horizontal e verticalmente de modo a impedir a propagação do incêndio para outro setor e a resistir ao fogo do setor adjacente.

A compartimentação horizontal (linhas pretas verticais na Figura 1 – à esquerda) tem por objetivo impedir a propagação de incêndio do compartimento de origem para compartimentos adjacentes, no plano horizontal, enquanto a compartimentação vertical (linhas pretas horizontais na Figura 1 – à direita) destina-se a impedir a propagação de incêndio no sentido vertical, ou seja, entre compartimentos em pavimentos consecutivos.

Como mencionado, todo EAS deve ser projetado, construído, operado e mantido de forma a minimizar a possibilidade de um incêndio que requeira a evacuação dos ocupantes, especialmente no sentido vertical (COTÉ et al., 2009).

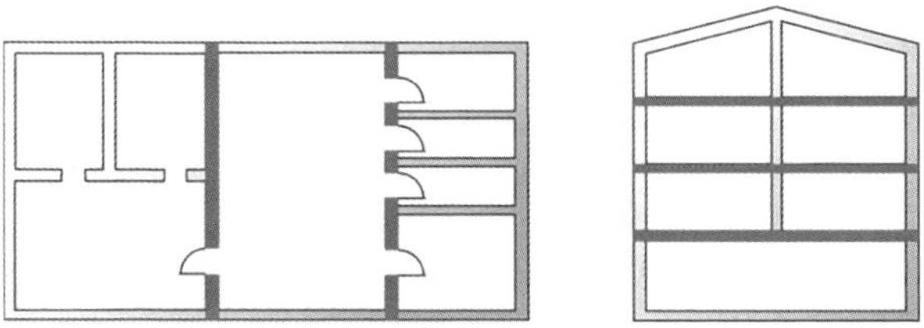

Figura 1 Compartimentação horizontal e compartimentação vertical.
Fonte: Hilti do Brasil Ltda.

Todo EAS deve contemplar meios adequados para permitir o deslocamento horizontal entre compartimentos seguros contra as ações do incêndio em um mesmo pavimento. Assim, o projeto de compartimentação horizontal dos pavimentos deve considerar como premissa fundamental, que cada compartimento contra incêndio deve apresentar no mínimo duas saídas distintas, independentes e preferencialmente opostas que, por sua vez, possibilitem alcançar a saída de emergência (escadas, rampa ou o exterior), de forma direta ou através de passagem por outro compartimento horizontal adjacente.

A falta de barreiras corta-fogo e fumaça eficientes na adequada implementação de compartimentação corta-fogo viabiliza a movimentação horizontal e/ou vertical do fogo e de seus efeitos (fumaça, gases combustíveis e gases tóxicos), aumentando em muito a velocidade de propagação de qualquer princípio de incêndio, da mesma forma que a movimentação dos efeitos diretos e indiretos do fogo, dificultando a evasão e potencializando o número de vítimas na eventualidade de um incêndio e os prejuízos resultantes deste.

Merece atenção o tratamento das penetrações das diversas infraestruturas de instalações nas barreiras corta-fogo e fumaça das áreas compartimentadas. Sistemas de selagem (*firestops*) ou eventualmente até mesmo medidas ativas de proteção devem ser especificadas em projeto e adotadas em obra para resguardar as penetrações e, assim, assegurar a eficácia das barreiras de compartimentação.

Dentro do possível, os vãos e/ou espaços construtivos para passagem de infraestruturas de instalações devem ser minimizados e o mais afastados possível entre si a fim de permitir a correta aplicação de sistemas de selagem corta-fogo.

Os sistemas de selagem especificados devem ser certificados conforme as dimensões máximas admissíveis para aplicação (vãos) e os materiais das infraestruturas que os penetram. Os sistemas de selagem devem possuir, no mínimo, o mesmo tempo requerido de resistência ao fogo (TRRF) do elemento estrutural penetrado. No caso de tubulações em material termoplástico, o sistema de selagem deve ser adequadamente especificado para tubulações preenchidas ou não.

Deve-se atentar para os cuidados especiais com a selagem da tubulação de correio pneumático.

A alocação de toda a infraestrutura e especialmente das tubulações termoplásticas deve considerar os afastamentos necessários entre si, e os afastamentos relativos às paredes laterais dos *shafts*, a fim de viabilizar a implementação dos sistemas de selagem especificados.

Se de todo necessário, os sistemas de selagem devem ser adequadamente especificados com seus sistemas de sustentação aprovados.

Requer destaque especial o potencial de condução de fumaça verificado nos diversos dutos e sistemas de condicionamento de ar, que necessitam de registros de fechamento estanque (*dampers*) atuados rapidamente por um sistema automático de detecção de fumaça e não simplesmente acionados em decorrência da elevação de temperatura.

CONCLUSÃO

Os EAS estão em constante transformação em função de novos conhecimentos médicos e do desenvolvimento de tecnologias que acabam por modificar constantemente o desenvolvimento dos projetos e o ambiente construído.

Cabe ressaltar que, ao mesmo tempo que as constantes intervenções fragilizam o sistema de segurança contra incêndio dessas edificações, quer seja pela elevação (momentânea) do risco em si, quer seja pelas "soluções técnicas provisórias" costumeiramente empregadas, representam também, constantes oportunidades para implementar ou, ainda, ampliar a segurança contra incêndio dos EAS.

É preciso considerar que os problemas de saúde e as dificuldades de mobilidade inerentes podem dificultar drasticamente que grande parte dos pacientes consiga, sem auxílio, abandonar a edificação de saúde em caso de incêndio, portanto se deve trabalhar incansavelmente na prevenção desse risco, no treinamento dos colaboradores e no preparo dessas edificações com meios eficazes de resposta para a eventualidade da ocorrência de um incêndio (AHRENS, 2003).

Embora seja fundamental um melhor planejamento da construção e maior investimento na manutenção de edificações de saúde mais seguras, cabe ressaltar que o preparo para resposta em situação de emergência por meio do efetivo treinamento contínuo (e simulado) do plano de intervenção de incêndio e a prática do plano de abandono de uma edificação são certamente os grandes responsáveis por minimizar o número de vítimas na hora da falha.

Deve-se trabalhar na prevenção e na proteção, mas estar preparado para a intervenção!

REFERÊNCIAS

1. Ahrens M. Fire in health care facilities. Quincy: NFPA; 2012. Disponível em: http://www.nfpa.org/research/reports-and-statistics/fires-by-property-type/health-care-facilities/fires-in-health-care-facilities.
2. Ahrens M. US experience hospitals. Quincy: NFPA; 2003.
3. Brasil. Agência Nacional de Vigilância Sanitária (Anvisa). Manual de segurança contra incêndios em estabelecimentos assistenciais de saúde. Brasília; 2013.
4. Brasil. Associação Brasileira de Normas Técnicas (ABNT). NBR 14880. Saídas de emergência em edifícios – Escada de segurança – Controle de fumaça por pressurização. Rio de Janeiro; 2014.
5. Brasil. Associação Brasileira de Normas Técnicas (ABNT). NBR 16651. Proteção contra incêndio em estabelecimentos assistenciais de saúde (EAS) – Requisitos. Rio de Janeiro; 2019.
6. Brasil. Associação Brasileira de Normas Técnicas (ABNT). NBR 16820. Sistemas de sinalização de emergência – Projetos, requisitos e métodos de ensaio. Rio de Janeiro; 2020 (versão corrigida).
7. Brasil. Associação Brasileira de Normas Técnicas (ABNT). NBR 9050. Acessibilidade a edificações, mobiliário, espaços e equipamentos urbanos. Rio de Janeiro; 2021 (versão corrigida).
8. Coté R, Harrington GE. NFPA 101: life safety code handbook. 11.ed. Quincy: NFPA; 2009. p.1335.
9. Kahn ML. A arquitetura como estratégia de segurança contra incêndio em estabelecimentos assistenciais de saúde. In: Bitencourt F, Costeira E (orgs.). Arquitetura e engenharia hospitalar: planejamento, projetos e perspectivas. Rio de Janeiro: Rio Books; 2014.

17
O que o arquiteto precisa saber sobre instalações elétricas, hidráulicas e de gases medicinais

Anderson Watanabe

INTRODUÇÃO

É muito importante que o arquiteto hospitalar faça a compatibilização e a integração de todos os sistemas de instalações existentes nos edifícios, assim como a interface com a climatização, ar-condicionado, ventilação mecânica e sistemas de segurança contra incêndio, que estão descritos nos Capítulos 16, 18 e 19.

A INFRAESTRUTURA DAS INSTALAÇÕES ELÉTRICAS

A energia elétrica é um insumo essencial para a operacionalidade de um estabelecimento hospitalar, garantindo desde ações básicas assistenciais até procedimentos de alta complexidade, como cirurgias e diagnósticos. A confiabilidade e a disponibilidade da energia elétrica são fundamentais, e um sistema elétrico que garanta tal operacionalidade deve ser planejado com um olhar diferenciado para os diversos ambientes e as diferentes utilidades, tanto assistenciais como de apoio administrativo.

Ressaltamos que muitos hospitais foram construídos sem qualquer planejamento, dificultando eventual atualização e modernização, que são necessárias para que a infraestrutura das instalações hospitalares mantenham condições favoráveis para se adaptarem ao novo cenário de melhorias, sobretudo no sentido de atender às normativas atuais que regem esse tema, como a Resolução da Diretoria Colegiada (RDC) n. 50 da Agência Nacional de Vigilância Sanitária (Anvisa) e a NBR 13534 da Associação Brasileira de Normas Técnicas (ABNT).

Um pensamento de plano diretor deve ser aplicado nos projetos dos novos empreendimentos. Dentro da viabilidade física e também nas eventuais reformas, é comum a ausência de plano diretor para o direcionamento de projetos e obras, o que gera improvisações sucessivas, que tornam a infraestrutura hospitalar mais e mais deturpada, desordenada e menos funcional para a operação.

Um fator importante a ser considerado é o de que, na execução de obras e intervenções nos edifícios hospitalares, principalmente se houver reformas no lugar onde o estabelecimento já está construído e em funcionamento, um planejamento cuidadoso deve ser avaliado, pois as atividades não podem ser interrompidas.

As instalações hospitalares são extremamente numerosas, diferenciadas e complexas, cada qual com suas peculiaridades, exigências e necessidades próprias de implantação, operação e manutenção. Essas instalações são as que mais sofrem o impacto das alterações, modernizações, progressos e expansões a que os hospitais estão continuamente sujeitos.

O PLANEJAMENTO DE ÁREAS TÉCNICAS

A interação entre equipes multidisciplinares em um projeto hospitalar é fundamental. A partir da concepção inicial do programa arquitetônico já se tem a necessidade de que as informações sobre as instalações estejam na pauta para direcionamento e definições de áreas técnicas.

As áreas técnicas destinadas à instalação de equipamentos demandam planejamento prévio do espaço físico de maneira a possibilitar as condições adequadas para o funcionamento e principalmente garantir futuras intervenções de manutenção preventiva até mesmo uma eventualidade emergencial que exija uma rápida manobra ou a substituição de algum componente da infraestrutura hospitalar. Todos os detalhes na montagem dos diversos sistemas precisam ser analisados e executados com o intuito de minimizar qualquer tipo de parada técnica.

Em se tratando de energia elétrica, o primeiro estágio da chegada da energia a uma edificação é o que denominamos cabine primária ou subestação de entrada e medição de energia, análogo ao que ocorre com nossa entrada de energia residencial, na qual temos a caixa de medição junto à divisa do terreno com a via pública, com o relógio medidor. Em grandes edificações precisamos posicionar e dimensionar uma área técnica para permitir a chegada e a interligação com a rede externa pública de distribuição de energia às instalações internas ao empreendimento. Os requisitos e padronizações são determinados por cada companhia de energia em função de sua localidade.

A principal característica dos equipamentos elétricos, da qual depende seu bom desempenho de funcionalidade, é o controle de temperatura nas áreas técnicas, com condições favoráveis para uma ventilação adequada e até mesmo um controle mais rígido na temperatura, sendo algumas vezes necessária a utilização de sistema de climatização, tendo em vista as características climáticas de cada região.

Em um empreendimento, as inúmeras instalações elétricas são distintas ou até mesmo específicas para cada tratamento assistencial, por exemplo, grandes equipamentos de diagnóstico geram a necessidade de equalização na tensão de operação, tanto aumentando como diminuindo esse parâmetro elétrico. Essa necessidade implica o uso e a instalação de transformadores de potência, um equipamento elétrico comum em edificações hospitalares de médio e grande porte.

IMPORTÂNCIA DAS FONTES DE SEGURANÇA

Uma situação crítica na operação de uma edificação hospitalar é a eventualidade de problemas no fornecimento de energia, normalmente por defeitos na rede externa ao estabelecimento, causados na maioria das vezes pela queda de árvores, sobrecarga de consumo na região ou até mesmo blecautes. Essa situação é crítica para o funcionamento de um hospital, com riscos graves para pacientes, colaboradores e equipamentos.

Um sistema de energia de emergência e outro essencial são exigidos pelas normas vigentes, assegurando o funcionamento contínuo de toda a edificação no caso de falta de energia via rede pública da concessionária local. Ambos os sistemas são denominados fontes de segurança.

Para as eventualidades de falta de energia, observar os critérios normativos é obrigatório, conforme a RDC n. 50 da Anvisa e a NBR 13534 da ABNT. Equipamentos específicos são necessários para atuar nesses momentos. Tais equipamentos, como grupo moto geradores automáticos e *nobreaks*, são vitais para a operacionalidade de uma edificação hospitalar.

Podemos classificar como sistema de emergência as instalações que serão alimentadas no momento da queda de energia, as áreas e equipamentos que serão supridos pela energia originada pelo grupo moto geradores. Já para o sistema essencial, definiremos o suprimento de energia a partir de bancos de baterias por *nobreak*, também conhecido como rede estabilizada. Temos que garantir as exigências de segurança e confiabilidade no sistema essencial, já que se trata de alimentação de energia elétrica diretamente relacionada à preservação da vida humana.

A abrangência dos sistemas de emergência ou essencial é definida em função de uma classificação dos ambientes em grupos (0, 1 e 2). Esses grupos são delimitados com base em um conjunto de regras que determinam os riscos envolvidos em cada ambiente da edificação. O uso de uma multiplicidade de equipamentos eletromédicos no ambiente médico é comum, muitos deles ligados ao paciente, com monitoração, diagnósticos, substituição de funções vitais do corpo humano, entre outros.

A RDC n. 50 e a ABNT 13534 classificam as categorias de risco entre três grupos:

- Grupo 0: equipamentos eletromédicos sem partes aplicadas ao paciente.
- Grupo 1: equipamentos eletromédicos com partes aplicadas externamente ao paciente ou aplicadas a fluidos corporais, mas não empregados diretamente no coração.
- Grupo 2: equipamentos eletromédicos empregados no coração e equipamentos essenciais para o suporte à vida.

A criticidade dos procedimentos sobre o risco a que o paciente estará submetido é analisada, e dentro da classificação entre os grupos dos ambientes temos uma condição mais restritiva para as instalações nos ambientes de grupo 2. Esse grupo exige maior nível de segurança por incluir equipamentos ligados diretamente ao paciente, e pelo fato de alguns desses equipamentos serem de suporte, como ocorre nos centros cirúrgicos e nos centros de terapia intensiva. Nesses ambientes é fundamental um sistema elétrico diferenciado chamado de sistema IT médico, cujo objetivo é garantir a confiabilidade do fornecimento de energia, o aumento da segurança elétrica aos pacientes e à equipe médica e a continuidade operacional.

As fontes de segurança atuam nos casos que houver falha no fornecimento da concessionária. É importante ser previsto na alimentação das fontes de segurança três classes (0,5, 15 e > 15) para cada modelo de circuito e de equipamento, conforme a norma. Essas classes determinam o tempo máximo, em segundos, para restabelecimento da alimentação elétrica na falta da concessionária e a comutação automática em alimentação pela fonte de segurança. Assim, classe 0,5 para comutação em até 0,5 segundo, classe 15 para comutação em até 15 segundos e classe > 15 para comutação em período superior a 15 segundos.

A classe > 15, por contemplar um tempo de realimentação mais lento e possivelmente manual, abrange uma gama de equipamentos de baixo risco, sendo eles, mais comumente, os do grupo 0 e, em alguns casos, equipamentos do grupo 1. Sua realimentação ocorre por meio de bancos de baterias por *nobreak* ou geradores; devido ao custo, é recomendado o uso de grupo moto geradores.

A classe 15, por ser de realimentação exclusivamente automática e mais rá pida, abrange uma gama de equipamentos de médio risco, sendo estes pertencentes ao grupo 1. Da mesma forma que a classe > 15, sua realimentação pode ser realizada por meio de bancos de baterias por *nobreak* ou geradores, sendo mais recomendado o uso de grupo moto geradores automático, devido ao custo.

Na classe 0,5, por ser muito rápida, sua realimentação abrange uma gama de equipamentos de alto risco, que precisa ocorrer de maneira instantânea. Os equipamentos pertencentes a essa classe são do grupo 2 e alguns do grupo 1, e a realimentação ocorre por intermédio de sistema de bancos de baterias por *nobreak*.

A redundância na quantidade de equipamentos é um ponto importante na consolidação das áreas técnicas, independentemente de serem de instalação elétrica, hidráulica ou de gases medicinais. Pela importância de alguns equipamentos críticos (p. ex., transformadores de potência, grupo moto geradores, *nobreak*, bombas hidráulicas, compressores de ar comprimido medicinal, bomba de vácuo medicinal etc.), temos a configuração N + 1, ou seja, quantidade de equipamento para atender à demanda com redundância de um equipamento reserva, para ser implementado na falha ou até mesmo em manutenções programadas dos sistemas.

Para o planejamento da disposição dos equipamentos e compartimentações dentro de uma subestação de energia elétrica é necessária uma análise aprofundada nas interligações entre esses equipamentos, que deverá determinar seu *layout* para melhores condições de montagem. Segregar os equipamentos em ambientes em função do risco de funcionamento também é recomendado, e uma condição crítica para uma edificação hospitalar é sem dúvida a implantação do sistema de emergência por grupo moto geradores. O grupo de moto geradores é movido a combustível, normalmente a óleo diesel, o que possui alto risco de explosão. A segurança deve ser uma preocupação constante!

Entre os principais cuidados no planejamento de implantação de grupo moto geradores está a análise em função de esse equipamento gerar alto nível de ruído e vibração, uma vez que se trata de um motor a combustão idêntico ao de um automóvel, e o escape da fumaça de saída do resultado da combustão gera gases que precisam ser descartados em condições adequadas para o ambiente externo.

A necessidade de um grande volume de óleo diesel para manter a autonomia mínima de 24 horas de geração de energia pelo sistema de emergência gera uma análise sobre o posicionamento seguro para armazenagem e acesso a esses tanques, visando a um adequado procedimento de segurança para a reposição do combustível. Os tanques precisam ser selecionados para a solução mais adequada à edificação, podendo ser do tipo aéreo (aparente apoiado no piso) ou enterrado. Os afastamentos entre as edificações e a divisa de terreno são pontos críticos para o posicionamento dos tanques de armazenagem. A ABNT NBR 16764, a NR 20 e as instruções técnicas (IT) dos bombeiros precisam ser aplicadas para consolidação do sistema.

Um equipamento, como dito, essencial para uma edificação hospitalar é o *nobreak*. O ambiente da sala de *nobreak* precisa ser dimensionado. Além de garantir o espaço adequado para a montagem e de possibilitar eventual manutenção, o principal fator é a necessidade de controle de temperatura nesse ambiente, a fim de garantir a conservação e as condições favoráveis para a vida útil dos bancos de baterias, que suprirão com realimentação instantânea os equipamentos eletromédicos e eletrônicos durante uma queda de energia.

Outras diversas áreas técnicas são requeridas dentro da edificação hospitalar por particularidades de sistemas e por equipamentos específicos, tais como equipamento de esterilização de materiais, equipamento de refrigeração, equipamento de vácuo, central de comunicação, central de segurança e correio pneumático.

DISTRIBUIÇÃO ELÉTRICA E SISTEMAS

Após o planejamento e a consolidação das áreas técnicas, a organização da distribuição horizontal das instalações, a partir das centrais até os pontos de utilidades, é fundamental para viabilizar a montagem dessa infraestrutura e possibilitar futuras manutenções.

Uma preocupação constante na compatibilização entre projetos arquitetônicos e de instalações são os espaços técnicos entre laje e forro (entreforro). Esses espaços precisam ser dimensionados com grande atenção, pois os volumes presentes no entreforro requerem em sua montagem e manutenção grande flexibilidade em relação às instalações. As instalações nos entreforro costumam esbarrar em vigas de alturas variáveis; basta um excedente para obrigar ao rebaixamento total do forro, muitas vezes inevitável, razão pela qual a estrutura deve estar em harmonia com as exigências dos espaços técnicos.

Em função da grande quantidade de sistemas, as edificações hospitalares carecem também de espaços técnicos verticais (*shaft*), por isso a necessidade de abrigar de forma ordenada e de garantir uma segregação entre sistemas é recomendada e de bom senso. Muitos sistemas transitam nesses *shafts*, como dutos de ar-condicionado, água fria, água quente, água gelada, gases medicinais, gás combustível, óleo combustível, eletrodutos e eletrocalhas de elétrica, comunicação e sistema de transporte pneumático.

Os *shafts* têm várias dimensões e naturezas. Há os gerais, amplos e visitáveis, que concentram prumadas de diferentes utilidades, principalmente as provindas das centrais (p. ex., central de água quente, central de água gelada, subestações de energia, central de criogenia, *data center* etc.), e há os *shafts* menores, não visitáveis, mas acessíveis através de aberturas com portas por pavimento e destinados à distribuição de sistemas específicos que não necessitam de constante acesso.

Muitos hospitais existentes contam ainda com prumadas embutidas e enclausuradas. Essa tipologia de *shaft* causa uma condição não apropriada para eventuais manutenções e é reavaliado no momento das intervenções de reformas, sendo, dentro das possibilidades físicas, readequado para condições favoráveis com a criação de acessos de visita.

SISTEMAS ELETRÔNICOS

Diversos sistemas eletrônicos são requeridos em uma edificação hospitalar. Como principal e de vital importância para a operacionalidade das atividades administrativas e assistenciais, temos o sistema de tecnologia da informação (conhecido também pela sigla TI). Os serviços de rede de informática são considerados essenciais para o hospital; sua indisponibilidade ou a degradação de sua *performance* gera transtornos imensuráveis devido ao alto grau de informatização.

Pela importância das informações digitais geradas no hospital, tais como dados sigilosos dos pacientes, um sistema de segurança digital é necessário, assim como o planejamento de posicionamento e resguardo da infraestrutura física que garantirá a integridade desses equipamentos. Para tanto, alguns ambientes precisam ser considerados e dimensionados em função da capacidade da central de processamento de dados, ou *data center*.

O *data center* abrigará uma infinidade de servidores e de dados, além de processar grandes quantidades de informação, montado em *racks* ou armários metálicos. As áreas devem ser dimensionadas levando em consideração os vários sistemas e áreas de apoio que precisam ser previstos, por exemplo, sala de computadores (*computer room*), sistema de energia elétrica, sistema de refrigeração, espaço de suporte (*network operations center* – NOC), entrada de concessionários de telecomunicação etc.

Atualmente com o avanço tecnológico, muitos sistemas eletrônicos secundários (p. ex., telefonia IP-VoIP, chamada/sinalização de enfermagem, sinal de TV-IPTV, sistema de segurança e outros) são integrados à base de infraestrutura de TI. A integração e a conectividade são cada vez mais comuns, tendo como objetivo melhorar a confiabilidade e a *performance* dos sistemas, reduzir custos de operação e manutenção e possibilitar futuras expansões com mais facilidade.

Ainda assim, muitos outros sistemas eletrônicos são aplicados nas edificações hospitalares, cada um com suas particularidades, forma de utilização e tecnologia. Cada fabricante tem uma lógica de operação e funcionalidade, e cada sistema precisa ser projetado de acordo com a situação.

Tabela 1 Sistemas eletrônicos

TI & Telecom	Segurança	Supervisão e automação	Áudio e vídeo	Especiais
TEL Sistemas de telecomunicações	**CFTV** Circuito fechado de televisão	**SAP** Supervisão e automação predial	**TV/CATV** Antenas de TV/ FM e TV a cabo	**GIV** Gestão inteligente de vagas
CAB Cabeamento para voz e dados	**SCA** Controle de acesso	**SAI** Supervisão e automação industrial	**IPTV** TV IP	**CS** Controle de senhas
CPD Concepção de *data center*	**SDAI** Detecção e alarme de incêndio	**SAR** Supervisão e automação residencial domótica*	**SOM** Sistema de sonorização e busca de pessoas	**REL** Relógio centralizado
WIFI Distribuição *wireless*	**CE** Controle de estacionamento	**SI** Sistema integrado	**AV** Sistema de áudio/vídeo	**SE** Sinalização de enfermagem
	PPP Proteção perimetral patrimonial		**SIG** SIGNAGE	**PACS** *Picture archiving capture system*

Fonte: elaborada pelo autor.

* Domótica é o termo usado para caracterizar a integração dos mecanismos automáticos de um espaço residencial, simplificando o cotidiano das pessoas, satisfazendo necessidades de comunicação, de conforto e segurança.

INSTALAÇÕES HIDRÁULICAS

Em um cenário de crise hídrica que vem se agravando ano após ano, a atenção ao armazenamento da água potável é um fator primordial, pela importância do uso da água em procedimentos assistenciais. O dimensionamento adequado para a realidade do acesso à água potável é refletido na capacidade de reservatórios da edificação.

Uma análise da realidade da disponibilidade de água potável na região do EAS é inevitável para um estudo inicial de volume de reserva de água. Muitos municípios enfrentam, cada vez com maior frequência, uma rotina de rodízio, com periodicidade que pode variar, sendo geralmente de 48 horas com água e 24 sem água. Diante dessa realidade no fornecimento da rede pública, é preciso considerar, para o planejamento dos reservatórios internos da edificação, uma margem de folga para os períodos sem abastecimento público.

A RDC n. 50 orienta que o cálculo da reserva de água fria da edificação hospitalar deve ser, no mínimo, atendido o consumo diário para todos os usuários; no caso de abastecimento a partir de rede pública, deve haver autonomia mínima de dois dias ou mais, em função da confiabilidade do sistema local.

As diversas áreas funcionais assistencial e de apoio em uma edificação demandam água fria potável de forma diferenciada para cada tipo de procedimento. O cálculo do consumo total necessário ao dimensionamento dos reservatórios só é possível com base no cálculo dos consumos estimados determinados na RDC n. 50, que utiliza como base de dimensionamento a população ocupante e as atividades específicas.

Além do abastecimento pela rede pública de água potável, uma possibilidade a ser avaliada em cada região é a disponibilidade de água por meio de poço artesiano. A prospecção para acesso à água subterrânea, chamada de aquífero, e a verificação da qualidade da água são essenciais.

Para tal finalidade, algumas tipologias de reservatórios são adotadas, podendo ser em concreto armado com impermeabilização até as atuais tecnologias em fibra de vidro e polímeros. A utilização de tecnologias mais novas nos reservatórios com esses materiais é usual atualmente, em função do baixo custo e da rápida instalação.

Reservatórios em módulos fabricados sob medida são uma opção interessante pela otimização de espaços destinados ao armazenamento de água, fabricados em placas de poliéster e fibra de vidro fixadas com parafusos umas às outras.

Na opção de reservatórios em concreto para água potável, estes não devem ser apoiados no solo nem ser enterrados total ou parcialmente, tendo em vista o risco de contaminação proveniente do solo, a permeabilidade das paredes do reservatório ou qualquer falha que implique a perda da estanqueidade. Por esse motivo, considerando a exigência da ABNT NBR 5626, devemos garantir afastamentos entre as faces externas do reservatório (laterais, fundo e cobertura) onde exista a possibilidade de apoio no solo, e permitir operações de inspeção e manutenção.

Os reservatórios de água devem ser sempre planejados para terem no mínimo um duplo compartimento ou até mesmo quádruplo, para facilidade de limpeza e manutenção e visando evitar eventuais paradas na distribuição de água na edificação.

Áreas técnicas são necessárias para as conexões entre reservatórios e rede de distribuição, com a instalação de válvulas (barriletes) e de sistemas de bombeamento e pressurização. Por esse motivo, espaços são necessários no entorno ou sob os reservatórios.

SISTEMA DE ÁGUA QUENTE

A demanda de água quente em uma edificação hospitalar basicamente tem como finalidade a higienização. Considerando como condição mínima de conforto o uso pessoal em banho, a população consumidora se restringe aos pacientes internos, acompanhantes, funcionários e alunos. Com a premissa da RDC n. 50, temos a indicação de um consumo médio de água quente por banho na ordem de 30 litros a 60°C.

Outras atividades de apoio e assistenciais são consumidoras de água quente, e precisam ser consideradas no cálculo do consumo em função das características de operação do hospital. Deve-se avaliar com critério as atividades de reabilitação (hidroterapia), preparo de refeições (cozinha), lactário e nutrição enteral, central de materiais esterilizado (CME), lavanderia e limpeza e zeladoria.

A geração de água quente pode ser realizada por diversos meios e fontes, sendo as mais comuns os aquecedores de passagem elétrico (chuveiro convencional) ou a gás. Em um sistema mais otimizado em função do consumo de energia para aquecer a água, temos como opção as centrais de água quente, que podem ser constituídas basicamente de aquecedores de água de acumulação (*boiler*). Trata-se de um reservatório térmico que, além de aquecer a água, preserva a temperatura. Nesse caso a fonte de aquecimento podem ser, conjugadamente, os sistemas elétricos e a gás.

Com o objetivo de alcançar melhor eficiência energética nas edificações, uma opção para agregar ao sistema de aquecimento de água são as placas solares, que absorvem o calor do sol. Também é avaliada a possibilidade de reaproveitar energia de outros sistemas que têm como princípio o descarte de calor, por exemplo, sistemas de ar-condicionado. O princípio do ciclo de refrigeração desse sistema possibilita reaproveitar a energia que seria descartada para a atmosfera em forma de calor, contribuindo com o sistema de aquecimento de água da edificação.

A temperatura da água quente para a distribuição até o ponto de consumo é importante em se tratando em prevenção de legionelose, conforme a ABNT NBR 16824. Legionelose é o termo utilizado para indicar infecção causada por bactérias do gênero *Legionella*. Existem duas manifestações principais: a doença dos legionários e a febre do Pontiac. A bactéria afeta apenas o trato respiratório superior e não costuma causar pneumonia, sendo mais leve que a doença dos legionários.

A *Legionella* tem como hábitat natural a água, colonizando as redes prediais de água quente ou fria; existem temperaturas ideais que favorecem sua proliferação:

- Até 20°C: a *Legionella* permanece dormente.
- De 35 a 46°C: faixa ideal de crescimento.
- Acima de 50°C: passa a ser eliminada aos poucos.
- Acima de 70°C: é eliminada quase instantaneamente.

O controle para limitar o crescimento e a propagação de *Legionella* é a alta da temperatura da água, ou seja, as redes de distribuição operarem com uma temperatura próxima de 70°C. Essa temperatura causa queimaduras em contato com o corpo humano, por esse motivo cuidados são necessários para evitar acidentes no manuseio da água pelos usuários do sistema.

Dispositivos de segurança, como válvulas termostáticas, são instalados próximo ao ponto de consumo, tendo como princípio limitar a temperatura da água e possibilitar a mistura com a água fria para ajuste.

SISTEMA DE GASES MEDICINAIS

Na medicina, diversas substâncias gasosas são utilizadas para a realização de procedimentos assistenciais de cirurgias, ou mesmo para a manutenção da vida e da saúde dos pacientes. Gases medicinais são considerados medicamentos na forma de gás, gás liquefeito ou líquido criogênico.

Entre os gases de uso medicinal em uma edificação hospitalar podemos citar o oxigênio medicinal, o óxido nitroso medicinal, o ar comprimido medicinal, o dióxido de carbono medicinal, o nitrogênio, o argônio e a produção de vácuo medicinal. Outros tipos de gases são utilizados, sendo específicos para cada procedimento, normalmente manuseados em pequenas proporções e distribuídos a partir de cilindros.

Os requisitos para a instalação de sistemas centralizados de suprimento de gases medicinais são abordados na norma ABNT NBR 12188, e os principais componentes do sistema são:

- Central de suprimento: é o ponto de interligação entre os sistemas de suprimento primário (principal responsável pela rede de distribuição) e secundário (substitui ou complementa o primário sempre que preciso).
- Cilindros: neles ficam armazenados os gases.
- Bloco central: é onde ficam as válvulas reguladoras e de bloqueio. Os gases saem dos cilindros para o sistema.
- Mangueira flexível ou chicote: liga os cilindros ao coletor.
- Coletor: tubo que conecta cilindros entre si.
- Painel de controle de pressão: comandos que controlam a pressão do sistema.

- Rede de distribuição: conjunto de tubulações, válvulas e outros componentes necessários para que os gases cheguem ao ponto onde serão utilizados.
- Válvulas: responsáveis pela manutenção da pressão, pelo alívio em caso de pressão elevada ou pelo bloqueio de fluxo.

O conceito e o entendimento dos suprimentos são importantes para as previsões necessárias de áreas técnicas para posicionamento de elementos de armazenagem (tanques e cilindros) dos gases e produção de vácuo:

- Suprimento de emergência é a fonte de suprimento independente do sistema centralizado, transportável até o local de utilização, pronto para uso, formado por cilindros de gases medicinais, cilindros de gases para dispositivos médicos, aspiradores elétricos, gerador portátil de vácuo ou compressor de ar.
- Suprimento primário é a fonte principal de suprimento à rede de distribuição, constituído por baterias de cilindros de gás, ou tanque criogênico, ou gerador de vácuo clínico, ou compressor de ar, ou dispositivos especiais para mistura de gases.
- Suprimento secundário é a fonte de suprimento para uso imediato, com entrada automática, em sistema de rodízio ou em complementação ao suprimento primário, ou tanque criogênico, ou gerador de vácuo clínico, ou compressor de ar, ou dispositivo especial para mistura de gases.
- Suprimento reserva é a fonte de suprimento para uso imediato, com entrada automática em caso de falha ou manutenção do suprimento primário ou secundário. Esse tipo de fonte não é destinado à operação normal e não entra em rodízio com os demais tipos de suprimento.

PLANEJAMENTO DAS CENTRAIS DE GASES

As centrais de gases são usadas nos sistemas de suprimento de gás para reduzir a alta pressão primária dos cilindros a pressões secundárias manejáveis e controlar vazão do sistema. Essas centrais estão disponíveis para oxigênio, óxido nitroso, nitrogênio, dióxido de carbono e ar comprimido medicinal. Também é o lugar onde se repõem os cilindros e, por meio de coletores automáticos, é fornecido suprimento contínuo de gás de duas baterias de cilindros, mudando automaticamente para o lado reserva quando o gás está acabando.

Como centrais de suprimento com utilização de tanque criogênico, temos o oxigênio em estado líquido, que é convertido para o estado gasoso por meio de um sistema vaporizador. Esse tipo de instalação normalmente tem baterias de cilindros utilizadas como reserva para atender a possíveis emergências. A central com tanque criogênico estacionário ou móvel deve ser instalada acima do solo, no mesmo nível de acesso do veículo de abastecimento e em local de fácil manobra desse veículo.

A localização da central de suprimento com cilindro deve obedecer às distâncias mínimas entre o tanque criogênico de elementos no entorno dessa edificação, conforme indicado na ABNT NBR 12188, Figura G.1. Em casos excepcionais, diante da inviabilidade de garantir tais afastamentos, temos como solução criar barreiras do tipo parede corta-fogo para proteção contra eventual risco.

Algumas orientações complementam esse item: as áreas técnicas para fins de acomodar os cilindros devem ser instaladas em recinto próprio e de uso exclusivo, com acesso restrito, recebendo ventilação natural, em local que permita fácil acesso de equipamentos móveis de suprimento. As centrais de cilindros devem ter pé-direito mínimo de 2,20 m e ficar protegidas em recinto com paredes com resistência ao fogo de no mínimo uma hora.

Cuidados na especificação de alguns elementos são importantes para garantir a segurança. Por exemplo, o piso da área destinada às operações de abastecimento deve ser de material não combustível, compatível com o oxigênio líquido ou o óxido nitroso e com temperaturas criogênicas. Asfalto e coberturas de resinas e tintas são considerados materiais combustíveis.

CENTRAL DE AR COMPRIMIDO E VÁCUO MEDICINAL

O fornecimento de ar comprimido medicinal em uma edificação hospitalar é um atendimento vital, mantendo a respiração de pacientes em condições críticas durante procedimentos de ventilação mecânica, e sendo também utilizado para conduzir medicamentos, por meio de inalações.

A central de suprimento de ar comprimido deve conter no mínimo um compressor e um suprimento reserva com outro(s) compressor(es), equivalente ao primeiro, ou cilindros.

No caso de central com suprimento reserva de compressor(es), cada compressor deve ter capacidade de 100% do consumo máximo provável com possibilidade de funcionar automaticamente ou manualmente, de forma alternada ou em paralelo, em caso de emergência. No caso de suprimento reserva por cilindros, com a obtenção a partir da mistura de oxigênio (21%) e nitrogênio líquido (79%), devem ser instalados, no mínimo, dois conjuntos de cilindros, e seu dimensionamento se dará em função do consumo e da frequência do fornecimento.

A sucção dos compressores de ar medicinal é um ponto crítico. Deve estar localizada do lado de fora da edificação, captando ar atmosférico livre de qualquer contaminação proveniente de sistemas de exaustão, tais como fornos, motores de combustão, descargas de vácuo hospitalar, remoção de resíduos sólidos etc. O ponto de captação de ar deve estar localizado à distância de 3 m de qualquer porta, janela, entrada de edificação ou outro ponto de acesso.

Já a central de vácuo medicinal é projetada para oferecer sucção a fluidos e gases indesejáveis nos ambientes médicos e de laboratórios. Os sistemas de vácuo medicinal oferecem uma estrutura controlada por meio da qual as equipes assistenciais se protegem contra o contato com substâncias prejudiciais.

O sistema de vácuo é constituído basicamente por bombas de vácuo, painel de controle, filtros bactericidas, reservatório de vácuo, conexões e reservatórios coletores. Ligada à central de vácuo clínico, a rede de distribuição cria uma pressão negativa no interior de recipientes herméticos, que acaba coletando todas as secreções envolvidas nos procedimentos assistenciais.

ALARMES OPERACIONAIS

Ainda com base nas exigências da norma ABNT NBR 12188, cabe ressaltar que nos sistemas centralizados de gases e vácuo deve haver um alarme operacional que indique o momento em que a rede de distribuição deixa de receber o produto do suprimento primário e passa a ser alimentada pelo suprimento reserva. Esse alarme deve ser instalado em local que permita sua constante observação pela equipe técnica do estabelecimento assistencial de saúde (EAS) durante todo o período de funcionamento.

O objetivo desse alarme é alertar a equipe técnica do EAS sobre alguma não conformidade no funcionamento do suprimento primário, de modo que a equipe de manutenção possa ser imediatamente comunicada e consiga tomar todas as providências necessárias, agindo preventivamente a fim de evitar a descontinuidade no suprimento.

DISTRIBUIÇÃO DE GASES MEDICINAIS

Em se tratando na rede de distribuição, a tubulação de gás medicinal, de gás para dispositivo médico e de vácuo deve ser de cobre ou aço oxidável, sendo permitido, para a rede de vácuo, o uso de tubulação de PVC.

Os postos de utilização de gases medicinais, de gases para equipamentos eletromédicos ou de vácuo devem ser equipados com terminal (cachimbo ou tarugo), válvula autovedante e rótulo legível com o nome, ou abreviatura, ou símbolo, ou fórmula química, com fundo de cor em conformidade com a ABNT NBR 11906.

O posto de utilização junto ao leito do paciente deve estar localizado a uma altura aproximada de 1,5 m acima do piso ou embutido em painel apropriado, a fim de evitar danos físicos à válvula, bem como ao equipamento de controle e acessórios, como fluxômetros, umidificadores ou qualquer outro acessório neles instalado. Deve ser observada uma distância mínima de 15 cm entre os centros de cada posto de utilização.

Para o dimensionamento das centrais leva-se em conta a quantidade de pontos de utilização acumulados na edificação, considerando para o memorial técnico/projeto a vazão em litros por ponto, o tempo de consumo, a pressão de trabalho e a aplicação de fator de simultaneidade, que são premissas da ABNT NBR 12188, com o objetivo de otimizar o sistema e de garantir a disponibilidade dos gases de forma confiável.

CONCLUSÃO

Todos os temas de engenharia hospitalar descritos neste capítulo contêm orientações sobre instalações elétricas, eletrônicas, hidráulicas e de gases medicinais que são de suma importância para o funcionamento do edifício hospitalar.

Foram vistos elementos necessários para que o ambiente construído de um EAS disponha de instalações que atendam a suas diversas necessidades.

REFERÊNCIAS

1. Brasil. Associação Brasileira de Normas Técnicas (ABNT). NBR 5626. Sistemas prediais de água fria e água quente – Projeto, execução, operação e manutenção. Rio de Janeiro; 2020.
2. Brasil. Associação Brasileira de Normas Técnicas (ABNT). NBR 12188. Sistemas centralizados de suprimento de gases medicinais, de gases para dispositivos médicos e de vácuo para uso em serviços de saúde. Rio de Janeiro; 2016.
3. Brasil. Associação Brasileira de Normas Técnicas (ABNT). NBR 13534. Instalações elétricas de baixa tensão – Requisitos específicos para instalação em estabelecimento assistenciais de saúde. Rio de Janeiro; 2008.
4. Brasil. Associação Brasileira de Normas Técnicas (ABNT). NBR 16824. Sistemas de distribuição de água em edificações – Prevenção de legionelose – Princípios gerais e orientações. Rio de Janeiro; 2020.
5. Brasil. Ministério da Saúde. RDC n. 50, de 21 de fevereiro de 2002. Dispõe sobre o Regulamento Técnico para planejamento, programação, elaboração e avaliação de projetos físicos de estabelecimentos assistenciais de saúde. Diário Oficial da República Federativa do Brasil. Brasília; 2002.
6. Castellari S. Instalações elétricas em estabelecimentos assistenciais. In: Instalações em cargas de missão Crítica. Brasil; 2011.
7. Coutinho A. O papel da engenharia elétrica nos hospitais. Brasil: Eletel.
8. Karman JB, Fiorentini D, Karman JNM. Manutenção incorporada à arquitetura hospitalar. Brasília; 1995.
9. Mendes ACP. Plano diretor físico hospitalar. Londrina; 2018.
10. Okumoto JC. Avaliação das instalações elétricas de centro cirúrgico. Estudo de caso: Hospital Universitário da UFMS. [dissertação – Mestrado em Engenharia Elétrica]. Campo Grande: Programa de Pós-Graduação em Engenharia Elétrica, Universidade Federal de Mato Grosso do Sul (UFMS); 2006.

18
A climatização necessária nos ambientes hospitalares

Nilton Sadao Sukuki

INTRODUÇÃO

Neste capítulo são apresentados os pontos de atenção relativos ao desenvolvimento do projeto de um estabelecimento assistencial de saúde (EAS) quanto ao sistema de climatização e à interação entre o projeto de arquitetura e complementares (neste caso específico a climatização). Serão vistos, de forma simplificada, os principais sistemas de geração de frio e de condicionadores de ar para os ambientes hospitalares.

CLIMATIZAÇÃO

A climatização para EAS deve ter em vista, além das exigências e premissas já conhecidas para áreas de conforto como ambientes administrativos e comerciais – cuja principal preocupação são o conforto térmico e a renovação de ar adequada –, as peculiaridades dos processos desenvolvidos em ambientes específicos como centros cirúrgicos, unidades de tratamento intensivo (UTI), ambientes para isolamentos de pacientes passíveis de transmissão de infecção pelo ar, isolamento para pacientes de transplante de medula óssea ou outros, unidades de tratamento de queimados e outros. Esses ambientes exigem controle de temperatura, umidade, mais de dois níveis de filtragem, diferencial de pressão entre as salas e sistema de distribuição de ar.

O sistema de climatização para ambientes hospitalares deve atender às normas vigentes, como:

- NBR 7256:2021 da Associação Brasileira de Normas Técnicas (ABNT): Tratamento de ar em estabelecimentos assistenciais de saúde (EAS) – Requisitos para projeto e execução das instalações.

- ABNT NBR 1640-1:2008: Instalações de ar-condicionado – Sistemas centrais e unitários. Parte 1: Projeto das instalações.
- ABNT NBR 16401-2:2008: Instalações de ar-condicionado – Sistemas centrais e unitários. Parte 2: Parâmetros de conforto térmico.
- ABNT NBR 16401-3:2008: Instalações de ar-condicionado – Sistemas centrais e unitários. Parte 3: Qualidade do ar interior.

Fiquem atentos para as revisões e consultas públicas das normas. Deve-se consultar no início do projeto sua versão atualizada.

Ambientes específicos dentro das EAS, como cozinhas, central de processamento de dados ou salas limpas, devem seguir recomendações normativas próprias.

Os ambientes hospitalares devem estar em conformidade com as resoluções da Diretoria Colegiada da Agência Nacional de Vigilância Sanitária (RDC), como a RDC n. 50/2002, que dispõe sobre o Regulamento Técnico para planejamento, programação, elaboração e avaliação de projetos físicos de estabelecimentos assistenciais de saúde. Áreas especiais como endoscopia e central de materiais esterilizados (CME) observam RDC específicas.

O impacto do sistema de climatização para atender às exigências no projeto da EAS é muito grande, devendo o projetista de climatização estar envolvido no início do estudo preliminar de arquitetura, para que já sejam desenvolvidos estudos de viabilidade do melhor sistema de geração de frio (sistema de expansão indireta ou direta, com centrais ou unidades autônomas) e definidas as áreas técnicas (casas de máquinas, centrais de água gelada e locais para instalação de unidades condensadoras), bem como os *shafts* ou venezianas para tomada e descarga de ar.

Como os sistemas de climatização usualmente são responsáveis por até 50% do consumo de energia elétrica do empreendimento hospitalar, a escolha do sistema de geração de frio e de soluções com sistemas com melhor consumo energético deve ser objeto de atenção especial antes da escolha do sistema de refrigeração a ser adotado para o EAS.

PROJETOS COMPATIBILIZADOS

A entrada tardia do projetista de climatização no processo de desenvolvimento do projeto da EAS pode acarretar retrocesso no projeto de arquitetura, obrigando à liberação de áreas para os equipamentos de climatização que não estavam previstos.

Os ambientes do EAS normalmente exigem um volume de ar maior em relação aos ambientes de conforto. Assim, o gerenciador do projeto deve se preocupar com a compatibilização no entreforro entre as instalações de climatização, exaustão e ventilação e as demais disciplinas complementares (elétrica, hidráulica, combate a incêndio e automação), além da solução de estrutura adotada. Não é incomum que mesmo com um entreforro livre de mais de 1 m haja dificuldade na compatibilização da obra.

O projeto de adaptação de prédios inicialmente previstos para ocupação comercial para utilização hospitalar deve ser realizado com cuidado, pois usualmente esses edifícios têm fachadas de vidro, que aumentam a carga térmica já elevada do EAS e dificultam a renovação de ar e a exaustão dos ambientes, além de o entreforro apresentar altura limitada, dificultando a distribuição da rede de dutos.

SISTEMA DE AR-CONDICIONADO

O sistema de ar-condicionado moderno foi inventado em 1902 por Willis Carrier para climatizar uma empresa gráfica que tinha seu trabalho prejudicado no verão, pois o papel absorvia a umidade do ar e dilatava; a impressão também era prejudicada com a variação de umidade. Esse sistema se utilizava de serpentinas com água fria.

Com o desenvolvimento dos fluidos refrigerantes e sua aplicação nos sistemas de ar-condicionado em 1928, surgiram os sistemas como conhecemos hoje, o ciclo de refrigeração que é utilizado nos dias atuais com variações nos sistemas construtivos.

No ciclo de refrigeração temos a utilização de um fluido refrigerante que é comprimido (compressor) e expandido (válvula de expansão), de modo a trocar calor com o meio externo pelo condensador. Com o fluido a alta pressão e após o rejeito de calor, temos a expansão do fluido refrigerante em que troca calor com o ar por uma serpentina (expansão direta) ou por um trocador de calor adicional (expansão indireta).

Para geração de frio temos os sistemas de expansão direta: condicionadores com condensadores acoplados ou remotos como aparelhos de janela, *split system*, *self contained*, *rooftop*, *split system* de alta capacidade e condicionadores com volume de refrigerante variável (VRV).

Para grandes e médios empreendimentos temos sistemas com expansão indireta: central de água gelada com condensação a ar (com unidades resfriadoras de líquido a ar – "*chillers* a ar" e bombas de circulação da água gelada), centrais de água gelada com condensação a água (com unidades resfriadoras de líquido a água – "*chillers* a água" –, bombas de circulação da água gelada e de condensação e torres de arrefecimento) e sistemas de absorção.

Em projetos com restrições para alimentação elétrica do sistema podem ser utilizados sistemas com bomba de calor acionada por motor a gás natural (GHP: *gas heat pump*), em que temos o compressor (o maior consumidor de energia elétrica no sistema de geração de frio é alimentado por gás natural e não por energia elétrica), tendo somente os ventiladores e placas eletrônicas atendidos por energia elétrica). Esse sistema também pode ser de expansão direta ou indireta.

SISTEMAS DE GERAÇÃO DE FRIO E CONDICIONADORES DE AR

Temos diversos sistemas de geração de frio e de condicionadores que podem ser utilizados em EAS, ficando a cargo do projetista, em conjunto com a arquitetura e o empreendedor, escolher a melhor opção com base na análise do atendimento às normas vigentes, da segurança do EAS, dos custos com a operação, da manutenção e implantação, bem como da mão de obra especializada para operar a tecnologia escolhida.

Os principais sistemas de geração de frio e condicionadores estão relacionados a seguir.

- **Aparelhos de janela:** condicionadores autônomos, com sistema de expansão direta e condensador acoplado. Não é recomendada sua utilização em ambientes hospitalares devido a restrições na filtragem exigida, renovação de ar e controle efetivo na umidade.
- ***Split system:*** condicionadores com sistema de expansão direta, com condensadores remotos, nos quais o ar-condicionado pode ser fornecido com unidades evaporadoras de ambiente (*Hi wall* e Piso teto). Também não são recomendados para ambientes hospitalares em função das restrições de filtragem, renovação de ar e controle de umidade, porém podem ser fornecidos com unidades de embutir, em que se pode incluir a filtragem e resistências de reaquecimento para controle de umidade, bem como interligar a renovação de ar direto na caixa de mistura do condicionador, viabilizando sua aplicação sem a implantação de sistema de renovação de ar à parte. Esse sistema permite a instalação dos equipamentos de climatização no entreforro, liberando espaço para a casa de máquinas na área interna do EAS, mas deve ser prevista uma área externa para as unidades condensadoras.
- ***Split system* alta capacidade ("splitão"):** condicionadores com sistema de expansão direta, com condensadores remotos. Como são equipamentos de capacidade superior, requerem casa de máquinas, além das áreas externas destinadas a unidades condensadoras. Podem ser utilizados em instalações pequenas e médias em que o empreendimento não opte pelo sistema com

geração de frio por central de água gelada a ar ou água (CAG). Esse sistema permite a inclusão de todos os estágios de filtragem requeridos, bem como o controle de temperatura e umidade. Os condicionadores podem ser fornecidos com unidades condensadoras com volume de refrigerante variável, o que melhora seu desempenho energético.

- ***Self contained* e *rooftop*:** condicionadores com sistema de expansão direta, com condensadores acoplados ou remotos. Usualmente utilizados em instalações comerciais, tendo seu uso restrito em instalações hospitalares devido à construção convencional com limitação na utilização de vários estágios de filtragem.
- **Volume de refrigerante variável (VRV):** condicionadores com sistema de expansão direta, com unidades condensadoras remotas (esse sistema permite uma distância entre as unidades evaporadoras e condensadoras elevadas). As unidades evaporadoras podem ser por ambiente (*Hi wall*, Piso teto e Cassete). Devem ser utilizados somente em áreas de conforto por causa das

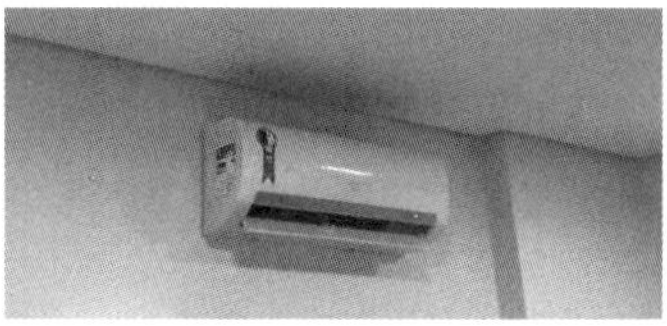

Figura 1 *Split system Hi wall* instalado dentro do ambiente.
Fonte: acervo do autor.

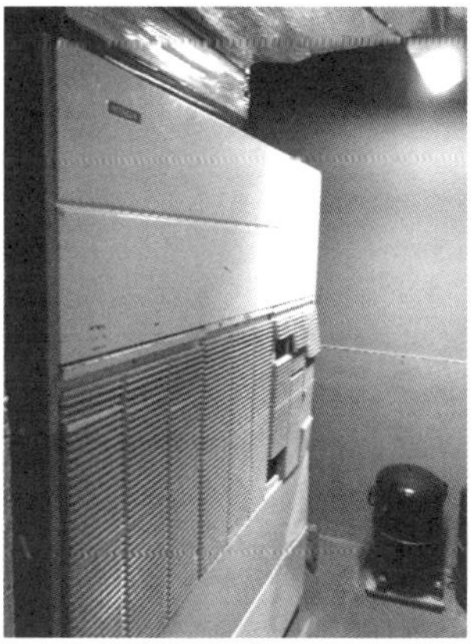

Figura 2 *Self contained* instalado em casa de máquinas.
Fonte: acervo do autor.

restrições na filtragem e no controle de umidade. Caso o sistema VRV seja instalado com dutos e com alta capacidade, poderá atender às áreas hospitalares. Esse sistema é fácil de instalar e tem bom desempenho energético, devendo-se ressalvar somente a questão de sua flexibilidade para futuras reformas, pois haverá tubulações de gás que deverão ser redistribuídas conforme o novo *layout*.

- **Unidades de tratamento de ar (UTA):** climatizadores que podem ser de expansão direta (com condensador remoto) ou de expansão indireta (com alimentação de água gelada por uma CAG). Todos os estágios de filtragem (grosso, médio, fino e absoluto), bem como todos os dispositivos de tratamento, podem ser instalados nesse sistema (serpentinas de água gelada, água quente ou gás refrigerante, umidificadores, resistências elétricas, atenuadores de ruído e lâmpadas ultravioleta – UV), facilitando a manutenção e a montagem, embora sua implantação demande grandes casas de máquinas ou piso técnico. As UTA são recomendadas para as áreas críticas do hospital, como centros cirúrgicos, áreas de manipulação classificadas como "farmácia", isolamentos e UTI.
- ***Fan coils* e fancoletes:** climatizadores com sistema de expansão indireta, que podem ser de baixa capacidade e instalados no entreforro ou de maior capacidade e instalados em casa de máquinas. Todos os estágios de filtragem (grosso, médio, fino e absoluto) podem ser instalados para atender a áreas de conforto ou de processo no hospital.
- **Central de água gelada:** sistema de geração de frio com expansão indireta que pode ser composto por unidades resfriadoras de líquido a ar ou a água (no caso a água deve ser incluída na central, assim como as torres de resfria-

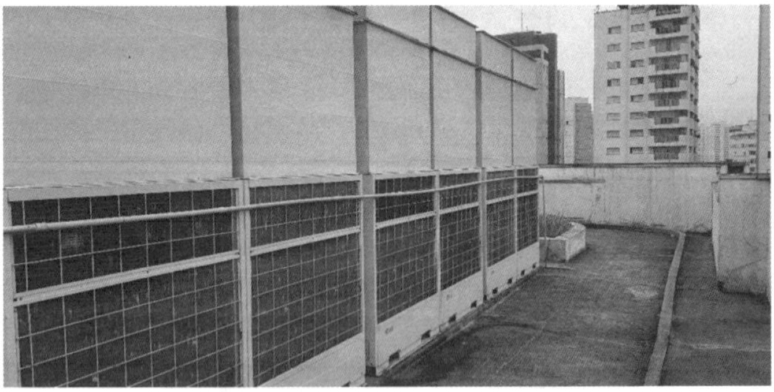

Figura 3 Unidades condensadoras de volume de refrigerante variável instaladas na cobertura de hospital.

Fonte: acervo do autor.

mento de água). A implantação do sistema requer investimento maior e área técnica, porém é o mais adequado para as áreas de processo com controle de temperatura e umidade, além de possibilitar a flexibilidade do sistema em futuras reformas.

- **Demais sistemas:** existe também a possibilidade de implantação de sistemas com *chillers* a absorção, cogeração, tanques de termoacumulação, GHP, mas deverão ser avaliados caso a caso, levando em conta não somente o estudo de retorno do investimento, mas também as condições de garantia e mão de obra especializada para implantação.

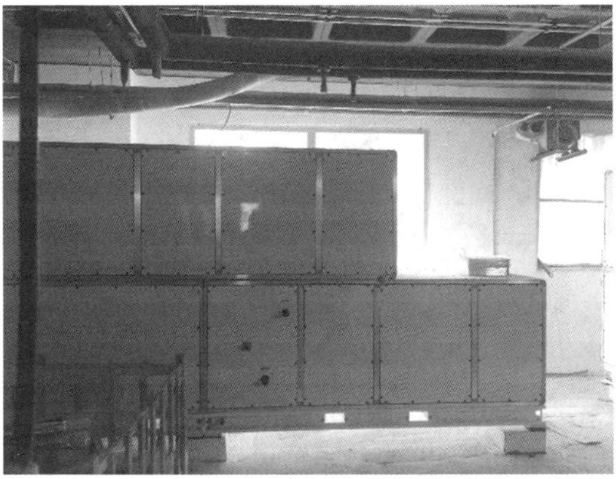

Figura 4 Unidades de tratamento de ar instalado em piso técnico de hospital.
Fonte: acervo do autor.

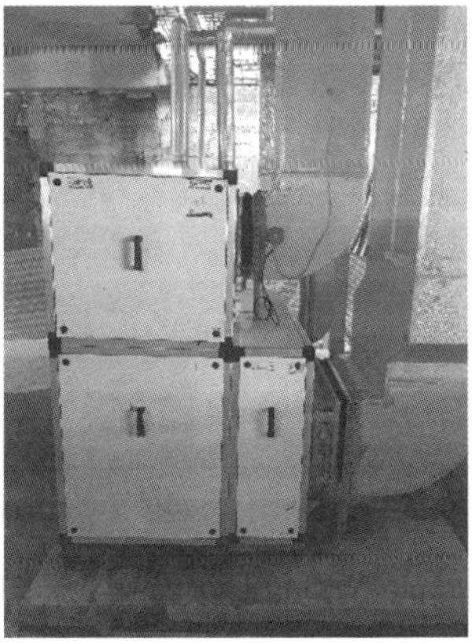

Figura 5 *Fan coil* instalado em hospital.
Fonte: acervo do autor.

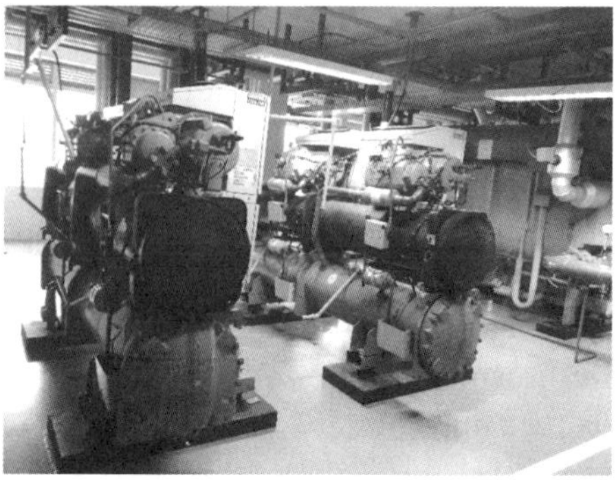

Figura 6 *Chillers* com condensação a água instalados em piso técnico de hospital.
Fonte: acervo do autor.

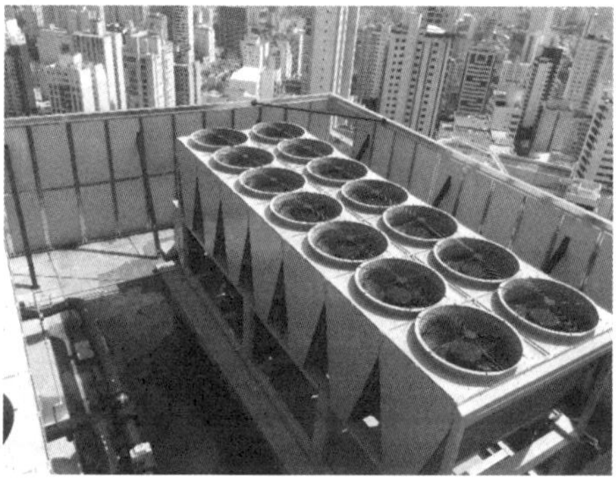

Figura 7 *Chillers* com condensação a ar instalados na cobertura de hospital.
Fonte: acervo do autor.

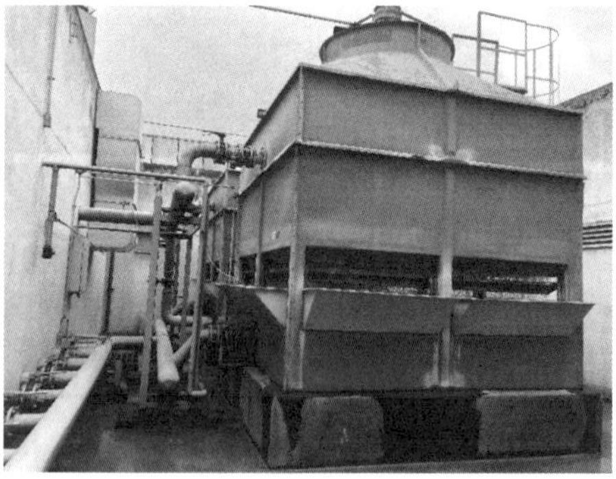

Figura 8 Torres de arrefecimento de água instaladas em hospital.
Fonte: acervo do autor.

FILTROS DE AR

Para atendimento das exigências normativas, existem basicamente quatro níveis de filtragem: grosso, médio, fino e absoluto, conforme a Tabela 1.

Tabela 1 Níveis de filtragem

Grupo	Classe	Perda de pressão final (Pa)	Arrestância média (A_m)[a] (%)	Eficiência média (E_m) para partículas de 0,4 µm (%)	Eficiência mínima (E_{min})[b] para partículas de 0,4 µm (%)
Grossos	G1	250	$50 \leq Eg < 65$	–	–
	G2	250	$65 \leq Eg < 80$	–	–
	G3	250	$80 \leq Eg < 90$	–	–
	G4	250	$90 \leq Eg$	–	–
Médios	M5	450	–	$40 \leq Ef < 60$	–
	M6	450	–	$60 \leq Ef < 80$	–
Finos	F7	450	–	$80 \leq Ef < 90$	≥ 35
	F8	450	–	$90 \leq Ef < 95$	≥ 55
	F9	450	–	$95 \leq Ef$	≥ 70

[a] As características da poeira atmosférica variam amplamente em comparação com as características do pó de carregamento utilizado nos ensaios. Em razão disso, os resultados dos ensaios não proveem uma base para prever tanto o desempenho operacional quanto a vida útil. A redução da carga estática do meio filtrante ou o desprendimento de partículas ou fibras podem também afetar negativamente a eficiência.

[b] A eficiência mínima (E_{min}) para partículas de 0,4 µm é a menor eficiência veriifcada no decorrer de qualquer das etapas do procedimento de ensaio (eficiência inicial do filtro e/ou da amostra do meio filtrante, eficiência do meio filtrante carregado ou descarregado eletrostaticamente).

Fonte: ABNT NBR 16101:2013.

Tabela 2 Classificação dos filtros de ar e eficiências para qualidade do ar nos EAS

Classe e grupo de filtro	Valor global		Valor local[a-b]	
	Eficiência (%)	Penetração (%)	Eficiência (%)	Penetração (%)
ISO 15E	≥ 95	≤ 5	– c–	– c–
ISO 20E	≥ 99	≤ 1	– c–	– c–
ISO 25E	≥ 99,5	≤ 0,5	– c–	– c–
ISO 30E	≥ 99,90	≤ 0,1	– c–	– c–
ISO 35H	≥ 99,95	≤ 0,05	99,75	≤ 0,25
ISO 40H	≥ 99,99	≤ 0,01	99,95	≤ 0,05
ISO 45H	≥ 99,995	≤ 0,005	99,975	≤ 0,025
ISO 50U	≥ 99,999	≤ 0,001	99,995	≤ 0,005
ISO 55U	≥ 99,9995	≤ 0,0005	99,9975	≤ 0,0025
ISO 60U	≥ 99,9999	≤ 0,0001	99,9995	≤ 0,0005
ISO 65U	≥ 99,99995	≤ 0,00005	99,99975	≤ 0,00025
ISO 70U	≥ 99,99999	≤ 0,00001	99,9999	≤ 0,0001
ISO 75U	≥ 99,999995	≤ 0,000001	99,9999	≤ 0,0001

[a] Ver ISO 29463-4.
[a] Valores de penetração menores que os constantes nesta tabela podem ser acordados entre cliente e fornecedor.
[a] Os filtros do grupo E não podem e não devem ser ensaiados quanto a vazamento para efeito de classificação.
[b] Para os filtros do grupo H, a penetração local é dada pelo método de varredura de partículas para MPPS. Limites alternativos podem ser especificados quanto o fotômetro e a névoa de óleo para ensaio de vazamento são utilizados.
Fonte: ABNT NBR ISO 29463-1:2014.

PARÂMETROS A SEREM CONTROLADOS

Para os ambientes de EAS, os seguintes parâmetros devem ser controlados:

- Condições termoigrométricas: temperatura e umidade, de modo a manter condições ambientais favoráveis a tratamentos específicos, a inibir a proliferação de microrganismos e a permitir a operação de equipamentos especiais.
- Grau de pureza do ar: prevendo a filtragem adequada para atender aos processos realizados no EAS.
- Renovação e movimentação do ar: necessária para reduzir a concentração de poluentes transportados pelo ar, que não são retidos pelos filtros de partículas, como odores e gases. A vazão mínima de ar total é estipulada para garantir a movimentação do ar ambiente e acelerar o transporte até os filtros.

- Pressurização e fluxo de ar entre ambientes: necessário para manter os gradientes de pressão dos ambientes mais limpos para os mais contaminados, como em isolamentos e salas de cirurgia.
- Nível de ruído: os sistemas devem ser projetados, construídos, operados e mantidos de forma que não sejam ultrapassados os limites normativos.
- Proteção contra incêndio: os sistemas devem ser projetados considerando medidas de segurança para a edificação, especialmente a compartimentação de incêndio. Quando necessário, deve-se incluir sistemas de controle de fumaça ou pressurização de escadas.
- Instalações elétricas: as instalações elétricas associadas ao sistema de tratamento de ar devem ser projetadas, ensaiadas e mantidas em conformidade com as normas vigentes.
- Eficiência energética: o sistema de tratamento de ar deve ser criteriosamente escolhido de modo a permitir o melhor desempenho energético, operação e manutenção com menor custo e impacto ambiental reduzido.

A seguir serão analisados alguns estudos de casos para exemplificação.

CASO 1: SALA DE CIRURGIA ESPECIALIZADA (ORTOPEDIA, NEUROLOGIA, CARDIOLOGIA, TRANSPLANTE), CONFORME ABNT NBR 7256:2021

Condições termoigrométricas a controlar:

- Temperatura de bulbo seco: 18 a 22°C.
- Umidade relativa: 45 a 55%.

A temperatura será controlável a critério da equipe médica, dentro da faixa estipulada, devendo ser instalados na sala, em local de fácil leitura pela enfermagem, indicadores de temperatura e umidade.

Grau de pureza do ar:

- Filtro: G3 + F7 + A3 ou G3 + F7 + ISO35H, conforme a norma de filtros atualizada.

Renovação e movimentação do ar:

- Vazão mínima de ar exterior: (15 m^3/h)/m^2.
- Vazão mínima de ar total: (75 m^3/h)/m^2.

Nos centros de cirurgia que operam 24 horas por dia, a vazão de ar pode ser reduzida em 50% do estipulado, para conservação de energia nos períodos em que a sala não for utilizada. Nessas condições a pressão positiva estipulada deve permanecer inalterada, a fim de manter as condições de assepsia da sala.

Pressurização e fluxo de ar entre ambientes:

- Pressão positiva (+) de 2,50 Pa (Pascal – unidade padrão de pressão).

Deve ser instalado na sala, em local de fácil leitura pela enfermagem, indicador do diferencial de pressão.

O sistema de tratamento de ar para uma sala de cirurgia requer espaço para casa de máquinas ou piso técnico para implantação do condicionador de ar (UTA), em área próxima da sala de cirurgia e com altura de no mínimo 1 m para passagem dos dutos, caso ele não seja instalado no piso técnico.

CASO 2: QUARTO PARA ISOLAMENTO DE PACIENTE COM INFECÇÃO TRANSMITIDA PELO AR EM UNIDADES DE TRATAMENTO INTENSIVO, CONFORME ABNT NBR 7256:2021

Condições termoigrométricas a controlar:

- Temperatura de bulbo seco: 21 a 24°C.
- Umidade relativa: 40 a 60%.

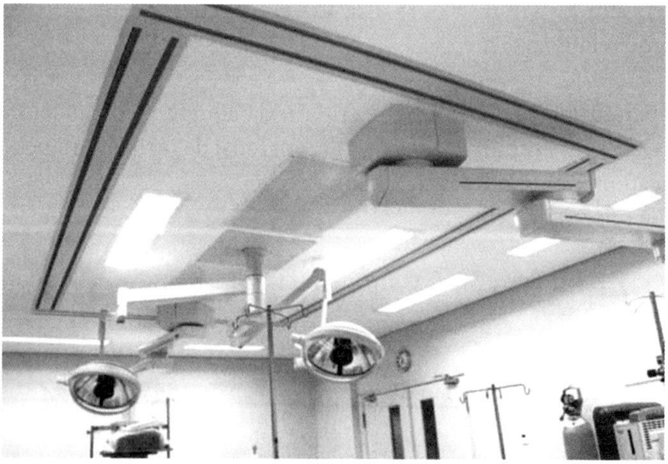

Figura 9 Exemplo de sala de cirurgia com difusor hospitalar.
Fonte: Trox (autorizada).

Grau de pureza do ar:

- Filtro: G4 – insuflação.

Renovação e movimentação do ar:

- Vazão mínima de ar exterior: 100% de renovação de ar.
- Vazão mínima de ar total: $(18m^3/h)/m^2$.

Prover exaustão forçada de todo o ar da sala.
Ar de reposição suprido por insuflamento de ar exterior conforme indicado.
Pressurização e fluxo de ar entre ambientes:

- Pressão negativa (–) de 2,50 Pa.

Deve ser instalado na sala, em local de fácil leitura pela enfermagem, indicador do diferencial de pressão.

Caso o ar de exaustão não possa ser descarregado em condições seguras, deve ser previsto filtro A3 (ISO35H, conforme a norma de filtros atualizada) na descarga de ar.

Quartos de isolamento requerem controle de temperatura, umidade e filtragem especial para exaustão. Deve haver atenção especial à locação das casas de máquinas e condicionadores, a fim de garantir a segurança dos usuários e da

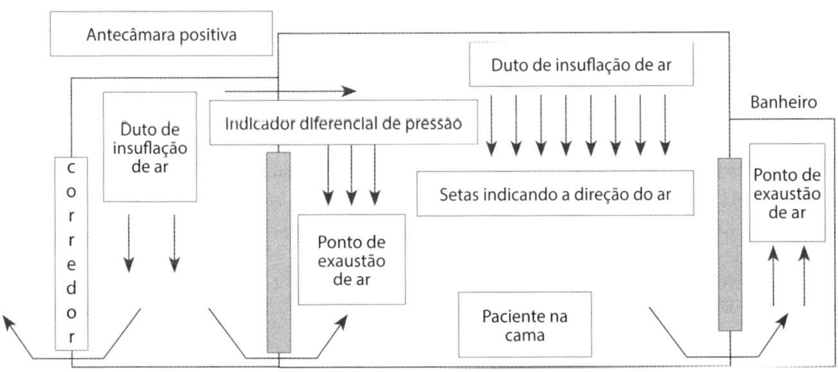

Figura 10 Exemplo de ambiente com pressão negativa para imunocomprometidos e isolamento de infecções por aerossóis.

Fonte: Guideline Infection Control Health – Care Facilities – 2003. U.S. Department of Health and Human Services Centers of Disease Control and Prevention (CDC) – Atlanta, GA30333.

equipe de manutenção na troca dos filtros e da higienização dos condicionadores. Preferencialmente, deve-se utilizar condicionadores de expansão indireta para melhorar o controle do sistema, mas, caso o EAS não disponha de uma central, pode ser realizada a implantação de unidades condensadoras remotas (sistema de expansão direta).

CONCLUSÃO

No desenvolvimento do projeto ou reforma de um EAS, o sistema de tratamento de ar exerce grande impacto, seja na ocupação de áreas técnicas (casas de máquinas, centrais de água gelada ou unidades condensadoras remotas), no entreforro, para passagem de dutos de distribuição de ar, seja na fachada do edifício, para as tomadas e descargas de ar para o sistema de renovação e exaustão. Deve-se ainda compatibilizar os espaços nos *shafts*, integrar a compartimentação de incêndio com a instalação de *dampers* corta fogo/fumaça e viabilizar o menor consumo energético.

O projetista de climatização deve ser envolvido no início do estudo preliminar a fim de que essas áreas ou premissas sejam validadas sem prejuízo ao empreendimento.

REFERÊNCIAS

1. Brasil. Associação Brasileira de Normas Técnicas (ABNT). NBR 1640-1:2008. Instalações de ar-condicionado – Sistemas centrais e unitários. Parte 1: Projeto das instalações.
2. Brasil. Associação Brasileira de Normas Técnicas (ABNT). NBR 7256: 2021. Tratamento de ar em estabelecimentos assistenciais de saúde (EAS) – Requisitos para projeto e execução das instalações.
3. Brasil. Associação Brasileira de Normas Técnicas (ABNT). NBR 16101:2013. Filtros para partículas em suspensão no ar – Determinação da eficiência para filtros grossos, médios e finos.
4. Brasil. Associação Brasileira de Normas Técnicas (ABNT). NBR 16401-2:2008. Instalações de ar-condicionado – Sistemas centrais e unitários. Parte 2: Parâmetros de conforto térmico.
5. Brasil. Associação Brasileira de Normas Técnicas (ABNT). NBR 16401-3:2008. Instalações de ar-condicionado – Sistemas centrais e unitários. Parte 3: Qualidade do ar interior.
6. Brasil. Associação Brasileira de Normas Técnicas (ABNT). NBR ISO 29463-1:2014. Filtros e meios filtrantes de alta eficiência para remoção de partículas no ar – Parte 1: Classificação, ensaio de desempenho e identificação.
7. Brito LFM. Segurança aplicada às instalações hospitalares. 4.ed. rev. e ampl. São Paulo: Senac; 2006.

19
A biossegurança nos estabelecimentos de saúde

Antonio Elias Gamino

INTRODUÇÃO

Biossegurança é um conjunto de ações de proteção e contenção de contaminantes biológicos, químicos, físicos ou outros que oferecem riscos aos profissionais de certas áreas, pessoas atendidas em estabelecimentos assistenciais de saúde (EAS), animais ou o meio ambiente, podendo atingir a população local que venha ser exposta a eles.

A fim de evitar a dissipação dos contaminantes é feita a chamada biocontenção do agente, que pode ser realizada em um recipiente ou até mesmo em um conjunto de salas destinado a esse fim.

INFLUÊNCIA DO AMBIENTE

Nos estabelecimentos de saúde a Arquitetura Hospitalar tem grande influência e vital importância no planejamento, definição dos espaços em salas, *layout*, correta definição dos materiais de construção, sistemas de tratamento de ar, gases, águas, tratamento de efluentes e rejeitos, assim como o comissionamento das instalações para obter a validação por meio dos ensaios que garantam o correto uso dos conceitos para biossegurança dos profissionais e pacientes expostos aos riscos.

Com o início da pandemia devido ao novo coronavírus (Covid-19), alguns conceitos da biossegurança e da biocontenção ganharam destaque, com a divulgação massiva de instruções para que a população em geral pudesse ter meios de se proteger do contágio. Esse processo teve maior relevância ainda nos estabelecimentos de saúde, que demandaram medidas de alerta e atenção, com redobrado controle para mitigar riscos e evitar que pessoas contagiadas com o vírus o alastrassem ainda mais.

Como a principal via de transmissão ocorre pelos aerossóis, que são gotículas invisíveis a olho nu (partículas de tamanho menor ou igual a 5 µm que podem atingir a via respiratória alta, ou seja, a mucosa das fossas nasais e a mucosa da cavidade bucal, quando expelidas durante a respiração, fala, tosse ou espirro), ou ainda pelo contato direto ou indireto com pessoas infectadas por meio das mãos, de objetos ou de superfícies contaminadas (semelhante ao modo como outros patógenos são transmitidos), de imediato a população foi instruída a usar máscaras, lavar frequentemente as mãos, usar álcool gel e manter o distanciamento social, evitando contato com as mucosas ou ferimentos abertos, que são as portas de entrada do vírus no corpo humano. Todas essas medidas são parte das técnicas de biossegurança.

Profissionais da saúde, que normalmente estão expostos a diversos riscos em suas atividades, devem seguir sempre as medidas de biossegurança diretamente relacionadas às boas práticas hospitalares. No caso da Covid-19, como os pacientes são a fonte do agente contaminante, principalmente pela via aérea, a exposição ao meio com altas cargas virais é altíssima, daí a importância do uso rigoroso dos chamados equipamentos de proteção individual (EPI), como luvas, roupas descartáveis e óculos de proteção, procedendo corretamente ao paramentar-se, desparamentar-se e descartar esse material contaminado de forma segura.

Com o crescimento exponencial da população contagiada pela Covid-19, as estruturas existentes para atender pacientes portadores de doenças infectocontagiosas rapidamente se mostraram insuficientes, seja em espaços para recepção de emergência, diagnóstico, triagem, quartos de isolamento, unidades de terapia intensiva (UTI), de isolamento e até mesmo salas cirúrgicas que atendessem a condições de biossegurança (Figura 1).

Em condição considerada de guerra contra o novo coronavírus, foram construídas estruturas de hospitais de campanha em todo o território nacional, seguindo todo o tempo os conceitos de biossegurança. Houve uma corrida ao mercado para obtenção de materiais de construção, geradores elétricos, sistemas de tratamento de ar, equipamentos hospitalares de enfermaria a UTI, mobília, acessórios e insumos em um curto espaço de tempo. Além disso, foi necessário contratar e treinar profissionais de saúde que nunca haviam atuado em ambientes com esse tipo de risco biológico, resultando inevitavelmente no contágio de alguns desses profissionais.

Cabe ainda destacar que muitos dos profissionais de saúde, sem a opção de ficarem isolados de seus familiares ou de forma totalmente biocontida nos meios de transporte público, ao serem contaminados por qualquer um dos meios de contágio, transmitiram o vírus de forma involuntária. Isso porque durante o período de encubação ocorre a transmissão sem que os sintomas se manifestem no indivíduo contaminado.

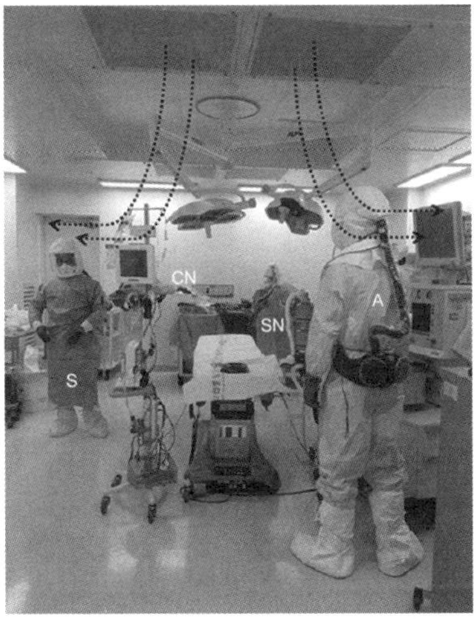

Figura 1 Sala cirúrgica para intervenções com risco biológico no Departamento de Anestesiologia e Medicina da Dor do National Medical Center, em Seul, na Coreia do Sul. Sistema de tratamento de ar com fluxo unidirecional de filtragem absoluta no teto em direção ao campo operatório (seta pontilhada) e exaustão do ar em pontos próximos ao piso, mantendo pressão negativa na sala, previsão para desinfecção das instalações (dentro e fora) e treinamento dos técnicos de manutenção para que não se contaminem. A equipe médica usa avental resistente a fluidos, respirador purificador de ar motorizado (PAPR), luvas, botas e macacão, além de camadas duplas de luvas e botas.

A: anestesista; CN: circulação de enfermeira; S: cirurgião; SN: instrumentador.

Fonte: disponível em: https://www.researchgate.net/figure/Medical-staff-in-preparation-for-surgery-The-medical-staff-who-were-going-to-be-inside_fig2_346558307.

O gráfico da Figura 2 mostra a evolução da quantidade de leitos dessas estruturas em 2020.

Assim como nos hospitais de campanha (Figuras 3 e 4), a biossegurança influencia diretamente na arquitetura das instalações hospitalares, laboratoriais, clínicas odontológicas e demais ambientes de saúde, exigindo cada vez mais as boas práticas na assistência ao paciente, nos procedimentos das atividades de suporte e nos laboratórios. Isso porque os riscos de agentes biológicos aos quais os profissionais estão expostos são frequentes, exigindo treinamento, reciclagem e até mesmo a qualificação das equipes de trabalho. Todos esses fatores são importantes, pois nesses locais existe a frequente exposição aos chamados agentes patogênicos, bem como aos riscos físicos e químicos.

O não cumprimento das normas básicas de biossegurança pode resultar na transmissão de doenças e até mesmo em epidemias, como ocorreu no caso da Covid-19. Muitas vezes os EPI, o procedimento operacional padrão (POP) e as

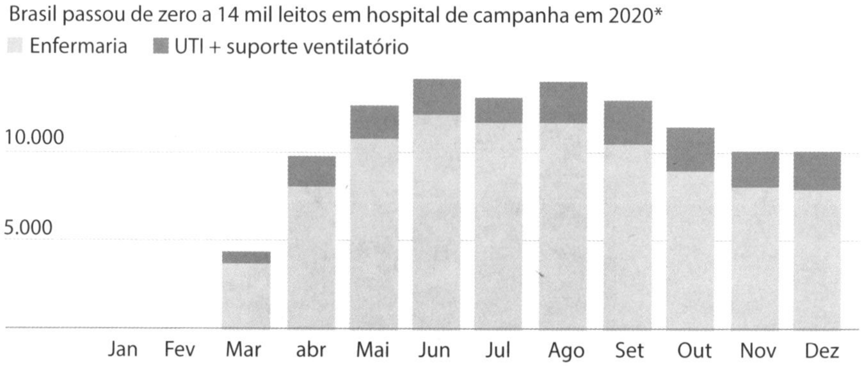

* Inclui unidades municipais, estaduais, federais e privadas; não inclui leitos de recuperação e observação.

Figura 2 Evolução da quantidade de leitos em hospitais de campanha em 2020.
Fonte: adaptada de Barbon (2021).

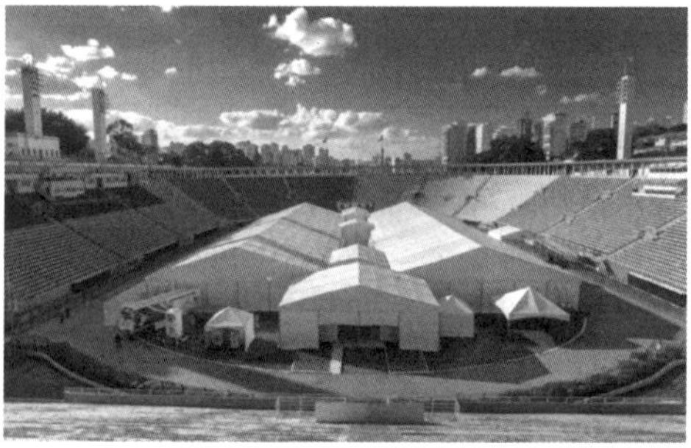

Figura 3 Hospital de campanha do Pacaembu.
Fonte: Egberto Nogueira/Ímãfotogaleria/VEJA (LOPES, 2021).

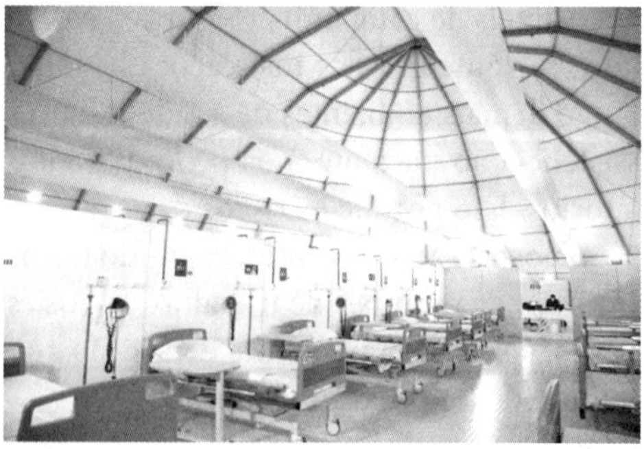

Figura 4 Hospital de campanha Lagoa-Barra, no bairro do Leblon, no Rio de Janeiro.
Fonte: Folha de S.Paulo, 2021.

normas são considerados um fator de dificuldade ou complexidade na execução dos trabalhos, porém são essas regras que garantem a saúde do trabalhador e do restante da população.

A Figura 5 apresenta os tipos de EPI recomendados conforme a etapa da assistência ao paciente.

Temos também os equipamentos de proteção coletiva (EPC), para segurança de toda a equipe. Esses aparatos são mais complexos e oferecem alto nível de segurança.

Como exemplo temos as cabines de segurança biológica (CSB), equipamentos utilizados na contenção de agentes biológicos de alto risco. Elas isolam as substâncias, mas possuem uma configuração que permite que os profissionais as manipulem sem risco de contaminação. Existem diferentes tipos de cabines de segurança, específicas para cada tipo de aplicação e para manipulação de substâncias variadas (Figura 6).

SOLUÇÕES FÍSICAS

Algumas soluções físicas presentes nos ambientes, devidamente previstas nos projetos de arquitetura e de instalações prediais, são construídas de modo a contribuir para a proteção da equipe do estabelecimento de saúde, proporcionando uma barreira de proteção para as pessoas que se encontram fora do laboratório contra agentes infecciosos que podem ser liberados acidentalmente para o ambiente externo.

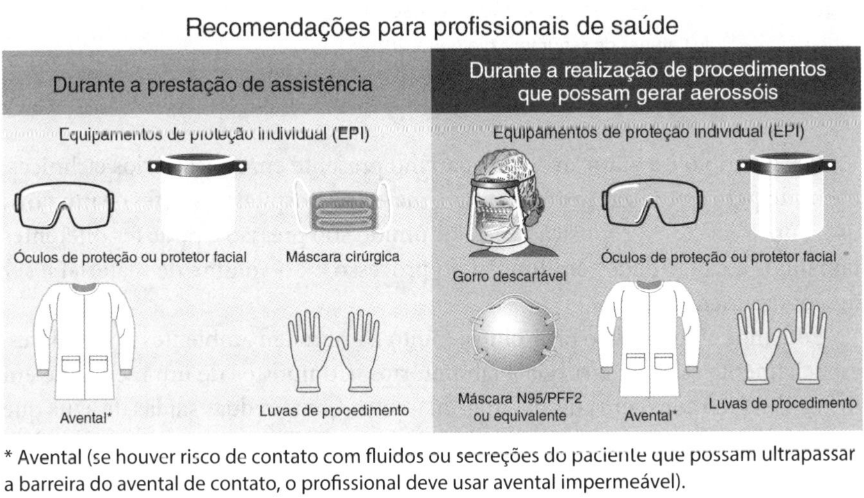

* Avental (se houver risco de contato com fluidos ou secreções do paciente que possam ultrapassar a barreira do avental de contato, o profissional deve usar avental impermeável).

Figura 5 Tipos de equipamentos de produção individual recomendados conforme a etapa da assistência ao paciente.

Fonte: adaptada de Brasil (2021a).

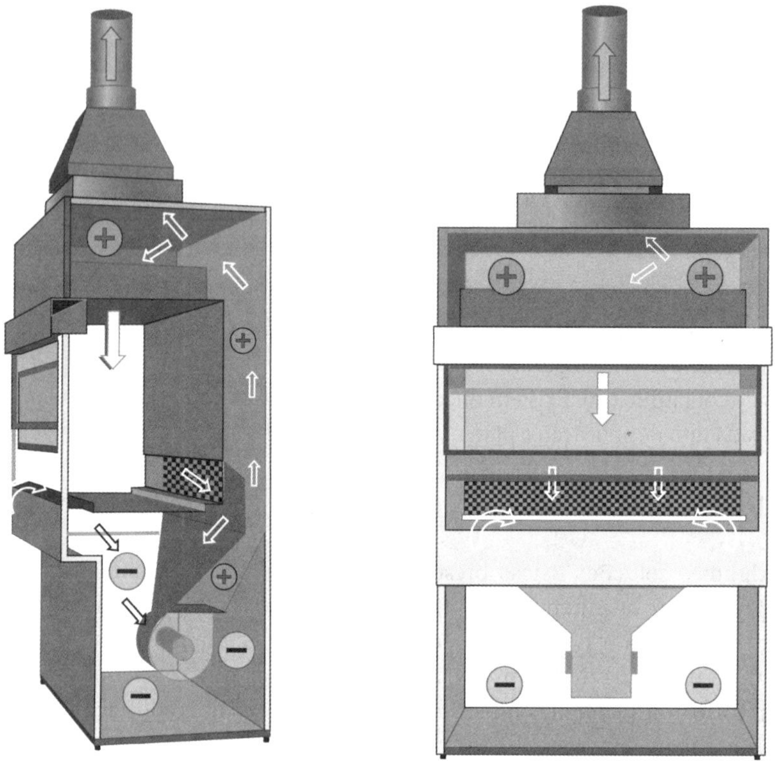

Figura 6 Cabine de segurança biológica classe II B.
Fonte: adaptada de Cabines de segurança biológica, 2019.

Um exemplo é a autoclave, um aparelho presente em consultórios e clínicas, utilizado para esterilizar instrumentos e materiais hospitalares antes de um novo uso. Funciona com a exposição ao calor úmido sob pressão e pode ter diferentes tamanhos e capacidades em função do processo e do volume de material a ser descontaminado.

Podemos citar ainda o lava-olhos, muito comum em ambientes hospitalares, especialmente salas de cirurgia e laboratórios. Compostos de um recipiente em forma de disco com cerca de 30 cm de diâmetro, contém duas saídas de água que ejetam o líquido para o alto, permitindo que os profissionais lavem seus globos oculares em emergências.

Para o isolamento de pacientes com suspeita ou confirmação de infecções transmitidas por aerossóis, bem como de salas de processo ou guarda de materiais e equipamentos potencialmente contaminados onde ocorre a emissão de vapores ou gases, são necessários sistemas de tratamento de ar diferenciado visando à biossegurança e/ou biocontenção, conforme abordado anteriormente.

A Figura 7 exibe uma ilustração de instalação para tratamento de ambientes com biossegurança.

Conforme a Norma NBR 7256:2021 da Associação Brasileira de Normas Técnicas (ABNT) sobre tratamento de ar em EAS, em termos gerais, os ambientes de isolamento de infecções por aerossóis devem preencher os seguintes requisitos:

- A vazão de ar exterior a ser adotada para o quarto e para a antecâmara deve resultar em uma cascata de pressão negativa para cada um dos ambientes, de modo que o ar nunca saia daqueles para salas adjacentes.
- Os banheiros devem ter sempre pressão negativa em relação ao quarto, pois são potenciais fontes de contaminação constante nos EAS.
- Deve haver um dispositivo de leitura do diferencial de pressão entre salas instalado no local, com alarme visual e/ou sonoro para aviso aos profissionais de saúde caso seja perdida essa condição operacional de contenção do ar.

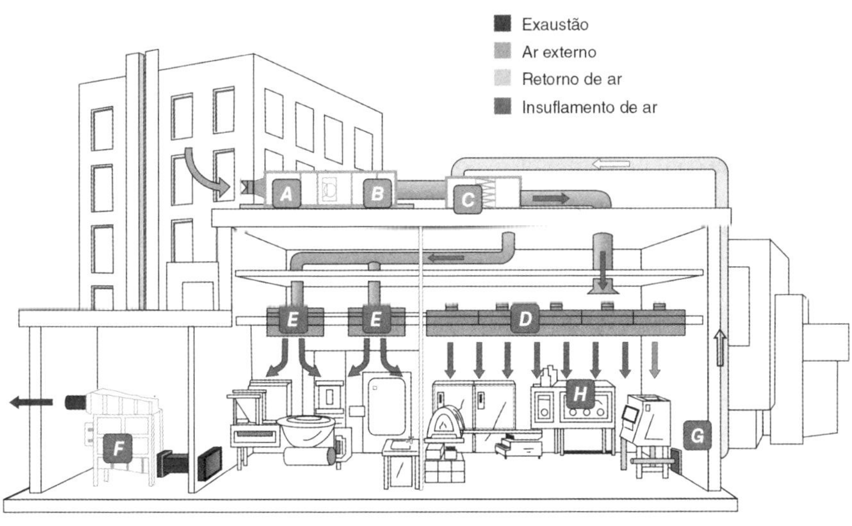

Figura 7 Tipo de instalação para tratamento de ambientes com biossegurança. A: filtro grosso. B: filtro fino. C: filtro absoluto (HEPA). D: insuflação por *fan filter*. E: insuflação. F: caixa de exaustão com HEPA. G: retorno.

Fonte: elaborada pelo autor.

(Ver Figura 7 colorida no Anexo, no final do livro).

- O ambiente precisa contar com um indicador de temperatura e umidade em local de fácil acesso para leitura pela enfermagem.
- As paredes, forros, pisos, passagem de utilidades e janelas devem ser vedados para limitar o vazamento devido à pressurização ou penetração devida à despressurização. As portas devem ser compatíveis com o nível de pressurização desejada, e deve-se observar o sentido de abertura das portas para obter a adequada vedação periférica.
- As janelas, além de serem estanques, devem ser providas de dispositivos de fechamento para que somente a equipe de enfermagem possa manuseá-las.
- Quando o sistema não tiver recirculação, ou seja, operação com 100% de ar exterior, a renovação deve ocorrer no mínimo doze vezes por hora e a filtragem de ar deve ser de no mínimo dois estágios, sendo o primeiro (pré-filtro) com filtro G4 e o segundo com filtro F8.
- Quando houver recirculação, a renovação deve ser de pelo menos duas trocas com ar exterior por hora e de no mínimo doze movimentações por hora. A filtragem de ar de insuflação deve ter no mínimo três estágios, sendo o primeiro (pré-filtro) com filtro G4, o segundo com filtro F8 e o terceiro com filtro ISO 35H.
- O ar de expurgo direto para o exterior deve estar localizado a uma distância mínima radial de 8 m das tomadas de ar externo, janelas/portas abertas e áreas normalmente acessíveis ao público, mantendo pelo menos 3 m acima do nível do telhado adjacente. Caso isso não seja possível, o ar de expurgo deve ser filtrado por filtros HEPA do tipo ISO 35H, em dispositivo para troca segura conhecido como *bag-in/bag-out*, para que o operador de manutenção não tenha contato com o filtro contaminado ao fazer sua troca.
- Um mesmo sistema pode atender a mais de um ambiente, desde que com 100% de renovação e que o ar de expurgo seja individualizado para cada quarto.
- Para instalações em que o equipamento de condicionamento de ar esteja diretamente no ambiente, é necessário atender aos requisitos de renovação, filtragem e condicionamento do ar e prever o acesso e as condições para higienização e manutenção.
- Os pontos de captação do retorno e do ar de expurgo devem ser instalados preferencialmente próximos à cabeceira, atrás ou lateralmente à cama, a 20 cm do piso.
- A contaminação cruzada deve ser mitigada com a instalação de anteparos sólidos nas laterais da cama, na altura da cabeça do paciente, minimizando a dispersão dos aerossóis e facilitando a rápida remoção destes.
- Cuidados especiais devem ser adotados em relação à água de condensação nas serpentinas e nos coletores dessa água nos sistemas de tratamento de ar,

envolvendo contenção de patógenos. A drenagem deve ser direcionada para a estação de tratamento de efluentes (ETE), ou então se deve utilizar caixas de sanitizante para neutralizar os contaminantes.

- A temperatura de bulbo seco deve ser de 20 a 24°C, e a umidade relativa máxima deve ser de 60%.
- Atenção especial deve ser dada à alimentação elétrica para ambientes de biossegurança, que só podem vir a ser desligados mediante comando manual do profissional habilitado.

CONCLUSÃO

Cabe enfatizar a importância da qualidade do ar interior nos ambientes de saúde como fator básico para redução da propagação de doenças e da contaminação por patógenos, que são os vírus, fungos, bactérias e parasitas de todo tipo. A probabilidade de haver pessoas portadoras desses contaminantes ou imunodepressoras e, portanto, receptoras de enfermidades nesse tipo de ambiente é muito maior.

Finalmente, é preciso destacar a importância da manutenção de todos os sistemas para que operem de modo confiável e seguro, garantindo o bem-estar dos pacientes e dos diversos usuários dos ambientes de saúde.

REFERÊNCIAS

1. Brasil. Agência Nacional de Vigilância Sanitária (Anvisa). Nota Técnica GVIMS/GGTES/Anvisa n. 06/2020. Orientações para a prevenção e o controle das infecções pelo novo coronavírus (SARS-CoV-2) em procedimentos cirúrgicos, 30 de março de 2021a.
2. Brasil. Associação Brasileira de Normas Técnicas (ABNT). NBR 7256:2021. Tratamento de ar em estabelecimentos assistenciais de saúde (EAS) – Requisitos para projeto e execução das instalações. 2021b.
3. Barbon J. Pandemia ensinou que hospital de campanha deve ser último recurso. UOL. 2021 Fev 22. Disponível em: https://www1.folha.uol.com.br/equilibrioesaude/2021/02/pandemia-ensinou-que-hospital-de-campanha-deve-ser-ultimo-recurso.shtml.
4. Bicalho FC. A arquitetura e a engenharia no controle das infecções. Rio de Janeiro: Rio Books; 2010.
5. Cabines de segurança biológica (CSB). Francisco Hernandes. 2 fev. 2019. Disponível em: https://franciscohernandes.com.br/cabines-de-seguranca-biologica-csb/.
6. Figueiredo VMO. Arquitetura hospitalar: epidemiologia e controle. In: Couto RC. Infecção hospitalar. Rio de Janeiro: Medsi; 1997. p.151-9.
7. Hinrichsen SL, Pires A. Arquitetura hospitalar: orientações básicas para estabelecimentos de saúde: risco sanitário hospitalar. In: Hinrichsen SL. Biossegurança e controle de infecções. Rio de Janeiro: Medsi; 2004. p.14-23.

8. Lopes AD. Covid-19: hospital de campanha do Pacaembu encerrará as atividades. Veja. 2020 Jun 22. Disponível em: https://veja.abril.com.br/saude/covid-19-hospital-de-campanha-do--pacaembu-encerrara-as-atividades/.
9. Munhóz MM, Soares F. Arquitetura hospitalar. In: Fernandes AT (ed.). Infecção hospitalar e suas interfaces na área da saúde. São Paulo: Atheneu; 2000. p.1278-86.
10. Pandemia ensinou que hospital de campanha deve ser último recurso. Folha de S.Paulo. 2021 Feb 22. Disponível em: https://www1.folha.uol.com.br/equilibrioesaude/2021/02/pandemia--ensinou-que-hospital-de-campanha-deve-ser-ultimo-recurso.shtml.

20
Saúde e sustentabilidade nos ambientes

Eleonora C. Zioni

INTRODUÇÃO

"Sustentabilidade" tem sido uma das palavras mais ouvidas e pronunciadas nos últimos anos. Porém, é mais do que um termo e merece a devida atenção. Este capítulo apresenta alguns comentários sobre o tema a fim de que o arquiteto hospitalar compreenda a importância de uma construção sustentável.

A sustentabilidade depende do equilíbrio entre os setores econômico, social e ambiental. No Brasil, a conscientização sobre a importância do *Environmental Social Governance* (ESG) desperta um interesse cada vez maior entre as empresas e no mercado de ações. Notam-se ações como a separação do lixo reciclável, a economia de energia elétrica e de água, mas os cuidados precisam se expandir.

Um edifício hospitalar já é considerado um projeto complexo pelo seu extenso programa de necessidades. É por isso que atender os conceitos sustentáveis e de ESG se torna mais um desafio.

CONTEXTO GLOBAL

Sessenta das maiores empresas de arquitetura, engenharia e construção do mundo, juntamente com algumas das organizações arquitetônicas mais importantes, assinaram o Comunicado COP 26 1,5°C, uma carta aberta demonstrando seu compromisso de cumprir o Acordo de Paris e conclamando os países a fazerem o mesmo. Pede-se aos líderes que estabeleçam metas alinhadas com o alcance líquido zero até 2050, acelerem a eliminação gradual do carvão, reduzam drasticamente o desmatamento e acelerem a mudança para energia renovável e veículos elétricos. O documento também visa convencer os tomadores de decisões a cumprir a promessa de levantar pelo menos 100 bilhões de dólares em financiamento climático a cada ano para apoiar a transição sustentável em todo o mundo.

Em 9 de agosto de 2021, o Intergovernmental Panel on Climate Change (IPCC), órgão das Nações Unidas que avalia as ciências relacionadas às mudanças climáticas, divulgou o relatório de mudanças climáticas do Grupo de Trabalho I ao Sexto Ciclo de Avaliação (AR6), intitulado *Climate Change 2021: the Physical Science Basis* (IPCC, 2021). Os dados são alarmantes e mostram que o avanço do aquecimento global causará cada vez mais eventos extremos por consequência das ações humanas. Esses danos serão irreversíveis e irão se agravar cada vez mais, se nada for feito.

Os últimos oito anos foram os mais quentes já registrados no planeta. Desde a Revolução Industrial, a emissão de gases pela queima de combustíveis fósseis para gerar energia não parou de crescer. Quando comparado o nosso tempo ao período pré-industrial, a temperatura global sofreu um aumento de 1,1°C. Os relatórios de avaliação mostram os impactos científicos, técnicos e socioeconômicos das mudanças climáticas e apontam opções para reduzir os avanços e os danos futuros. Sabe-se que a mudança já afeta todas as regiões da Terra e que as ações humanas, assim como as emissões de gases, contribuem fortemente para os extremos no clima.

Há décadas estudos comprovam que o aquecimento global afeta irregularmente o regime de chuvas, produzindo secas e enchentes mais graves e frequentes, tendendo a aumentar a frequência e a intensidade de ciclones tropicais e de outros eventos meteorológicos extremos como as ondas de calor e de frio que se tem vivenciado. Os arquitetos hospitalares devem conceber edifícios sustentáveis e precisam seguir os 17 Objetivos de Desenvolvimento Sustentável (ODS) da Agenda 2030 para colaborar de diversas maneiras para atingir esse propósito.

EDIFÍCIOS BRASILEIROS

A crise energética, hídrica e sanitária que se enfrenta no Brasil tem sido amplamente comentada e é consequência das mudanças climáticas. Vários fatores colaboraram para agravar a situação, como a urbanização acelerada, o desperdício, as ligações clandestinas de energia elétrica, a falta de planejamento e de gestão consciente, além do fator ambiental principal da escassez no volume de chuvas e dos efeitos do aquecimento global.

A preocupação de todos os edifícios de assistência à saúde (EAS), como hospitais, clínicas e postos de saúde, envolve as condições sanitárias de atendimento dos pacientes, a higienização das instalações e essencialmente a não contaminação por meio da água, do ar e das superfícies.

Hipócrates já dizia, no século V a.C., que o atendimento dos pacientes deve "primeiro não causar dano". Os efeitos da crise ambiental repercutem não apenas na esfera econômica, mas também nos planos e social, afetando a saúde de todos e, por consequência, exigindo superação pelas instituições de saúde.

É necessário ressaltar que as ferramentas de qualidade da International Organization for Standardization (ISO) e suas normas técnicas são bastante conhecidas mundialmente e no Brasil, e se destacam pelas recomendações de qualidade e de gestão ambiental. As certificações de edificações podem ser entendidas também como ferramentas de qualidade, já que são parâmetros para medição e mensuração do desempenho do edifício e seus componentes. Os sistemas de certificação para edifícios mais conhecidos são os de avaliação da sustentabilidade, conhecidos também como certificações ambientais. Muitos dos sistemas de certificação ambiental de edifícios utilizam métodos da avaliação pós-ocupação em algum crédito ou requisito.

Existem várias opções de certificações ambientais de edificações. A norte-americana LEED, sigla para *Leadership in Energy and Environmental Design*, é a certificação ambiental utilizada em mais de cem países. No Brasil temos o escritório do Green Building Council Brasil. Existem muitas outras, como o Processo AQUA, sigla para Alta Qualidade Ambiental, baseada no modelo francês; a certificação inglesa BREEAM, sigla para *Building Research Establishment Environmental Assessment Method*, e a EDGE *Buildings*, sigla para *Excellence in Design for Greater Efficiences*, voltada para os países em desenvolvimento. Dessas ferramentas de certificação ambiental, apenas a AQUA ainda não possui um modelo específico para edifícios de saúde. Entretanto, todas elas têm como foco a redução de energia e de consumo nas edificações.

A partir de 2014, com o início da certificação WELL, a saúde e o bem-estar das pessoas começaram a ser itens avaliados, destacando-se significativamente as relações entre a saúde humana e o ambiente construído. A WELL já está na sua segunda versão, organizada pelo International Well Building Institute. As relações entre os aspectos do edifício e do ambiente construído e os impactos na saúde física, mental e social dos diversos sistemas do corpo humano foram confirmadas cientificamente e são referência para edificações saudáveis e sustentáveis. No Brasil, o uso da WELL ainda está no início – por enquanto existem apenas dois edifícios certificados e não são EAS –, entretanto essa é a primeira certificação de edifícios que considera a saúde mental, incluindo a experiência humana e suas relações com a mente.

A certificação WELL destaca aspectos como a relação entre os vários contaminantes presentes no ar interno e o quanto eles podem desencadear uma alergia ou asma. Os conceitos avaliados na certificação WELL incluem, além do ar, água, iluminação e conforto, que são avaliados nas outras certificações ambientais, aspectos inovadores, com foco nas pessoas que usam o edifício: a nutrição, os exercícios físicos e o bem-estar mental.

A certificação LEED defende uma aproximação entre as edificações e o conceito de sustentabilidade por meio de cinco capítulos que geram créditos: desenvolvimento sustentável do entorno; economia de água; eficiência energética; materiais e recursos; e qualidade ambiental interna para os usuários da edificação. As inovações no *design* e as prioridades regionais também são consideradas para créditos. De acordo com a quantidade de créditos alcançada pode-se obter os seguintes níveis de certificação: verde, prata, ouro ou platina.

Todas as certificações têm como objetivo a melhoria da eficiência na operação dos edifícios (ZIONI, 2018). Não importa qual ferramenta será usada; o objetivo é tornar mensurável o serviço e conseguir um desempenho melhor a cada dia.

HOSPITAL CERTIFICADO

Para que o processo de certificação ambiental funcione adequadamente é necessária, desde o início do projeto, uma concepção arquitetônica sustentável preocupada com a implantação e as orientações do edifício, além da colaboração entre todas as equipes multidisciplinares.

O Pavilhão Vicky e Joseph Safra do Hospital Israelita Albert Einstein, no Morumbi, em São Paulo, foi o maior edifício hospitalar do mundo a receber a certificação LEED no nível ouro, em 2009. O prédio possui 70.000 m^2, bloco operatório com 20 salas de cirurgia, 42 apartamentos de internação-dia, 200 consultórios médicos e um centro de diagnósticos por imagem completo.

Como esse edifício foi projetado segundo os critérios sustentáveis, existe um bicicletário e um estacionamento para ônibus de integração às estações de metrô próximas, utilizados para incentivo ao uso de meios de transportes alternativos e menos poluentes. Toda a água de chuva é reutilizada para irrigação dos jardins por um sistema de gotejamento que exige pouco consumo, assim como as louças e metais são econômicos no uso da água.

Os sistemas de ar-condicionado e ventilação são de alta *performance* e não utilizam gás refrigerante CFC, que é prejudicial à camada de ozônio. Sistemas como o circuito interno de segurança, controle de acesso, automação e redes de comunicação foram otimizados e estão direcionados às salas do centro de processamento de dados (CPD), que conta com um sistema especial de prevenção contra incêndio com gás não agressivo ao meio ambiente. Os espaços internos permitem controles individuais dos sistemas, valorizando o conforto térmico.

Nenhuma das tintas e vernizes aplicados na construção possuem compostos voláteis (VOC) ou deixam cheiro forte, que poderia a vir prejudicar a saúde dos ocupantes. As madeiras utilizadas têm o selo aprovado pelo Conselho Brasileiro de Manejo Florestal, que garante que foram extraídas de maneira responsável.

Além de todas essas preocupações durante a obra, houve um rigoroso controle de poluição, um plano de gerenciamento de erosão, evitando assoreamento do solo, poeira e ruídos (com a finalidade de evitar problemas para moradores e frequentadores da região), e a correta reutilização de materiais, para evitar que entulhos sejam encaminhados a aterros sanitários ilegais.

Associado a isso, o hospital implantou jardins nas áreas externas e na cobertura do edifício, que auxiliarão na inércia térmica, no controle do desperdício de água e na mitigação das enchentes na região. Outra característica sustentável do hospital é o controle de poluição luminosa, pois a iluminação artificial instalada no prédio, de 9 W/m^2, deverá ser suficiente para garantir a segurança e o conforto dos pacientes, mas não extravasa luz para fora durante a noite. A iluminação natural e a vista das janelas foram incentivadas em todos os ambientes.

Um eficiente programa de conscientização é dirigido a todos os usuários do edifício, incluindo o uso dos postos de recolhimento de lixo reciclável em diversos andares, assim como uma pequena usina de classificação e compactação do material reciclado no edifício.

A racionalização do uso da energia é um dos itens mais ousados, pois, mesmo com o funcionamento do hospital 24 horas por dia, 7 dias por semana, obteve-se uma redução de 14% do consumo de energia se comparada à norma norte-americana ASHRAE.

Os edifícios sustentáveis reduzem as taxas de absenteísmo, previnem alergias e melhoram a satisfação de todos os usuários. Como o edifício hospitalar trata do maior bem das pessoas – a vida –, o espaço deve promover a saúde. Nada melhor que a sua própria estrutura hospitalar ser saudável e sustentável.

CONCLUSÃO

Em momentos de crise, deve-se pensar além das soluções para os problemas imediatos. Um bom planejamento requer a implantação de medidas de longa duração, compatível com a tecnologia ou material utilizado.

Hoje as certificações ambientais para edifícios hospitalares podem ser um diferencial, mas logo serão essenciais. Não se poderá obter resultados diferentes caso se continue a agir igual ao século passado.

Avanços acontecerão com investimentos ampliados em arquitetura e engenharia em busca de novas soluções para as construções sustentáveis. Todas as ações sustentáveis e de ESG necessitam de apoio político e de investimentos para se tornarem viáveis.

Todas as ações exigem principalmente uma mudança de comportamento na direção de uma forma mais equilibrada da relação humana com o planeta, que é a fonte dos recursos naturais sem os quais não se consegue viver. A economia não sobreviverá da maneira predatória como a humanidade está vivendo. Os arquitetos devem observar as decisões hoje pensando no futuro para conseguir mudar os paradigmas.

REFERÊNCIAS

1. Agenda 2030. Objetivos de Desenvolvimento Sustentável. Disponível em: https://brasil.un.org/pt-br/sdgs; acessado em 4 de novembro de 2021.
2. BREEAM. BREEAM Certification. Disponível em: https://www.breeam.com/worldwide/; acessado em 4 de novembro de 2021.
3. COP 26 Communiqué; 2021. Disponível em: https://cop26communique.org/; acessado em 15 de dezembro de 2021.
4. EDGE Buildings. Excellence in Design for Greater Efficiences. Version 2.1.5. Hospitals. Disponível em: https://app.edgebuildings.com/project/hospitals; acessado em 4 de novembro de 2021.
5. Fundação Vanzolini. AQUA-HQE. Alta Qualidade Ambiental. Disponível em: https://vanzolini.org.br/produto/aqua-hqe/; acessado em 4 de novembro de 2021.
6. Leadership in Energy and Environmental Design (LEED). Green Building Council Brasil. Disponível em: https://www.gbcbrasil.org.br/certificacao/certificacao-leed/; acessado em 4 de novembro de 2021.
7. IPCC Climate Change 2021: the physical science basis. Disponível em: https://www.ipcc.ch/report/sixth-assessment-report-working-group-i/; acessado em 4 de novembro de 2021.
8. ISO International Organization for Standardization. Disponível em: https://www.iso.org/standards.html; acessado em 4 de novembro de 2021.
9. WELL. International Well Building Institute. Well Building Standard v.2 pilot. Disponível em: http://www.wellcertified.com; acessado em 4 de novembro de 2021.
10. Zioni EC. Eficiência e sustentabilidade nos ambientes de saúde. Anais do VIII Congresso Brasileiro para o Desenvolvimento do Edifício Hospitalar – ABDEH, 2018. p.66-72. Disponível em: https://attitudepromo.iweventos.com.br/upload/cartas/files/CBDEH%202018%20WEB_COM%20CAPA(1).PDF; acessado em 4 de novembro de 2021.

21
Planejamento de obras e orçamentos

Manoel Pereira

INTRODUÇÃO

Neste capítulo serão abordados dois temas com os quais todos nós, profissionais das áreas técnicas da gestão e implantação de obras hospitalares, temos que lidar no dia a dia: o Planejamento e a estimativa de custo da implantação de uma obra. Embora seja uma abordagem bastante resumida (cada um desses assuntos demandaria um curso específico), ter-se-á uma visão clara e objetiva de como esses temas impactam o sucesso, ou o fracasso, de uma obra – seja ela de pequeno ou grande porte.

PLANEJANDO UMA OBRA

Toda obra nasce de uma ideia, uma necessidade ou um sonho. Da mais simples reforma para troca do revestimento de um banheiro à implantação de um megacomplexo hospitalar, todas as obras exigem planejamento e técnica para que, ao final, satisfaçam os anseios de seus idealizadores. Embora o nível de detalhamento e complexidade do planejamento seja diretamente proporcional ao porte e à complexidade técnica da obra, as etapas seguem o mesmo padrão há milênios – desde a construção das pirâmides do Egito –, e podem ser sintetizadas na Figura 1, que ilustra as etapas de implantação de uma obra hospitalar de grande porte.

A implantação de um empreendimento pode, então, ser vista como uma sequência de etapas, como a vista a seguir de forma simplificada, embora essas etapas possam ser ajustadas e alteradas de acordo com as particularidades de cada situação:

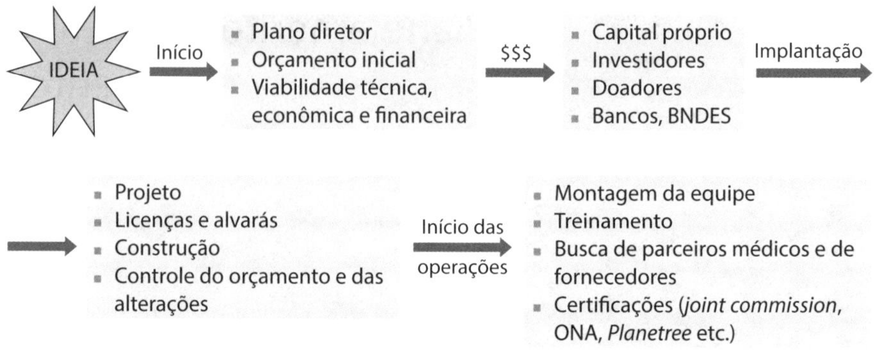

Figura 1 Etapas de implantação.
Fonte: elaborada pelo autor.

1. Ideia ou intenção de fazer.
2. Avaliação da viabilidade:
   2.1 Plano diretor.
   2.2 Orçamento inicial.
   2.3 Estudo de viabilidade econômica e financeira.
3. Busca ou definição da(s) fonte(s) de recurso(s).
4. Projeto e licenciamento.
5. Construção e equipagem.
6. Pré-operação: montagem e treinamento da equipe.
7. Operação e melhoria contínua.

A seguir tem-se uma descrição das etapas de implantação de uma obra que, por exemplo, pode ser a ampliação de um hospital geral para implantar mais 150 leitos de internação.

Plano diretor

Após a ideia, ou a determinação da necessidade, de construir um empreendimento, no nosso caso a expansão de um hospital geral, é necessário colocar no papel as premissas iniciais e estabelecer os limites e condicionantes para que o empreendimento seja a materialização da ideia e que seja implantado com êxito. Aqui falamos sobre o "plano diretor do empreendimento", ou simplesmente o "plano diretor", que deve ser diferenciado do "plano diretor arquitetônico", que tem um enfoque mais específico e é feito quando já se tem em mãos o programa de Serviços. Conjunto de serviços (pronto atendimento, internação, cirurgia etc.) e respectivos dimensionamentos (número de leitos, número de salas de cirurgia etc.) de um estabelecimento de saúde, contém todos os serviços que serão oferecidos no edifício. No plano diretor são validados premissas e objetivos, confrontando a ideia inicial com os dados e alinhando o planejamento de forma que o empreendimento tenha a maior chance de sucesso possível. De forma resumida, na elaboração de um plano diretor têm-se as seguintes etapas:

- Verificar se os objetivos do empreendimento estão alinhados com a missão estratégica da instituição, o que a instituição é no momento, o propósito da organização, e a visão, aquilo que a organização quer se tornar.
- Revisar as estratégias e táticas da organização para atingir as metas descritas na missão e na visão.
- Estabelecer os objetivos e metas do plano diretor.
  - Por exemplo: construir um hospital geral para atender a população conveniada da classe B da região metropolitana de Cuiabá, no Mato Grosso.
- Comparar os indicadores da organização com os dos melhores do mercado (*benchmarks*), destacando onde a eficiência é baixa e estabelecendo processos e metas de melhoria.
  - Por exemplo: se a quantidade de procedimentos realizados por mês e por sala em um centro cirúrgico é menor que a referência (*benchmark*), mesmo trabalhando a plena capacidade, deve-se rever os procedimentos de forma a aumentar a eficiência no uso das salas.
  - Nessa etapa o objetivo é maximizar a eficiência de cada serviço ou departamento, de forma que a ampliação física seja a mínima possível.
- Analisar o(s) estudo(s) de mercado com base em dados socioeconômicos, populacionais, demográficos, avaliações de *marketing* e demandas reprimidas, estudo dos dados de oferta e demanda disponíveis para consulta, sem que que seja feita uma pesquisa de mercado em campo, de forma a consolidar as metas de ampliação dos serviços (leitos, salas de cirurgia, centro de materiais e esterilização [CME] etc.).
- Consolidar as necessidades de ampliação de cada um dos serviços, traduzidos em área a construir, considerando a estruturação com a melhor relação de vizinhança possível.
  - Por exemplo: reduzir o trajeto entre os apartamentos e as áreas críticas (centro cirúrgico [CC], unidade de terapia intensiva [UTI], imagem) e, com isso, reduzir os riscos ao paciente e a quantidade de pessoas/hora alocadas no transporte.
- Fazer uma estimativa inicial do investimento em obras, equipamentos e pessoal e então fazer um estudo de viabilidade econômica e financeira (EVEF). Esse tópico será abordado adiante neste mesmo capítulo.

- Buscar e estabelecer as fontes de financiamento que serão utilizadas para a implantação do plano diretor.
  - Capital próprio.
    - Pode ser mais cara que as demais opções.
    - Reduz a capacidade de captar recursos.
    - Pode limitar a velocidade de implantação.
  - Doadores (opção válida apenas para instituições filantrópicas).
    - Excelente opção, mas disponível para poucos.
  - Investidores não sócios ou não participantes da organização.
    - Operação mais complexa, porém muito comum, especialmente em *shopping centers*.
    - Estruturada em torno de uma (Sociedade de Propósito Específico (SPE). A SPE é um tipo de constituição de empresa usualmente criada para compartilhar riscos financeiros sem que o eventual fracasso afete as operações e que os ativos dos sócios sejam comprometidos.
    - Não requer a apresentação de garantias patrimoniais.
  - Bancos.
    - Há necessidade de apresentar garantias executáveis (imóveis, veículos, depósitos bancários etc.), geralmente em valores acima de 150% da quantia financiada.
    - O BNDES tem taxas de juros menores e a renegociação é mais fácil do que com instituições financeiras privadas, além de ter o "S" de "Social".

Essa etapa é crucial e, infelizmente, muitas vezes menosprezada por empreendedores e empresas até mesmo de grande parte, levando ao atraso da implantação, ao despendimento de recursos não previstos e mesmo ao insucesso do empreendimento.

Estudo de viabilidade econômica e financeira

O estudo de viabilidade econômica e financeira (EVEF) é uma das mais importantes etapas do planejamento de uma obra, pois é onde será aferida a capacidade do empreendimento de gerar recursos suficientes para cobrir o pagamento do financiamento e do seu custo operacional. São avaliados tanto fatores *econômicos* (taxa de câmbio, crescimento da economia etc.) como fatores *financeiros* (fluxo de caixa, custo de implantação, custo operacional etc.). Nesse estudo são avaliados todos os fatores que podem afetar, seja de forma positiva ou negativa, a implantação e o sucesso de um empreendimento.

A Figura 2 ilustra de forma simples o que é um EVEF.

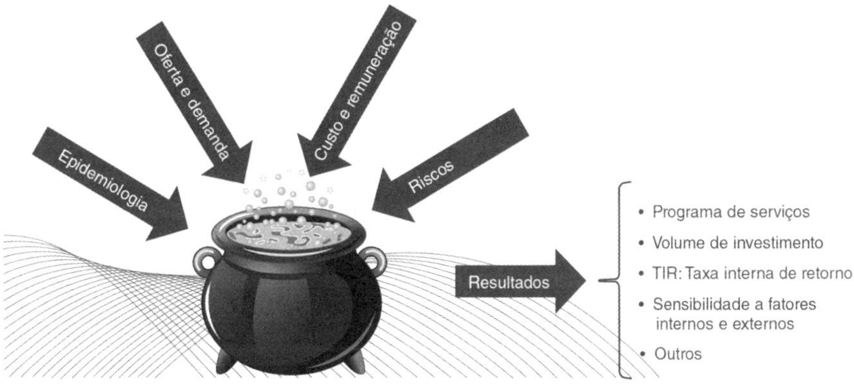

Figura 2 O que contém o EVEF.

Fonte: elaborada pelo autor.

Os resultados obtidos com um EVEF bem elaborado e bem detalhado influenciam diretamente o programa de serviços e dão segurança aos gestores do empreendimento quanto ao sucesso, ou fracasso, da empreitada. Diversos empreendimentos são descartados ou postergados após se constatar, no EVEF, que o resultado financeiro (taxa interna de retorno – TIR) é desfavorável ou que os riscos são desproporcionais ao eventual resultado a ser obtido quando da implantação do empreendimento.

Na elaboração de um EVEF são considerados os dados disponíveis sobre:

- Epidemiologia: estudo e análise de padrões de distribuição de morbidades (quem, quando, onde) em determinada população.
- Oferta de serviços: quem são os concorrentes e qual a capacidade deles de oferecer os serviços que constam do programa de serviços do empreendimento.
- Demanda por serviços: qual o volume de serviços, por especialidade, requerido pela população a ser atendida pelo empreendimento.
- Custo de implantação: custo dos projetos, da construção e dos equipamentos médicos e equipagem (enxoval) do hospital.
- Custos operacionais: custos de mão de obra, utilidades (energia, água, esgoto, gás combustível, gases medicinais, descartáveis, tratamento de resíduos etc.).

A implantação

Uma vez obtido o sinal verde dos gestores, os quais analisaram tanto o plano diretor quanto o estudo de viabilidade econômica e financeira, dá-se início às etapas de implantação do empreendimento, em uma sequência que pode ser como a da Figura 3, que chamo de "ortodoxa". Há outras formas de implantação que visam atender características específicas de cada empreendimento, e que podem ser resumidas em:

- Projetar e construir (*design and build*): a construtora recebe um estudo preliminar com um detalhado memorial descritivo e se responsabiliza pelo projeto e pela construção.
- Construir sob medida (*build to suit*): a construtora, ou um empreendedor terceiro, constrói a obra para atender às necessidades do empreendedor primário.
- Caminho rápido (*fast track*): o projeto e a construção caminham praticamente em paralelo.

Cada uma das etapas contidas na Figura 3 serão descritas de forma sucinta, mas há literatura farta sobre esse assunto para quem se interessar por obras e suas etapas de implantação.

ORÇAMENTAÇÃO DE EMPREENDIMENTOS E OBRAS

Por que fazer um orçamento estimado antes das obras?

Todos nós fazemos orçamentos, seja para uma viagem de férias, a compra de um imóvel que precisa de reformas ou mesmo um almoço de família em um restaurante agradável. Fazemos isso antes de nos comprometermos com um gasto para evitar que nossas finanças entrem em coma profundo. Um orçamento

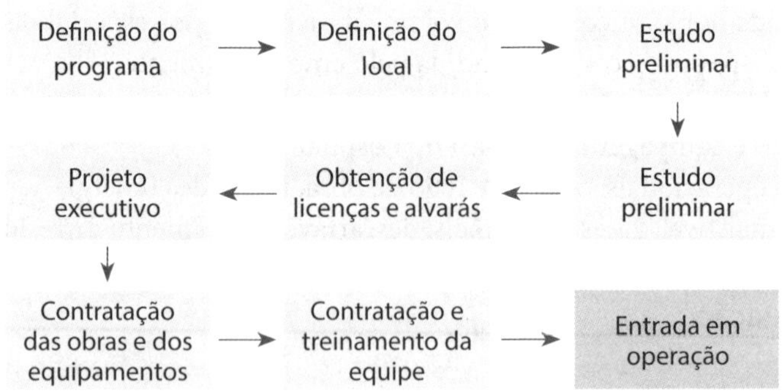
Definição do programa
Definição do local
Estudo preliminar
Projeto executivo
Obtenção de licenças e alvarás
Estudo preliminar
Contratação das obras e dos equipamentos
Contratação e treinamento da equipe
Entrada em operação

Figura 3 Etapas de implantação.
Fonte: elaborada pelo autor.

de obras tem a mesma função que os exemplos citados, ou seja, visa preparar o empreendedor para o valor a ser despendido na execução da obra.

Aqui vale diferenciar três tipos de orçamentos usualmente feitos:

- Orçamento da obra para construtoras: é um orçamento bastante detalhado, no qual as quantidades de materiais e serviços, e seus respectivos preços, serão introduzidos em sistemas de gestão de empresas (*Enterprise Resource Planning* – ERP), tais como o SAP (alemão) ou o da Totvs (nacional), e devem ir ao nível de detalhamento máximo (quantidades de porcas, parafusos, pregos, tábuas etc.), pois serão utilizados para a compra e administração do estoque da construtora.
- Orçamento da obra para o cliente empresarial final: é um orçamento completo, porém com alguns itens agrupados para facilitar o entendimento e a fiscalização da obra. Por exemplo: tubos são quantificados em metros, já incluindo acessórios tais como suportes, curvas, reduções etc.
- Orçamento do empreendimento: é um orçamento mais amplo, onde o orçamento da obra é apenas um dos componentes. Inclui, por exemplo, equipamentos médicos, mobiliário, custos de contratação e treinamento de pessoal, custos financeiros, custos de ociosidade de instalações e pessoal no início das operações etc.

O orçamento da obra contribui para:

- Certificar aos gestores e investidores que o desembolso da obra está dentro do previsto originalmente pela instituição.
- Possibilitar o planejamento financeiro da instituição.
- Buscar de fontes de financiamento.
- Permitir um controle adequado dos custos durante a implantação e controlar os contratos.

Qual a precisão de um orçamento?

A precisão depende da qualidade das informações disponíveis quando de sua execução. Um orçamento feito com base em um estudo preliminar, quando ainda não se têm todas as informações que compõem um projeto executivo, tem uma margem de erro muito maior. De forma bastante aproximada, a precisão de um orçamento varia da seguinte forma:

- Estudo preliminar (programa e arquitetura): –30 a +40%.
- Projeto básico: –15 a +20%.
- Projeto executivo: –5 a +10%.

Outros fatores influenciam de forma bastante forte a precisão de um orçamento, a saber:

- O tempo decorrido entre a elaboração do orçamento e a implantação do projeto.
- O nível da atividade econômica: quanto maior o crescimento da economia, maior o risco de escassez de materiais e mão de obra, com impacto direto nas negociações de compra.
- A eficiência dos compradores e a idoneidade dos fornecedores.

Como evitar o "estouro" de um orçamento e o fracasso do empreendimento?

É possível evitar gastar mais do que o previsto adotando algumas medidas simples e seguindo-as de forma rigorosa e isenta, a saber:

- Ter um projeto executivo de alta qualidade técnica e muito detalhado.
- Orçar o empreendimento em todas as fases (preliminar, básico e executivo) e ajustar as premissas ao valor de investimento disponível.
- Controle das alterações/mudanças de projeto após o início da implantação.
- Gestão do investimento (obras, aquisição do equipamento) com vários níveis de aprovação e pontos de checagem de consistência. *Compliance*!

De onde vêm os preços utilizados em um orçamento estimado?

Há fontes de preços diferentes para cada tipo de empreendimento, privados e públicos:

- Investimentos públicos utilizam planilhas elaboradas por órgãos de governo ou certificadas pelo governo. Por exemplo:
  - SINAPI: planilhas elaboradas pela Caixa Econômica Federal e fornecidas sem custos.
  - CDHU (era CPOS): planilhas elaboradas pelo Governo do Estado de São Paulo e vendidas por preço elevado.

- Investimentos privados: os preços são coletados mediante cotação item a item, e em alguns casos são utilizadas planilhas de empresas especializadas como a PINI.

Diferença entre custo e preço

Quadro 1 Custo e preço

Custo: é o valor despendido por um fornecedor para produzir o bem ou serviço. Exemplo: um trabalhador que ganha 1 salário mínimo custa por mês: Salário: R$ 1.100,00 (1º de janeiro de 2021) Encargos sociais: R$ 1.047,00 (95,22% – 13º, férias, DSR, FGTS...) Outros custos: R$ 900,00 (vale-transporte, VR, EPI, cesta...) **TOTAL DO CUSTO: R$ 3.047,00**
Preço: é o valor cobrado pelo fornecedor. Exemplo: preço mensal de um trabalhador que ganha 1 salário. Custo: R$ 3.047,00 Lucro bruto: R$ 609,40 (20%) Custo da emissão de NF: R$ 595,60 (14%) **TOTAL DO PREÇO: R$ 4.252,00 (+ 39,55% sobre o custo)**

Fonte: elaborado pelo autor.

Exemplo de planilhas de quantidades e preços unitários

A Tabela 1 mostra um exemplo de planilha de quantidades e preços unitários.

A Tabela 2 apresenta um exemplo de resumo do orçamento para uma reforma de salas de telemedicina.

Tabela 1 Planilha de quantidades e preços unitários

Sub-conta	Itens	Unid	Quant	Unit MAT	Unit MO	Unit MAT + MO	Total MAPE sem BDI	BDI	Total MAPE com BDI
042	INSTALAÇÕES ELÉTRICAS						28.820,79		37.467,03
042.1	Considerar, nos itens de eletrodutor, caixas, cabos e eletrocalhas as conexões, acessórios, terminais de compressão, elementos de suporte e fixação etc. no preço unitário					–	–	30%	–
042.2	Circuitos de iluminação					–	–	30%	–
042.3	Eletrodutos					–	–	30%	–
042.4	Eletroduto em PVC rígido com rosca – preto:					–	–	30%	–
042.5	Ø3/4"	m	60,00	5,36	15,69	21,05	1.263,00	30%	1.641,90
042.6	Caixas e conduletes					–	–	30%	–
042.7	Caixa de passagem 4x2" em PVC de embutir em gesso acantonado/convencional	un	9,00	3,67	9,34	13,01	117,09	30%	152,22
042.8	Conduletes de PVC – Tipo E – Ø3/4 com espelho 4x2"	un	8,00	7,96	15,69	23,65	189,20	30,0%	245,96
042.9	Conduletes de PVC – Tipo C – Ø3/4 com espelho 4x2"	un	12,00	7,96	15,69	23,65	283,80	30,0%	368,94
042.10	Conduletes de PVC – Tipo T – Ø3/4 com espelho 4x2"	un	7,00	7,96	15,69	23,65	165,55	30,8%	215,22
042.11	Conduletes de PVC – Tipo X – Ø3/4 com espelho 4x2"	un	2,00	7,96	15,69	23,65	47,30	30,0%	61,49
042.12	Cabos					–	–	30,0%	–
042.13	Cabo flexível PP trifásico 3x2 mm^2 – 750 V	m	23,00	4,64	5,92	10,56	242,88	30,0%	315,74
042.14	Cabo de cobre flexível – não halogenado – NBR 13248 – 750 V – 70°C					–	–	30,0%	–
042.15	–2,5 mm^2 – preto	m	200,00	1,24	1,47	2,71	542,00	30,0%	704,60
042.16	–2,5 mm^2 – verde	m	100,00	1,24	1,47	2,71	271,00	30,0%	352,30
042.17	–2,5 mm^2 – cinza	m	100,00	1,24	1,47	2,71	271,00	30,0%	352,30

Fonte: elaborada pelo autor.

Tabela 2 Orçamento para uma reforma de salas de telemedicina

Conta	Item	Custo sem BDI R$	BDI	Custo com BDI R$	% item
020	Processos legais (alvarás, licenças e taxas)	–		–	0,00%
021	Engenharia, estudos e projetos	25.678,46		25.678,46	5,94%
022	Movimento de terra	–	30,0%	–	0,00%
023	Serviços auxiliares à implantação do empreendimento	23.375,35	30,0%	30.387,95	7,03%
024	Fundações profundas	–	30,0%	–	0,00%
025	Fundações superficiais	–	30,0%	–	0,00%
026	Superestrutura	–	30,0%	–	0,00%
027	Alvenaria	9.364,19	30,0%	12.173,45	2,82%
028	Esquadrias madeira	–	30,0%	–	0,00%
029	Esquadrias metálicas	143.385,05	30,0%	186.400,56	43,14%
030	Vidros	–	30,0%	–	0,0%
031	Cobertura	–	30,0%	–	0,0%
032	Impermeabilização	–	30,0%	–	0,0%
033	Tratamento termoacústico	–	30,0%	–	0,0%
034	Revestimentos internos e externos	–	30,0%	–	0,0%
035	Forros	4.032,62	30,0%	5.242,40	1,21%
036	Pintura	7.359,43	30,0%	9.567,25	2,21%
037	Pisos internos e externos	10.938,55	30,0%	14.220,11	3,29%
038	Paisagismo		30,0%	–	0,00%
039	Limpezas e despesas correntes	3.270,83	30,0%	4.252,07	0,98%
040	Marcenaria e utensílios (gerenciamento)	8.473,75	30,0%	11.015,88	2,55%
041	Instalações hidráulicas	–	30,0%	–	0,00%
042	Instalações elétricas	28.820,79	30,0%	37.467,03	8,67%
043	Instalações especiais	10.097,02	30,0%	13.126,12	3,04%
044	Climatização	13.899,97	30,0%	18.069,96	4,18%
045	Instalações mecânicas	–	30,0%	–	0,00%
046	Comunicação visual	2.160,00	30,0%	2.808,00	0,65%
047	Equipamentos	–	30,0%	–	0,00%
048	Pré-operação	–	30,0%	–	0,00%

(continua)

Tabela 2 Orçamento para uma reforma de salas de telemedicina (*continuação*)

Conta	Item	Custo sem BDI R$	BDI	Custo com BDI R$	% item
049	Ambientação	–	30,0%	–	0,00%
050	Mobiliário	26.044,63	30,0%	33.858,02	7,84%
051	Automação predial	–	30,0%	–	0,00%
052	Controle de acesso	–	30,0%	–	0,00%
053	Segurança patrimonial	127,28	30,0%	165,46	0,04%
054	TI (dados/telefonia)	21.280,00	30,0%	27.664,00	6,40%
055	Omissos	–	30,0%	–	0,00%
TOTAL DO EMPREENDIMENTO		**338.307,90**		**432.096,74**	**100,00%**

Fonte: elaborada pelo autor.

O que é BDI?

BDI (benefícios e despesas indiretas) é uma porcentagem que, aplicada sobre o custo dos materiais e serviços, transforma esses custos em preços. Para simplificar, imagine que alguém compre um pedaço de madeira e o transforme em um objeto de arte à venda. O preço será uma composição de todos os custos incorridos nessa tarefa, ou mais ou menos assim (Figura 4).

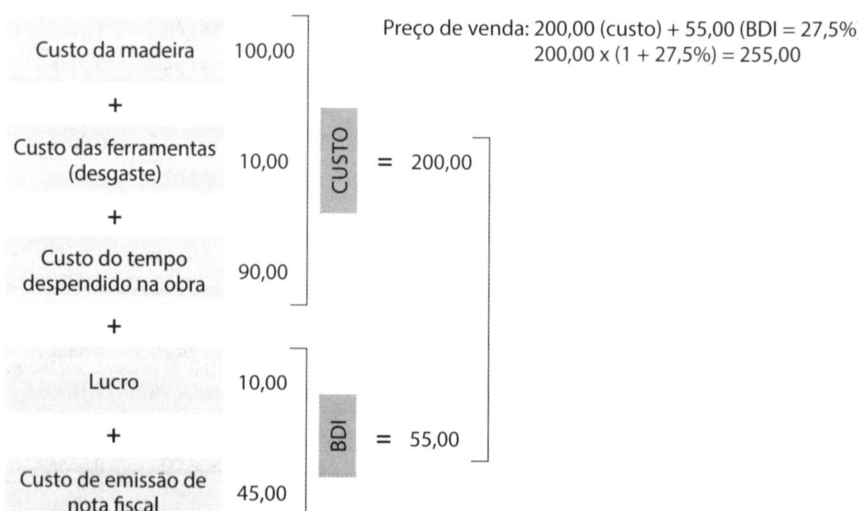
Preço de venda: 200,00 (custo) + 55,00 (BDI = 27,5%)
200,00 x (1 + 27,5%) = 255,00
Custo da madeira 100,00
+
Custo das ferramentas (desgaste) 10,00
+
Custo do tempo despendido na obra 90,00
CUSTO
= 200,00
+
Lucro 10,00
+
Custo de emissão de nota fiscal 45,00
BDI
= 55,00

Figura 4 Composição do BDI.

Fonte: elaborada pelo autor.

A Tabela 3 apresenta a forma usual de abrir a composição do BDI.

Tabela 3 Composição do BDI (sugestão)

Item	Descrição	Un	%
1	ADMINISTRAÇÃO LOCAL	%	7,00%
1.1	Mão de obra indireta	%	3,00%
1.2	Despesas diversas	%	4,00%
2	ADMINISTRAÇÃO CENTRAL	%	2,00%
2.1	Rateio do custo da administração central	%	2,00%
3	LUCRO LÍQUIDO	%	15,00%
3.1	Lucro líquido	%	15,00%
4	CUSTO DE CAPITAL	%	0,50%
4.1	Custo de capital	%	0,50%
5	IMPOSTOS SOBRE O LUCRO	%	5,88%
5.1	IR	%	3,00%
5.2	CSLL	%	2,88%
6	IMPOSTOS SOBRE O FATURAMENTO	%	6,45%
6.1	ISS	%	1,80%
6.2	PIS	%	3,65%
6.3	COFINS	%	1,0%
7	RISCO	%	5,00%
7.1	Riscos e custos não previstos	%	5,00%
TOTAL		%	**41,83%**

Fonte: elaborada pelo autor.

CONCLUSÃO

A implantação de empreendimentos faz parte da vida de todos os profissionais, independentemente das áreas de atuação: arquitetos, engenheiros, médicos, economistas, advogados e por aí vai. Entender as etapas básicas, mesmo para os profissionais não diretamente ligados às áreas técnicas, é importante e reduz os atritos e as frustrações que às vezes surgem pela criação de expectativas exageradamente otimistas tanto quanto às demandas e aos resultados financeiros como quanto aos prazos necessários para que a ideia original se transforme em realidade.

Conhecer os aspectos técnicos e também os legais e financeiros, mesmo que de forma não profunda, auxilia arquitetos e engenheiros a explicar aos investidores as nuances de uma implantação e evita que esses investidores se frustrem por construírem falsas expectativas de custos e prazos. Elimina, assim, a maior fonte de atritos durante um processo de implantação.

A todos vocês que tiveram o interesse, e a paciência, de correr os olhos por este capítulo, desejamos sucesso em suas futuras implantações.

REFERÊNCIAS

1. Bohmer RMJ. Arquitetura e planejamento na gestão da saúde: alinhando o conhecimento médico à administração do sistema de saúde. Porto Alegre: Bookman; 2012.
2. Bross JC. Requisitos básicos no planejamento hospitalar. In: Gonçalves EL (coord.). O hospital e a visão administrativa contemporânea. São Paulo: Pioneira; 1983. p.53-64.
3. Porter ME. Repensando a saúde: estratégias para melhorar a qualidade e reduzir custos. Porto Alegre: Bookman; 2007.

22

Gestão pré-operação: do projeto ao ambiente construído

Paola Roberta Bonadio Lisboa

INTRODUÇÃO

Este capítulo abordará a gestão de pré-operação, um tema que não é visto durante a graduação, mas que faz diferença na coordenação e na gestão de projetos.

Apesar de o termo ser novo, é extremamente importante para o sucesso de um empreendimento. Arquiteto, engenheiro e administrador devem ter uma visão geral da construção e da operação de um edifício.

É um passo no ciclo do projeto, que surgiu da necessidade de garantir que, ao ser entregue, este esteja apto para ser operado da forma como se espera.

CONCEITOS

O processo de gestão e sua metodologia atendem a todos os segmentos de mercado, além de poder ser utilizados em outros âmbitos de projetos. Neste capítulo serão utilizados exemplos voltados a edifícios hospitalares, uma vez que as etapas entre a construção e a operação são bastante desafiadoras e complexas.

Para entender o que é gestão de pré-operação e onde ela está situada, é preciso compreender o conceito de ciclo de vida do projeto. Segundo Marco Antonio da Silva, que atua como PMO e *agile coach* na OI Internet,

> "O ciclo de vida é o conjunto de todas as fases da gestão de projetos, sendo que cada fase inclui um conjunto de resultados específicos, planejados com o objetivo de permitir algum tipo de controle gerencial."

A Figura 1 explica como fazer uma gestão mais eficiente. Ter uma visão geral do projeto permite planejar as fases, estipular e monitorar prazos, de modo a atender o que foi estabelecido inicialmente.

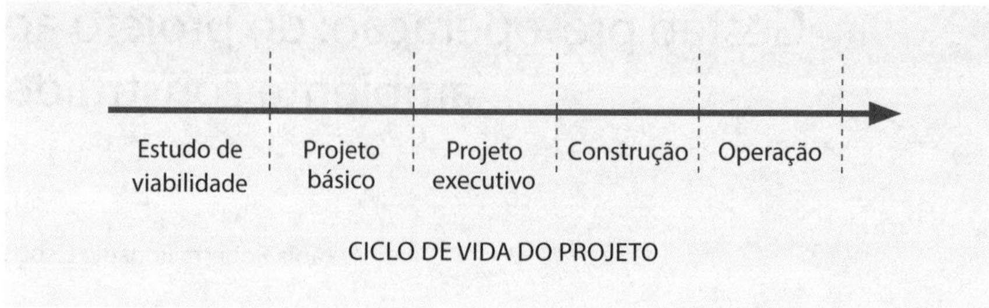

Figura 1 Visão geral do ciclo de vida do projeto.
Fonte: elaborada pela autora.

O ciclo de vida começa com a viabilidade, que é a concepção do projeto pelo arquiteto. Nessa fase é avaliada a exequibilidade do empreendimento, por meio das aprovações e documentações legais. Além disso, analisam-se as premissas do projeto e os desejos do cliente quanto às certificações. Ao final, a validação do cliente com o aceite para dar andamento aos projetos.

Em seguida ocorre o desenvolvimento do projeto básico, que será retomado, por se tratar de parte da gestão de pré-operação.

O projeto executivo é a terceira fase, na qual deve ser detalhado o projeto, que conta com aspectos relevantes tais como a preparação do espaço para iniciar a construção, o planejamento executivo, o fluxo físico e financeiro, a contratação de mão de obra, a compra de insumos e de matéria-prima e a aquisição de equipamentos.

Na fase de construção há o início da obra, com todas as suas etapas, resumidamente, fundação, estruturas, alvenaria e revestimentos. Ainda nesse momento do ciclo de vida do projeto ocorre a entrega da obra, com os testes dos equipamentos e sistemas e suas homologações, assim como a etapa de conclusão, com eventuais ajustes, até a entrega final.

Essa fase, vale ressaltar, é outro possível momento no qual se pode iniciar a gestão de pré-operação.

Por fim, a última fase é a operação do edifício, na qual ocorrem a verificação do funcionamento dos equipamentos para atender às demandas das atividades afins, assim como às de infraestrutura do edifício, fluxo de veículos, logística de entrega e recebimento de materiais, serviços de cafeterias, *vending machines*, hotelaria, coleta de resíduos, entre outras.

ONDE ESTÁ INCLUÍDA A GESTÃO DE PRÉ-OPERAÇÃO NO CICLO DE VIDA DO PROJETO?

Em cada projeto ou obra, mesmo que seja um empreendimento que tenha ciclo de vida completo, não há como garantir as expectativas iniciais de operação.

Quando as equipes ocupam o edifício e se inicia a operação, podem ocorrer questões como as citadas a seguir:

- Inadequação do programa quanto à demanda atual.
- Falta de previsão das necessidades de manutenção e operação, como sala de manutenção, depósitos, bombeiros, telefonia, equipamentos, entre outros.
- Inadequação de área quanto aos equipamentos. Pode ocorrer por não terem sido previstos, ou por terem sido alterados durante o projeto e não informados.
- Falta de espaço adequado para entrada, saída ou manutenção dos equipamentos. Por exemplo, algum equipamento que não consegue ser instalado ao se verificar que o acesso não foi previsto.
- Atraso na inauguração, que pode ocorrer após a ocupação e a confirmação pelas áreas essenciais, como as de instalação, fluxo, mobiliário ou equipamento, que necessitam ser adaptadas para iniciar a operação. Isso geralmente ocorre quando os representantes de cada área só entendem sua interação e localização em relação aos demais após o recebimento do edifício.

Essas questões, que muitas vezes causam desapontamentos, podem prejudicar os custos e a imagem do cliente. Além disso, a frustração pode refletir em falta de confiança, de credibilidade e impactar na fidelidade do cliente em relação aos envolvidos no projeto.

Um projeto precisa da colaboração das equipes, das premissas ajustadas às expectativas e viabilidade do negócio, assim como de sua validação e de seu monitoramento durante todo o processo. É preciso verificar as informações de forma atualizada e seus possíveis desvios.

Segundo Carr, "um bom projeto de hospital integra os requisitos funcionais e as necessidades humanas de todos os seus usuários, que podem ser pacientes, acompanhantes, visitantes, diversos tipos de funcionários, entre outros. Os projetos para as edificações hospitalares exigem o trabalho conjunto de uma equipe multidisciplinar, para garantir a funcionalidade do conjunto e a adequação às tecnologias embarcadas".

Podemos resolver este problema incluindo a pré-operação no ciclo de vida do projeto e podemos fazê-lo em dois momentos.

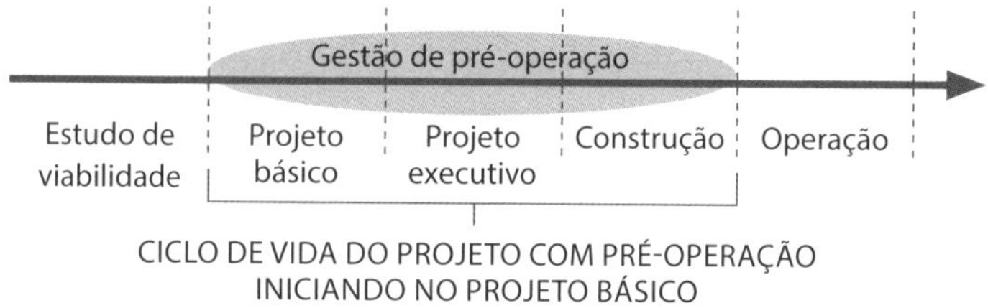

Figura 2 Ciclo de vida do projeto com pré-operação iniciando no projeto básico.
Fonte: elaborada pela autora.

Nesta fase de pré-operação é possível incluir as necessidades de operação no desenvolvimento do projeto.

Portanto, é necessário entender a atividade principal do edifício e as necessidades específicas de sua operação, pesquisando e realizando reuniões com as equipes que irão operar e trabalhar no novo edifício. Não basta obter informações somente dos gestores.

DA CONSTRUÇÃO ATÉ A OPERAÇÃO

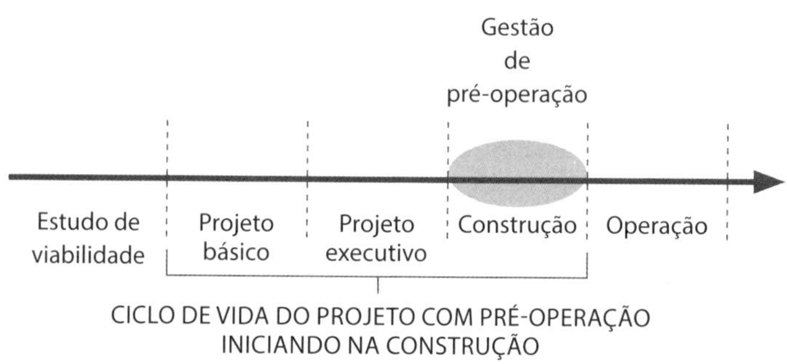

Figura 3 Ciclo de vida do projeto com pré-operação iniciando na construção.
Fonte: elaborada pela autora.

Mesmo que seja um projeto do qual você não tenha participado, é importante que ele seja novamente estudado, entendido e validado pelo cliente e sua operação.

As necessidades específicas do empreendimento devem ser verificadas por meio de entrevistas nas áreas envolvidas. Deve-se certificar de que todas serão atendidas no projeto.

Como exemplo prático, será utilizado o edifício do Centro de Ensino e Pesquisa Albert Einstein, no qual trabalhei desde o projeto conceitual, passando pela pré-construção, pela obra e pela pré-operação.

No desenvolvimento do projeto, ao estudar as propostas de coberturas para o edifício, não só foram envolvidos os fornecedores de estrutura como as equipes de manutenção e de *facilities*, que puderam opinar sobre as expectativas de limpeza e manutenção dessa área (Figura 4).

Com as questões apontadas, passamos para a etapa da pesquisa. Foram registradas soluções adotadas por diversos outros edifícios, que tinham coberturas em vidro e maiores que 9 m de altura, o que dificultava a limpeza interna e externa.

Outra pesquisa foi realizada em busca de equipamentos. Nesse caso, com base no projeto e em suas condições, foram apontados os pontos favoráveis e desfavoráveis de cada um deles, incluindo as análises de custo, as formas de contratação, os recursos físicos, as alterações no projeto e as adaptações das equipes de manutenção, se necessário.

A Figura 5 apresenta o estudo de um dos equipamentos e alguns croquis sem escala elaborados para as reuniões.

As pesquisas realizadas foram apresentadas para os projetistas e os clientes, incluindo as equipes de operação e manutenção, para que pudessem optar por algum dos sistemas.

Os resultados foram documentados, a fim de que fossem informados na fase entre o final da obra e início da operação, que chamamos de pré-operação. Nesse momento foram coletadas as informações de operação consolidadas durante o projeto, novamente validadas com o cliente, antes de iniciar a programação de aquisição e contratação de serviços, equipamentos e pessoal.

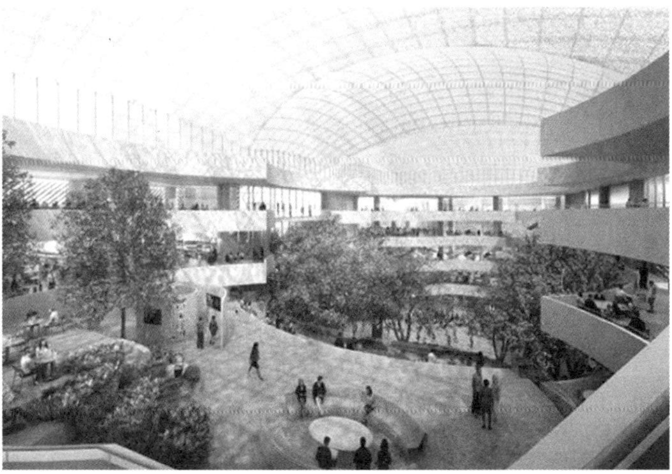

Figura 4 Centro de Ensino e Pesquisa Albert Einstein. Átrio com cobertura de vidro.
Fonte: P+W São Paulo.

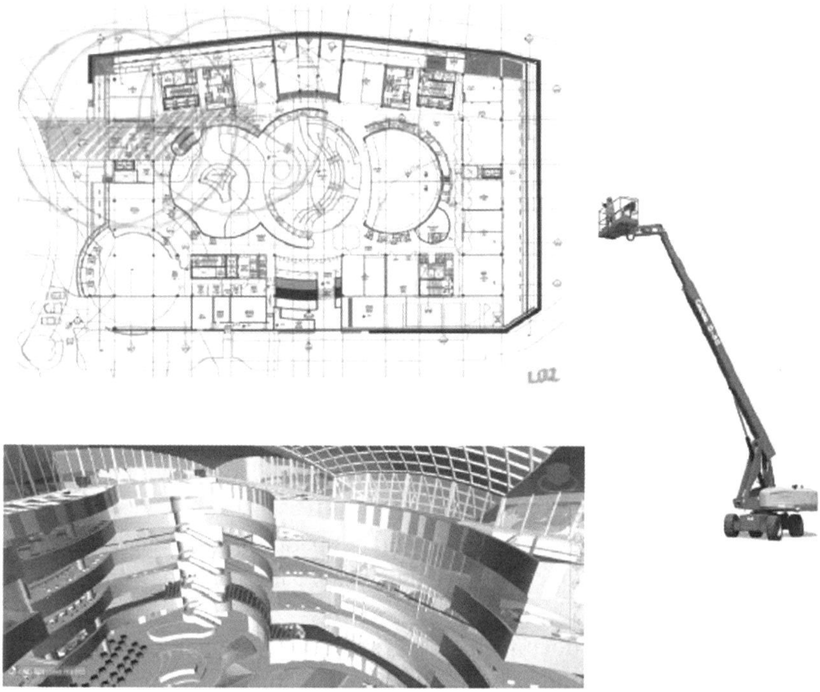

Figura 5 Planta e perspectiva da cobertura do átrio com estudo do sistema de limpeza.
Fonte: acervo da autora.

Observa-se que, para as duas situações de pré-operação começando no projeto básico ou na construção, é preciso:

- Mergulhar no "negócio e na cultura" do cliente.
- Sair de uma postura reativa para uma *proativa.*
- Transferir todo o conhecimento de operação para o projeto, desde sua fase inicial.
- Trabalhar com o cliente, projetistas, consultores e fornecedores (cadeia produtiva) em grande cooperação, em uma postura *colaborativa.*
- Antecipar-se aos problemas, buscando sempre seu *solucionamento.*
- Estabelecer as bases do projeto para a excelência operacional.

Segundo Luiz Henrique Ceotto (2021), "Construtibilidade e manutenibilidade são dois conceitos que têm que andar juntos tanto na concepção como no projeto, caso contrário o edifício poderá ficar com custo de construção baixo, mas seu custo de operação poderá ser tão grande que poderá torná-lo obsoleto prematuramente".

Para a sua operação é importante lembrar de alguns fatores relevantes a serem considerados no projeto. Por exemplo, existem muitos equipamentos pesados em relação aos quais, ainda em projeto, devem ser considerados os esforços na estrutura, assim como a logística de instalação, acessos, montagem e manutenção. É importante pensar na localização desses equipamentos na planta do projeto, assim como na logística desses equipamentos, seja em um projeto novo ou em uma reforma.

Segundo o Going Green (2018), "Mais do que dimensionar a estrutura para receber a carga no local em que o equipamento será instalado, é necessário reformar todo o percurso por onde o equipamento será transportado até seu destino, seja com uma estrutura mais robusta, seja com o uso de escoras provisórias. Também devem ser previstas aberturas na fachada e nas divisões internas para permitir a entrada dos equipamentos novos e substituições futuras".

Por exemplo, em estabelecimentos de saúde é necessário ter conhecimento sobre inovadas tecnologias de execução, principalmente relacionadas a instalações, assim como uma quantidade enorme de normas, tanto específicas para a saúde como as referentes a sistemas executivos e estruturais.

Cada hospital tem necessidades, programas, certificações e localização regional específicos. Portanto, não é possível ter uma lista de normas e requisitos padrão a serem aplicados. Muito estudo, atualização e conhecimento no seguimento são necessários para entender as necessidades de cada empreendimento.

Jarbas Karman (1995) explica: "APO: avaliação pós-ocupação de Estabelecimentos de Saúde. É uma metodologia para avaliação dos edifícios objetivando uma melhoria no desempenho, conforto e eficiência de instituições, além da detecção de falhas no projeto, concepção, construção. Este é um recurso valioso à disposição dos arquitetos, engenheiros e administradores a ser pesquisado para apurar a qualidade e a operacionalidade pós-construção e pós-ocupação".

Importante que façamos essa avaliação e que a tenhamos em nossos registros de lições aprendidas para a realização de projetos mais assertivos. Lembrando que o diferencial dessa avaliação é o fato de ser destinada ao ambiente construído e ocupado. É por isso que é essencial incluir a opinião dos usuários.

CONCLUSÃO

De forma mais objetiva, podemos definir cinco pontos práticos para realizar a gestão de pré-operação.

- Levantar informações.
- Analisar.
- Planejar.

- Promover soluções.
- Monitorar.

Ao executar a gestão de pré-operação para integrar a fase de construção e a de operação com um trabalho colaborativo, desenvolvendo o comprometimento, a transparência, o planejamento e o alinhamento de expectativas, tem-se uma fórmula de sucesso que resulta na satisfação de todas as partes envolvidas, além da fidelização do cliente.

REFERÊNCIAS

1. Caixeta MCBF, Figueiredo A, Fabrício MM. Desenvolvimento integrado de projeto, gerenciamento de obra e manutenção de edifícios hospitalares. Ambiente Construído [Porto Alegre]. 2009;9(2):57-72. Disponível em: https://seer.ufrgs.br/ambienteconstruido/article/download/7420/5488.
2. Carr RF. Hospital Whole Building Design Guide (WBDG); 2017. Disponível em: https://www.wbdg.org/building-types/health-care-facilities/hospital; acessado em 8 de junho de 2022.
3. Carvalho MM, Rabchini R. Construindo competências para gerenciar projetos: teoria e casos. São Paulo: Atlas; 2006.
4. Ceotto LH. Projetando edifícios para serem econômicos e para durar. LinkedIn. 2021. Disponível em: https://www.linkedin.com/pulse/projetando-edif%C3%ADcios-para-serem-econ%C3%B4micos-e-durar- ceotto/?originalSubdomain=pt.
5. Ciclo de vida do projeto ajuda a coordenar as etapas de uma obra. Colaboração de Marco Antonio da Silva. AEC Web. [S. d]. Disponível em: https://www.aecweb.com.br/revista/materias/ciclo-de-vida-do-projeto-ajuda-a-coordenar-as-etapas-de-uma-obra/12781.
6. Going Green. Os desafios e a complexidade da construção hospitalar; 2018. Disponível em: https://goinggreen.com.br/2018/09/13/os-desafios-e-a-complexidade-da-construcao-hospitalar/.
7. Karman JB. Manutenção incorporada à arquitetura hospitalar. Brasília; 1995.
8. Ono R, Ornstein SW, Villa SB, França AJGL (org.). Avaliação pós-ocupação na arquitetura, no urbanismo e no design: da teoria à prática. São Paulo: Oficina de Textos; 2018.
9. Souza AF, Heringer CHT, Santos Junior J, Moll JR. Gestão de manutenção em serviços de Saúde. São Paulo: Blucher; 2010.

23
As visitas técnicas em estabelecimentos de assistência à saúde

Eduardo Martins Pereira Beltramini

INTRODUÇÃO

Antes de apresentarmos o assunto das visitas técnicas em estabelecimentos de assistência à saúde (EAS), devemos primeiramente refletir que elas podem ser realizadas por pessoas de diferentes repertórios e com múltiplos interesses. O público-alvo é qualquer pessoa interessada. É fascinante averiguar os resultados de sucesso de uma visita técnica ao lado de um grupo de pessoas com experiências diversas em suas áreas profissionais. Como realizar uma visita técnica envolvendo uma pessoa com larga experiência na área hospitalar e outra pessoa sem nenhuma experiência na área? Como fazer com que essas duas pessoas concluam as visitas satisfeitas com o atendimento de seus objetivos e o cumprimento de suas expectativas?

O que parece ser um antagonismo na realidade são recursos enriquecedores para todos os participantes da visita técnica. Cada pessoa tem uma necessidade específica e particular, além das expectativas comuns ao grupo. Os mediadores da visita técnica devem sondar cada indivíduo que está realizando a visita e aferir interesses particulares para realizar um direcionamento adequado. Dessa maneira é possível criar um ambiente propício à construção de saberes, às vivências e aos compartilhamentos de experiências entre todos os participantes da visita.

Portanto, enganam-se aqueles que acreditam que as visitas técnicas devem ter algum tipo de hierarquização ou uma modificação de roteiro adequado para pessoas com maior ou menor experiência.

Antes do primeiro contato entre o mediador e os participantes das visitas, são disponibilizadas todas as orientações essenciais para a segurança e o aproveitamento das experiências, principalmente se estivermos vivenciando um momento tão delicado quanto uma pandemia. São orientações básicas e fáceis de serem seguidas para a segurança de todas as pessoas envolvidas ou não nas visitas técnicas (pacientes, visitantes, profissionais, acompanhantes, público em geral, colaboradores e os próprios participantes da visita). As informações preliminares são de muita importância para que o participante se programe da melhor maneira possível e possa realizar as visitas com conforto e segurança. Informações sobre o roteiro das visitas, horários, pontos de encontro, opções de almoço, guarda de pertences, orientações sobre gravações e fotos, comportamentos adequados às visitas (tais como volume de voz, obstrução de passagens e direcionamento de dúvidas); tudo é disponibilizado previamente ao participante. Cada orientação tem importância singular. Por exemplo: estar ciente e seguir as orientações sobre fotografias preservará o participante da visita, o público em geral e as instituições (a de ensino e a que está sendo visitada).

Em caso de pandemia, mais práticas e cuidados são adotados, e os visitantes também são orientados a seguir os protocolos em vigência, usar máscaras adequadamente, higienizar as mãos, evitar passar as mãos em superfícies e respeitar o distanciamento durante as visitas.

Deve haver um limite na quantidade de participantes por grupo de visita que vise respeitar o ambiente hospitalar e preservar a segurança do grupo. Esse limite é sugerido para até cinco pessoas, número propício para o bom aproveitamento e a segurança dos participantes. O agendamento e a seleção das datas para as visitas técnicas são realizados pelo próprio participante, de acordo com a agenda disponibilizada pela instituição.

Também há orientações prévias sobre os deslocamentos dos visitantes entre os diferentes EAS visitados. Esses deslocamentos são de responsabilidade dos visitantes, que poderão compartilhar as viagens para redução de custos, além de terem agradáveis e frutíferas conversas durante os caminhos de deslocamento entre um EAS e outro a ser visitado.

A IMPORTÂNCIA DO PRIMEIRO CONTATO

O primeiro contato com os participantes da visita pode influenciar a maior parte do roteiro proposto e contribuir positivamente para sua continuidade. É importante que todos os participantes tenham ciência das orientações concernentes às visitas técnicas disponibilizadas previamente, tais como informações sobre almoço, horários e pontos de encontro, roteiro programado, cenário atual do EAS visitado, comportamentos recomendados, regras para fotos e gravações, alinhamentos para sanar dúvidas, possibilidade de imprevistos de agenda (trata-se de EAS e imprevistos acontecem) e critérios que o mediador utilizará para a boa condução das visitas técnicas. É nesse momento que deve haver uma sondagem para que o mediador da visita descubra os interesses pessoais de cada visitante. O encontro de boas-vindas é um detalhe de grande importância nas experiências que serão vivenciadas durante as visitas.

Nesse encontro, cada participante pode apresentar-se e fornecer algumas informações que serão úteis no direcionamento das visitas técnicas, tais como nome, cidade onde vive, experiência na área hospitalar e, talvez o mais importante, expectativa em relação às visitas. A apresentação é importante para "quebrar o gelo" entre os participantes e para auxiliar o mediador na condução das visitas. Cinco visitantes geram encontros frutíferos, pelo fato de haver pessoas de diferentes estados ou cidades, trazendo diferentes experiências e vivências, e com diferentes interesses entre si.

Em seguida, para uma boa orientação e o aproveitamento da visita técnica em EAS, é essencial que as pessoas que realizarão a visita se situem antes e conheçam o contexto geral das unidades a serem visitadas. Conhecer a vizinhança, as ruas, a localização dos diferentes acessos ao EAS e os contextos históricos de construção sempre contribui para o melhor aproveitamento da visita técnica. Perceba como esse passo inicial é importante para a continuidade da visita. Imagine como pode ser confuso conhecer um hospital de grande porte sem conhecer os acessos dele antes.

Importante também ressaltar que o mediador das visitas técnicas em EAS deve estar preparado para tudo, a qualquer momento. De acordo com Caffagni (2018), com o objetivo de melhorar seus processos de mediação, o mediador poderá pautar-se na educação de sensibilidade.

O roteiro de visitas técnicas deve ser universal e respeitar quaisquer tipos de limitações ou restrições das pessoas que farão as visitas, sejam elas de natureza

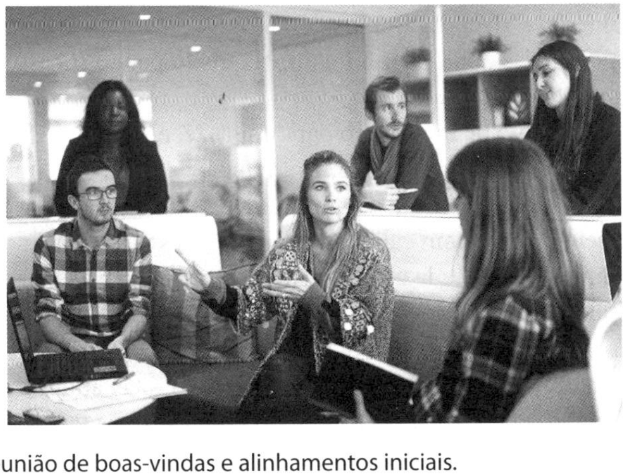

Figura 1 Reunião de boas-vindas e alinhamentos iniciais.

Fonte: https://pixabay.com/pt/photos/reuni%c3%a3o-equipe-local-de-trabalho-1245776/.

física ou emocional. Deve existir a possibilidade de personalização das visitas. Todas as pessoas possuem repertório próprio e exclusivo. O mediador deve estar atento a essas necessidades a todo momento, pois pode não ser possível detectá-las no encontro inicial.

Um roteiro universal deve proporcionar experiências diversas aos participantes, pois todos eles podem ter clientes diversos. Por isso é bastante enriquecedor conhecer diferentes estabelecimentos de assistência à saúde em um mesmo roteiro. É possível conhecer em uma mesma semana, por exemplo, um hospital privado e um hospital municipal, uma unidade clínica e uma unidade laboratorial. O entendimento sobre a diversidade e a riqueza do roteiro pelos participantes proporciona melhor alinhamento de expectativas entre todos. Aqueles que vivenciam esse tipo de roteiro universal chegam ao final das visitas concluindo que realmente valeram a pena e que estão alinhadas com a diversidade de clientes que os EAS possam ter.

EXPERIÊNCIAS INTEGRATIVAS

Toda visita técnica em EAS deve acontecer por meio da observação e da priorização dos cuidados com a segurança do paciente, o trabalho dos colaboradores e o conforto dos acompanhantes. Tendo esses três cuidados atendidos e observados, o mediador da visita poderá conduzir os visitantes para uma melhor experiência de aprendizagem, com segurança.

Os EAS possuem setores e serviços diversos que permeiam pelas categorias social, assistencial, de apoio e instalações técnicas. Logo, um roteiro bem elaborado de visitas técnicas em EAS inclui visitas em áreas desses diferentes setores para que os participantes possam ter experiências integrativas no EAS visitado, possibilitando visão e vivência amplos de seu funcionamento e operação. A coerência das experiências dos visitantes é pré-requisito para o sucesso das visitas e para o atendimento das expectativas.

No desenvolvimento de um roteiro para visitas técnicas em EAS é recomendável estar ciente de que tudo tem um início, um meio e um fim. No início do roteiro podem ser programadas visitas mais tranquilas e sem alta complexidade, na qual a pessoa deve ser recebida com calma, sendo avaliadas pelo mediador da visita as restrições ou limitações de cada um. As visitas de maior complexidade podem ser programadas para o meio do roteiro. E ao final, assim como no início, também se deve evitar visitas de maior complexidade, pois será o momento em que os envolvidos poderão estar cansados fisicamente das visitas anteriores ou podem precisar de tempo para processar e absorver as vivências e os saberes construídos.

Conhecer o fluxo social e o fluxo de serviços do EAS visitado é um bom ponto de partida para o roteiro de visitas técnicas. O visitante habitua-se logo de início com a ordem da operação e a importância da separação dos diferentes fluxos que acontecem no ambiente hospitalar. Após o reconhecimento externo e o reconhecimento dos principais fluxos, o visitante estará mais preparado para o aproveitamento das visitas nos setores do EAS.

O participante da visita poderá observar as boas práticas dos fluxos hospitalares (paciente, visitante, colaborador, rouparia, resíduos, paciente em óbito, emergência e manutenção).

Após a percepção dos visitantes sobre a importância dos fluxos no ambiente hospitalar, inclusive proporcionando experiências para comparação entre esses fluxos, o visitante estará mais bem preparado para conhecer os setores assistenciais e de apoio do EAS.

Durante a visita técnica, os participantes podem conhecer os materiais de acabamentos, técnicas construtivas utilizadas, caracterizações dos espaços de acordo com normas técnicas e legislação, funcionamento das instalações necessárias, ambientação, dimensionamento e operação dos equipamentos eletromédicos. Isso tudo de acordo com o interesse direcionado de cada visitante, ou seja, cada um terá seu interesse sanado durante a visita.

Algumas visitas podem ser acompanhadas e monitoradas por profissionais dos setores visitados, o que oferece ao visitante um olhar e uma percepção mais apurados sobre os serviços realizados no setor, sejam eles de natureza assistencial ou de serviços. Conhecer o funcionamento desses setores a fundo é uma grande oportunidade para o aprimoramento das práticas profissionais e também para conhecimento pessoal de alguma área de interesse.

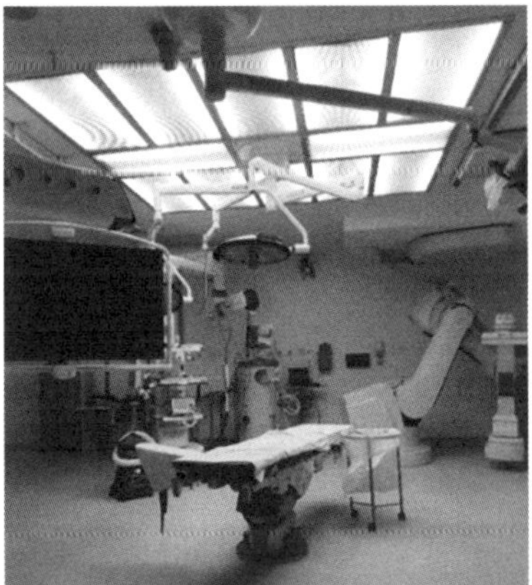

Figura 2 Hospital Israelita Albert Einstein – sala híbrida do centro cirúrgico.

Fonte: acervo do autor.

É possível visitar também os espaços técnicos das instalações, verificar os espaços necessários nos forros, observar os dutos internos de diversas instalações (*shafts*), conhecer soluções de engenharia e arquitetura, além de perceber espaços com materiais e técnicas inovadoras de mercado. Vivenciar a solução de problemas na prática é sempre enriquecedor para o visitante, pois ele também encontrará esses desafios no dia a dia de seu trabalho.

Visitas técnicas em EAS são excelentes oportunidades para complementar na prática, as teorias aprendidas em livros, em salas de aula ou com outras pessoas. Além de ser possível vivenciar os desafios da conciliação entre teoria e prática, visando atendimento das normas técnicas e legislação, para viabilização e otimização de operações, e para a boa manutenção e limpeza dos espaços. O visitante é colocado frente a frente com a dicotomia entre teoria e prática (LIMA, 2020).

Incrível vivenciar um dia inteiro de visitas técnicas e finalizá-lo relembrando a primeira visita da manhã com a sensação de que ela foi realizada há alguns dias. A riqueza de experiências e o aproveitamento do tempo são inquestionáveis.

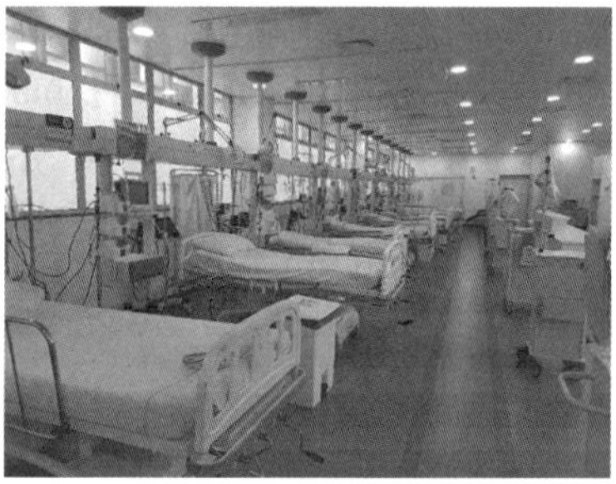

Figura 3 Hospital Municipal Dr. Moysés Deutsch – UTI adulto.
Fonte: acervo do autor.

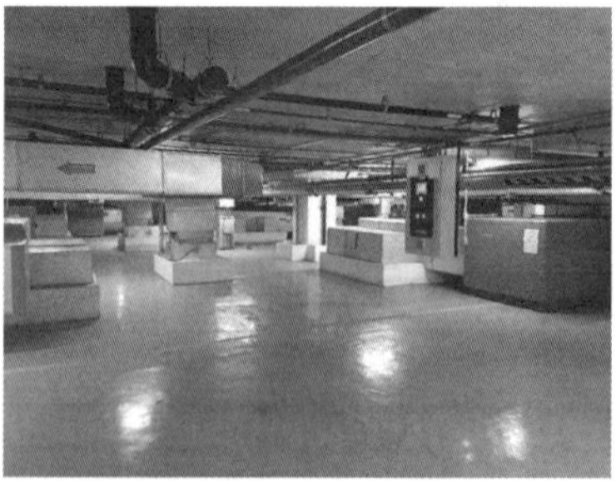

Figura 4 Hospital Israelita Albert Einstein – piso técnico do bloco A1.
Fonte: acervo do autor.

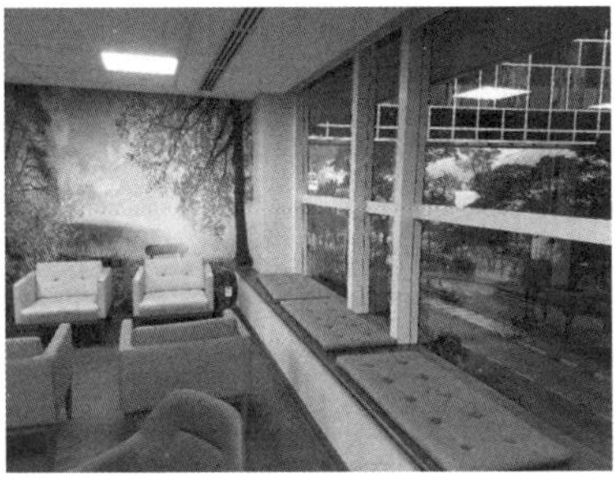

Figura 5 Hospital Israelita Albert Einstein – sala de terapias integrativas da oncologia.
Fonte: acervo do autor.

CONCLUSÃO

A aprendizagem continua... Todos somos pessoas em formação, do nascer ao morrer. As experiências dos visitantes são complementadas com as do mediador e vice-versa. A boa conclusão de um roteiro de visitas técnicas em EAS considera que o conhecimento continuará em formação em todos os instantes da vida das pessoas que realizaram as visitas. Essa vivência contribuirá positivamente nas futuras tomadas de decisões dos participantes, pois muitos saberes foram construídos e conhecimentos foram compartilhados. A convivência entre o grupo de visitantes também é bastante frutífera para a formação de novos contatos e futuras a criação de oportunidades de mercado, de negócios ou de aprendizagem. A heterogeneidade dos visitantes cria esse ambiente propício às relações frutíferas.

No fim do dia, perguntamo-nos: como as experiências das visitas técnicas contribuirão para minha vida daqui em diante? Como continuar adquirindo novos conhecimentos? Quando será o fim desta escalada ao conhecimento e à aprendizagem?

Seremos surpreendidos quando percebermos que a escalada é sem fim e que nenhuma visita técnica é igual a outra. Todos somos cidadãos em formação.

REFERÊNCIAS

1. Caffagni CWA. Técnicas de sensibilização e mobilização. São Paulo: Senac; 2018.
2. Hospital Israelita Albert Einstein. GSEQ – treinamento institucional: módulo ambiente assistencial. São Paulo: Hospital Israelita Albert Einstein, [s.d.].
3. Lima AP. Visitas técnicas interação escola-empresa. CRV; 2020.

24
Design salutogênico para uma sociedade saudável global sustentável

Alan Dilani
Tradução: Eleonora C. Zioni

Neste capítulo são discutidos os princípios e ideias para uma abordagem salutogênica para o *design* sustentável e o planejamento do ambiente construído apoiando os fundamentos de uma sociedade saudável. Vários estudos explicam a relação entre o projeto do nosso ambiente construído e nossa saúde. Entende-se a ligação entre acesso à luz natural e pressão arterial, entre superlotação ou ruído crônico e estresse psicológico e a ligação direta entre cura e natureza. Para a profissão de *design* (arquitetos, planejadores, *designers et al.*), a preocupação em projetar uma sociedade de futuro saudável e sustentável é a tarefa mais convincente a ser abordada e implementada agora em todos os setores onde os seres humanos vivem, trabalham e brincam. O desafio para o *design* salutogênico é fornecer um contexto verde de sociedade saudável que lida com infraestrutura construída que cria ar limpo, água limpa, alimentos limpos e terra limpa – por meio do gerenciamento e da retenção de água, do aquecimento e resfriamento naturais, bem como da energia renovável –, que, por sua vez, é eventualmente necessária para a saúde e o bem-estar humano. Esses princípios estão entrelaçados com os do *design* salutogênico, que apoiam a saúde humana no comportamento cotidiano.

Alan Dilani, fundador dos princípios do *design* salutogênico, discute os benefícios dessas abordagens progressivas para o desenvolvimento humano que têm consequências de longo alcance. Além disso, proporcionam aos governos, líderes do setor público e privado a oportunidade de desenvolver um ambiente saudável construído por meio da aplicação de princípios de *design* salutogênico. Esses princípios e suas aplicações são o mais importante domínio científico da promoção da saúde, estabelecendo a fundação de uma sociedade sustentável e saudável.

INTRODUÇÃO

Em 1997, a Organização Mundial da Saúde identificou "a arena da saúde", que inclui os cenários prioritários e espaços frequentemente utilizados, como local de trabalho, escolas, hospitais, instituições correcionais, escritórios comerciais, espaços públicos dentro de nossas cidades e, de fato, nossas casas, que devem estar no centro das atividades de promoção da saúde no século XXI. Durante a 66ª reunião da Assembleia Geral das Nações Unidas, foi discutido pela primeira vez o desafio socioeconômico das doenças não transmissíveis. O autor argumenta que o ambiente construído tem um impacto significativo na saúde humana e está empenhado em trazer esse entendimento para o *design* e as profissões de saúde a fim de reduzir a prevalência de doenças de estilo de vida, que são os principais problemas de saúde em nosso planeta.

A crescente conscientização sobre a importância da promoção da saúde e a necessidade de investir em infraestrutura pública, social, institucional e doméstica saudável, por meio da aplicação do *design* salutogênico, enquadra a vanguarda dessa oportunidade, levando à mudança em nossa sociedade. Abraçar a abordagem salutogênica para moldar nosso ambiente construído e investimento e desenvolvimento de infraestrutura incorporados no centro de uma estratégia de cuidado preventivo muda o foco dos fatores de risco e do tratamento da doença para uma compreensão mais holística da progressão para uma sociedade mais saudável. Pesquisas sobre direção salutogênica destacam o impacto de fatores de *design* que inspiram o *designer* e o planejador para uma sociedade saudável.

INTRODUÇÃO DO *DESIGN* SALUTOGÊNICO

Apesar da melhora na saúde e na expectativa de vida das pessoas que vivem em países desenvolvidos no século XXI, os sistemas globais de saúde enfrentam novos desafios, caracterizados pelo aumento dos custos de saúde, pelo envelhecimento da população e pelo aumento do nível de doenças de estilo de vida, principalmente diabetes e obesidade.

Estamos vivendo em uma sociedade global pós-industrial e pós-pandemia, conhecida como sociedade do conhecimento ou "Google", na qual a política de saúde deve se concentrar em fornecer "bem-estar" e segurança, juntamente com a prevenção e o tratamento de doenças. Queremos projetar infraestrutura de saúde e um plano diretor da cidade que seja seguro para a interação social com a capacidade de prevenir doenças e pandemias. Devemos mudar nosso foco para além de meramente tratar a doença. Isso requer uma nova maneira de olhar para o impacto da arquitetura e do *design* para promover, apoiar e manter a segurança, a saúde humana e o bem-estar.

Chamamos essa abordagem de *design* promotor da saúde ou salutogênica para arquitetura e planejamento urbano – uma abordagem compatível com a sustentabilidade. Uma maior consideração da arquitetura salutogênica leva à inovação social e ao crescimento econômico por meio da aplicação interdisciplinar de ciências como arquitetura, medicina, saúde pública, psicologia, *design* e engenharia com cultura, arte e música. Na seção seguinte discutiremos algumas das últimas descobertas de pesquisa que podem ser desenvolvidas.

Colegas de secretarias municipais e de saúde do governo, universidades, prestadores de serviços de saúde e indústria também compartilham a responsabilidade de conectar ciência, pesquisa e inovação em princípios salutogênicos, juntamente com *designers* e arquitetos, planejadores e engenheiros – impulsionando o desenvolvimento do ambiente construído e da infraestrutura da cidade em nossa sociedade.

Exploram-se os princípios do *design* salutogênico nos seguintes tópicos:

- Como incorporamos a ciência da saúde e a inovação na criação de ambientes saudáveis construídos?
- Como planejamos nossa cidade, local de trabalho, unidades de saúde, escolas e instituições públicas para apoiar a saúde e o bem-estar humano?
- Como implementar o *design* salutogênico para promover a saúde e o bem-estar?

TEORIAS E PERSPECTIVAS SOBRE A SAÚDE

Segundo Ewles e Simnett, a saúde é difícil de definir, pois é uma experiência subjetiva. É afetada por normas e expectativas e formada por experiências anteriores. Existem algumas definições diferentes de saúde.

- Lawrence definiu a saúde como uma condição na qual os recursos são desenvolvidos na relação entre humanos e seu ambiente biológico, químico, físico e social.
- Segundo a OMS, "a saúde é um estado de completo bem-estar físico, mental e social e não apenas a ausência de doença ou enfermidade".
- "O gozo do mais alto padrão de saúde é um dos direitos fundamentais de todo ser humano, sem distinção de raça, religião, crença política, condição econômica ou social" (Preâmbulo da Constituição da Organização Mundial da Saúde, 1948).

A saúde é considerada um processo composto por fatores psicossociais, estilo de vida, emoções e experiências que levam a doenças ou à saúde. Mas há também os fatores biológicos e mensuráveis entre eles que determinam o estado de saúde ou doença. O estado de saúde para cada um de nós é a questão do equilíbrio entre os dois processos. A abordagem salutogênica fortalece os processos de saúde, enquanto a abordagem patogênica destaca os processos da doença. Para este último, os cientistas médicos encontraram 8 mil diagnósticos ou sintomas de doenças; mas por que a ciência médica ignorou a busca pelas causas da saúde e o que torna as pessoas saudáveis? Eles poderiam muito bem identificar 8 mil causas de fatores de saúde ou bem-estar que poderiam levar a uma sociedade mais saudável.

Emoções e experiências são partes centrais do processo de saúde e podem ser fortalecidas pela exposição a estímulos positivos dos ambientes onde vivemos, trabalhamos e brincamos. Os lugares onde vivemos e trabalhamos, bem como a forma como interagimos ao lado da exposição aos estímulos do ambiente construído, influenciam fortemente nossos humores; isso, por sua vez, afeta processos de saúde, emoções e experiências, nosso estado de espírito e comportamento.

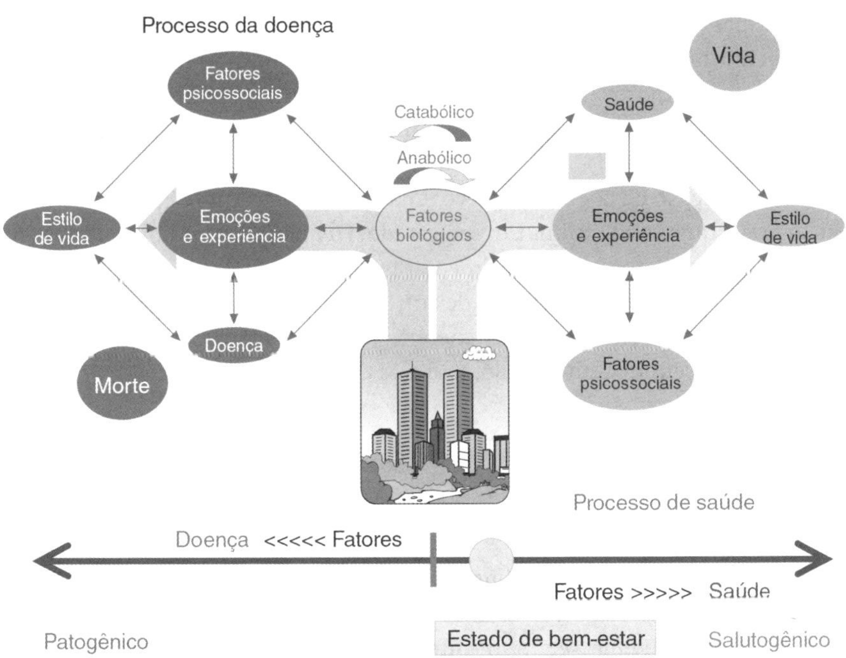

Figura 1 Os processos de saúde e doença, por Kristoffer Konarski e Alan Dilani.
Fonte: elaborada pelo autor.

A saúde pode ser dividida em duas perspectivas diferentes: a biomédica e a holística. Do ponto de vista biomédico, a saúde é considerada uma condição sem doenças, segundo Andersen, Göransson e Petersson. No mundo ocidental, a perspectiva biomédica tem sido a perspectiva principal e, portanto, formou o campo médico e de saúde, de acordo com Nordenfelt.

O ponto de vista holístico enfatiza múltiplas dimensões da saúde, incluindo o físico, o psicológico, o emocional, o espiritual e o social. Para começar, a saúde pode ser dividida em perspectivas de pesquisa patogênica e salutogênica. A pesquisa patogênica, segundo Antonovsky, se concentra em explicar por que certos fatores etiológicos causam doenças e como são desenvolvidos no organismo fisiológico. O objetivo principal da pesquisa patogênica é, muitas vezes, encontrar tratamentos médicos. A pesquisa salutogênica baseia-se na identificação de fatores de bem-estar que mantêm e promovem a saúde em vez de investigar fatores que causam doenças. Juntos a abordagem salutogênica e a patogênica oferecem um conhecimento mais profundo e a compreensão da saúde e da doença. O objetivo é abordar a questão salutogênica – o que faz e mantém as pessoas saudáveis?

Antonovsky desenvolveu o conceito de "senso de coerência (SOC)". Ele afirma que uma pessoa com alto senso de coerência escolhe a estratégia de enfrentamento mais apropriada em uma situação estressante. Por exemplo, a pessoa pode decidir lutar, fugir ou ficar quieta dependendo do tipo de estresse a que o indivíduo está exposto. Pesquisas mostraram, segundo Suominen et al., que é possível medir o senso de coerência de uma pessoa e, assim, prever a saúde de um indivíduo.

Um forte senso de coerência prevê uma boa saúde, e um baixo senso de coerência prevê uma saúde ruim. Em seu estudo, Heiman mostrou que alunos com alto senso de coerência não experimentaram altos níveis de estresse. A pesquisa também mostrou que as estratégias de enfrentamento estavam significativamente correlacionadas com o senso de coerência do indivíduo. O conceito de senso de coerência, segundo Antonovski, tem três componentes vitais:

1. Compreensão.
2. Capacidade de gestão.
3. Significado.

Uma pessoa com um forte senso de coerência pontua alto em todos os três componentes.

A *compreensibilidade*, segundo Antonovsky, implica que o indivíduo percebe o ambiente circundante e o que está acontecendo no mundo como "coerente". Se algo inesperado está acontecendo, como um acidente ou uma falha pessoal, a pessoa que entende por que isso pode estar acontecendo tem um senso de coerência maior do que aquela que não entende. Uma pessoa com baixo senso de coerência se vê como "azarada".

A *gerenciabilidade* compreende todas as experiências individuais – todos os recursos necessários para lidar com determinado desafio ou demanda. Isso significa que o indivíduo sente que está influenciando o que está acontecendo ao seu redor e não se vê como vítima da circunstância. Antonovsky acredita que o senso de significado de uma pessoa está ligado à sua percepção de que há fenômenos importantes e significativos na vida.

O *significado* é o componente que motiva o senso de coerência de uma pessoa. De acordo com a teoria salutogênica, um senso de coerência é fomentado pela capacidade das pessoas de compreender o ambiente construído (compreensão), ser eficaz em seu comportamento (capacidade de gestão) e encontrar sentido nos estímulos por meio da exposição ao ambiente construído (significativo).

O IMPACTO DO AMBIENTE CONSTRUÍDO NA SAÚDE E NO BEM-ESTAR

Há uma interação entre a saúde humana e o ambiente construído. Segundo Dilani (2001), o ambiente físico não é apenas vital para uma boa saúde, mas também pode ser um estressor crítico para o indivíduo. Elementos físicos em uma organização podem contribuir para o estresse, portanto fatores de *design* são essenciais para aumentar o conforto e a segurança. Apesar disso, a maioria dos seres humanos no mundo ocidental passa a maior parte do tempo em ambientes internos; há falta de conhecimento sobre como esses ambientes afetam a saúde e o bem-estar de uma pessoa. Existe uma crença geral de que os seres humanos estão sempre se adaptando ao meio ambiente, muitas vezes chamada de teoria da adaptação. Carnvale afirma que essa crença indica que as pessoas se tornam menos conscientes do ambiente quanto mais elas residem ou trabalham nesse ambiente. Uma crença geral é a de que, se alguém se permite ser afetado pelo ambiente físico, então é um sinal de fraqueza.

Para criar ambientes físicos de apoio, é crucial compreender as necessidades fundamentais de um indivíduo, segundo Herrwagen. Também é necessário que diferentes disciplinas profissionais cooperem voluntariamente na criação das melhores condições para os seres humanos, segundo Heerwagen e Lawrence. Por exemplo, antes de um zoológico ser construído, é prática comum que arquitetos, *designers*, biólogos, paisagistas, veterinários, psicólogos de animais e especialistas em construção colaborem na criação de um ambiente que otimize as condições de vida dos animais, segundo Herwagen. Fatores como materiais, vegetação e iluminação são levados em consideração; os animais precisam de espaço suficiente para comer, dormir e decidir quando ser social e quando buscar solidão, e até mesmo sua necessidade de controle e escolha é cuidada. O objetivo é criar um ambiente que apoie o bem-estar físico, psicológico e social do animal. Ironicamente, os humanos não parecem fazer as mesmas exigências e proposições quando um local de trabalho deve ser projetado.

Heerwagen et al. criaram um quadro e diretrizes para um desenho salutogênico, que destacaram os seguintes fatores:

1. Coesão social, tanto pontos de encontro formais quanto informais.
2. Controle pessoal para regular iluminação, luz do dia, som, temperatura e acesso a salas privadas.
3. Restauração e relaxamento com quartos silenciosos, iluminação suave, acesso à natureza e uma boa vista.

Stokols também contribuiu com sugestões de *design* para ambientes promotores da saúde que decorrem de três diferentes dimensões da saúde: física, mental e social. A saúde física pode ser promovida por um projeto ergonômico com ambientes não tóxicos. A saúde mental pode ser promovida pelo controle pessoal e pela previsibilidade, bem como por elementos estéticos, simbólicos e espirituais. A saúde social pode ser promovida pelo acesso a uma rede de apoio social e pela participação no processo de *design*. No entanto, dentro da pesquisa em saúde, não é uma ideia nova ver o ambiente físico como um fator promotor da saúde. Já durante o século XIX, Florence Nightingale desenvolveu uma teoria da atenção à saúde, que enfatiza que os elementos físicos são vitais para a saúde de um indivíduo. O ruído, a iluminação e a luz do dia foram, por exemplo, considerados fatores vitais para afetar o humor de uma pessoa.

Durante o século XX, diferentes pesquisadores – Levi, Kagan e Levi, Dilani (2001) e Dilani (2006) – desenvolveram modelos de estresse que ilustram como o ambiente físico pode afetar a saúde e o bem-estar humano.

Levi fundou a teoria do estresse, que mais tarde foi desenvolvida por Kagan e Levi. O modelo descreve o ambiente físico como a base na qual a organização social, a estrutura e a função são construídas, e, a longo prazo, é fundamental para a promoção da saúde ou doença, de acordo com Dilani (2001). O modelo, segundo Kalimo, é baseado em um sistema que aponta para uma compreensão mais profunda entre o ambiente físico e uma variedade de fatores humanos. O modelo descreve que o ambiente físico é a base para criar organização social, estrutura e função na sociedade. Segundo Dilani, o modelo (ver Figura 2) descreve o ambiente físico como a base sobre a qual a organização social, a estrutura e a função são construídas e, em longo prazo, promove a saúde ou a doença. O modelo é usado no campo da arquitetura para integrar elementos de *design* com saúde e bem-estar.

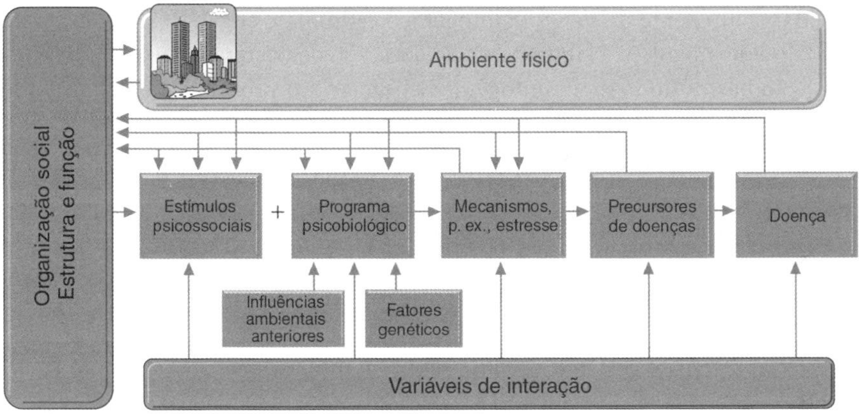

Figura 2 Modelo apresentando teoria para doença psicossocialmente mediada, de Lennart Levi, 1972.

Fonte: elaborada pelo autor.

De acordo com Kalimo, a teoria desenvolveu uma compreensão mais profunda do efeito do ambiente físico sobre os seres humanos. A Emdad (2005) desenvolveu um modelo chamado instabilidade das pirâmides do estresse, onde arquitetura e arte são variáveis mensuráveis. A Emdad apresenta um novo quadro, que, em relação à saúde no local de trabalho, levou em consideração a neuroergonomia. Por exemplo, há o risco de que o funcionário desenvolva sintomas e doenças relacionados ao estresse se ele ou ela tiver altas demandas do ambiente circundante, mas não receber nenhuma recompensa. Além disso, o funcionário sofrerá estresse se a recompensa for muito baixa ou inadequada. O colaborador também sentirá estresse se não tiver estratégias de esforço adequadas em relação a fatores psicossociais, fatores domésticos e familiares ou neuroergonomia. O modelo integra todos esses fatores e foca a saúde, o *burnout*, doenças cardiovasculares e memória de curto prazo.

PRINCÍPIOS DE *DESIGN* SALUTOGÊNICO

Os princípios do *design* salutogênico servem para criar um ambiente construído saudável e que apoie os usuários e a comunidade local, por meio da aplicação de uma abordagem holística e baseada no conhecimento para a entrega de um ambiente saudável construído. Essa abordagem é uma aplicação sistemática do conhecimento lastreado em pesquisa com foco em fatores de *design* de bem-estar com exposição de estímulos positivos experimentados pelos usuários como prazerosos, que promove ativamente a saúde, o bem-estar e a qualidade de vida. O ambiente de *design* salutogênico estimula e engaja as pessoas, tanto mentalmente quanto socialmente, e apoia o senso de coerência de um indivíduo. A função básica do *design* salutogênico é iniciar um processo mental atraindo a atenção humana, que pode reduzir a ansiedade e promover emoções psicológicas positivas. Os diretores do *design* salutogênico descrevem como a seguir.

1. *Compreensão ambiental*, que requer ordem ambiental, previsibilidade e legibilidade. Isso inclui, por exemplo, a importância de criar ordem visual no ambiente construído com *wayfinding* legível e intuitivo, a eliminação do caos visual etc.
2. A *capacidade de gestão ambiental* requer familiaridade eficaz e apoio social etc.
3. A *significação ambiental* requer a provisão de significado visual e estético, interesse com estímulos positivos, satisfação e espaços de atendimento para contemplação e restauração da mente dentro do ambiente construído.

De acordo com Dilani, a teoria do *design* salutogênico, um senso de coerência é fomentado pela capacidade das pessoas de compreender o ambiente construído (compreensão), ser eficaz em seu comportamento (capacidade de gestão) e encontrar significado a partir dos estímulos e da exposição de seu ambiente construído (significativo). O alto grau de senso de coerência apoia as pessoas na gestão do estresse.

TRADUZINDO A TEORIA SALUTOGÊNICA EM FATORES DE *DESIGN* AMBIENTAL

As experiências profissionais e pesquisas dos autores mostraram que parâmetros arquitetônicos como: estimulação (intensidade, variedade, complexidade, mistério, novidade, ruído, luz, odor, cor, aglomeração, exposição visual, proximidade à circulação, adjacências), coerência (legibilidade, organização, estrutura temática, previsibilidade, marco, sinalização, configuração da via, distinção, complexidade do plano de piso, alinhamento de circulação, vistas externas), acessibilidade (ambiguidade, perceptual súbita mudança, conflito de sinais perceptivos, *feedback*), controle (aglomeração, limites, controles climáticos e leves, hierarquia espacial, territorialidade, simbolismo, flexibilidade, responsividade, privacidade, profundidade, interconexão, distâncias funcionais, ponto focal, arranjo de móveis sociofugal) e restauração (distração mínima, estímulo, abrigo, fascínio, solidão), todos estão intimamente ligados à percepção de estresse positivo e negativo.

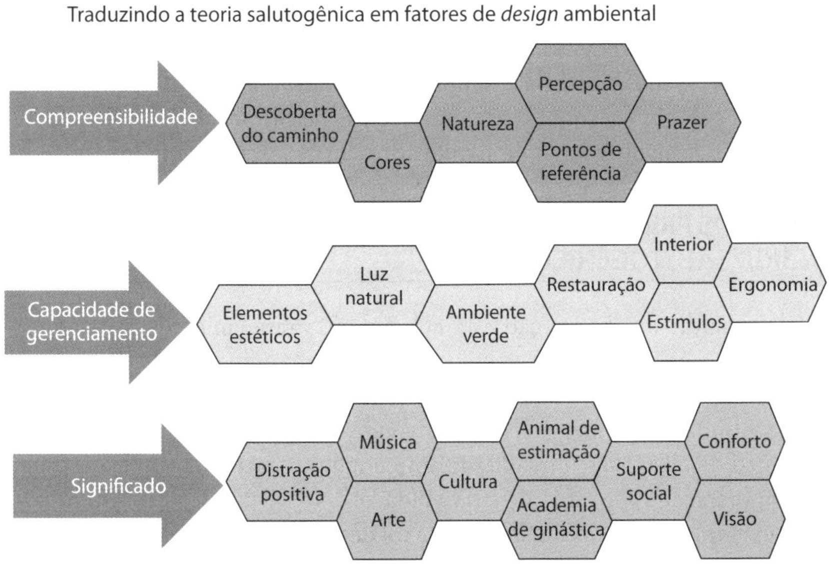

Figura 3 Fatores de *design* em relação ao sentido de coerência, desenvolvido por Alan Dilani (2008).

O *design* salutogênico, dentro do contexto predial, visa identificar os elementos do *design* físico que possam contribuir para o desenvolvimento de um forte senso de coerência, levando à melhoria da saúde e do bem-estar. Dilani (2001) criou uma lista de características arquitetônicas que, segundo argumenta, podem fortalecer o senso de coerência de um indivíduo. O autor afirma: "Elementos físicos em uma organização podem contribuir para o estresse e, portanto, são fatores essenciais de *design* que também podem aumentar o conforto".

Um projeto salutogênico faz a ponte entre o projeto arquitetônico, a neurociência e a psicologia. Segundo Krause, os dois GRR primários (recursos de resistência generalizada) que precisam ser ativados para fortalecer o senso de coerência de uma criança na escola são "senso de autoestima" e "senso de pertencimento". De acordo com Dilani, emoções e experiências são centrais para a construção de um forte senso de coerência (Dilani, 2001). A ideia aqui é criar experiências no ambiente construído que possam levar a emoções positivas, levando ainda mais a um forte senso de coerência. Fredrickson afirma que as emoções positivas são muito mais do que algumas experiências momentâneas e também podem contribuir para a saúde holística. O senso de autoestima e o senso de pertencimento podem ser divididos em múltiplas experiências psicológicas para conectá-los com suas contrapartes espaciais no *design* escolar.

As experiências psicológicas de segurança, conhecimento e liberdade em um ambiente construído podem ajudar a tornar um ambiente mais compreensível. Experiências de autoeficácia e equilíbrio podem levar a uma gestão mais forte, e compreender um senso de lugar e um senso de propósito pode fortalecer o processo de desenvolvimento de significados nas crianças em idade escolar.

MATRIZ DOS PRINCIPAIS FATORES DE *DESIGN* COMO GUIA PARA O *DESIGN* SALUTOGÊNICO

Hoje, quando a urbanização está aumentando rapidamente, especialmente na sociedade pós-pandemia, as pessoas têm passado grande parte de suas vidas em casa, que se tornou o principal lugar para viver, descansar e trabalhar também. Isso transformará nossos estilos de vida nos próximos anos. Além disso, precisamos de exposição à qualidade ambiental que facilite e apoie ativamente um comportamento de estilo de vida saudável.

Por exemplo, a Casa da Saúde em Èze foi desenvolvida com uma "abordagem salutogênica" como resposta para atender às necessidades atuais de prevenção do estresse e promoção da saúde em ambientes habitacionais.

Veja na Figura 4 a matriz de *design* e saúde que foi desenvolvida para a implantação do projeto Casa da Saúde.

O planejamento espacial desse projeto foi baseado no primeiro Projeto Matriz de Saúde, codesenvolvido por Dilani e Yeang como ferramenta e guia para o projeto da Casa de Saúde Salutogênica.

CONCLUSÃO

Conforme explicado neste capítulo, o conceito de senso de coerência é essencial para a elaboração dos projetos de arquitetura hospitalar. Como desenvolvimento científico, o *design* salutogênico pode ser considerado um modelo de promoção da saúde e de prevenção do estresse em edifícios hospitalares. A aplicação e a adaptação do *design* com base em fatores psicossociais cuidadosamente identificados, ou seja, estímulos, emoção e experiências e impacto do estilo de vida saudável, resultarão em ambientes mais saudáveis.

Recomenda-se que os arquitetos hospitalares apliquem o *design* salutogênico em edifícios de saúde em todo o mundo.

Casa da Saúde

Matriz dos fatores essenciais de design como guia para o projeto de abordagem salutogênica da Casa da Saúde em Èze

Senso de coerência, prevenção do estresse / Componentes de saúde, promoção da saúde		**Inteligibilidade: o mundo é compreensível**	**Capacidade administrativa: recursos para enfrentar/atender situações**	**Significado: há sentido na vida**
Fatores psicossociais – Emoções	Fatores essenciais do projeto	**Percepção** de como os sentimentos do indivíduo afetam o bem-estar, a visão do mar. Sensação de ser bem-vindo.	**Elementos estéticos** que emprestam beleza nos detalhes, por exemplo: obras de arte, paredes elaboradas, teto com projeto de iluminação, projeto de paredes verdes, cascatas.	**Conforto** para elevar o humor e aliviar a angústia, por exemplo: móveis aconchegantes e quentes.
Fatores psicossociais – Emoções	Fatores essenciais do projeto	A **Natureza**, pela relação do contexto envolvente com o espaço pessoal, depuração. Paredes verdes, cascatas, paredes de plantas.	**Estímulos** que evocam uma reação específica, por exemplo: visão de 180°, vista para o mar, superfícies reflexivas que dão profundidade visual, atelier.	**Apoio social**, pela interação com os demais: terraço, bar, *spa*, piscina, espaço comum de convivência.
Fatores psicossociais – Emoções	Fatores essenciais do projeto	**Empatia** no compartilhamento dos sentimentos com os demais: terraço. Sala de estar e lavabo.	**Conhecimento**, com reconhecimento das condições e conscientização de seu ambiente: caminhos iluminados.	**Distração positiva** como forma de fuga, por exemplo: *spa*, *jacuzzi*, aquário, efeitos de iluminação.
Fatores psicossociais – Experiência	Fatores essenciais do projeto	**Prazer** num clima de felicidade e diversão: churrascos, cinema, área de jogos em família.	**Restauração** como forma de energizar o corpo, por exemplo: espaços para meditação.	**Música** para sonorização agradável do ambiente, cinema, alto-falantes embutidos.
Fatores psicossociais – Experiência	Fatores essenciais do projeto	**Cores** que despertam o humor e as sensações visuais, por exemplo: cores vivas e alegres.	**Luz natural** que promove ambiência, por exemplo: janelas amplas, terraço, espaço à beira da piscina.	**Arte** para apreciação da criatividade, por exemplo: pinturas e esculturas.
Fatores psicossociais – Experiência	Fatores essenciais do projeto	**Espaços funcionais** adequados às finalidades, por exemplo: espaços projetados harmoniosamente e com mobiliário colorido, aquário.	**Eficiência:** painéis solares, para obtenção de resultados desejados, que afetam positivamente as vidas, por exemplo: otimização do uso de energia.	**A paisagem:** cenários naturais emoldurados, por exemplo: vista para o mar, montanha, visão local de 180°.
Fatores psicossociais – Estilo de vida	Fatores essenciais do projeto	**Indicações nos caminhos** como forma de orientar a movimentação dos usuários, por exemplo: entrada/espaços acolhedores.	**Ambiente verde** com a prática de uma vida sustentável, por exemplo: materiais sustentáveis.	**Cultura** pela aplicação de ideias, costumes e comportamentos sociais; torre de vinho, lareira.
Fatores psicossociais – Estilo de vida	Fatores essenciais do projeto	**Pontos de referência** como itens reconhecíveis para determinar a localização, por exemplo: caminhos curvos para rápida identificação das edificações.	***Design* ergonômico** para o máximo conforto, por exemplo: altura do balcão da cozinha.	**Animais de estimação** como companhia, por exemplo: aquário de peixes ou canil.
Fatores psicossociais – Estilo de vida	Fatores essenciais do projeto	**Interação** para facilitar a comunicação com outras pessoas, por exemplo: câmeras de segurança, conexões para casa inteligente.	***Design* de espaços interiores** de acordo com o conceito, por exemplo: harmonia de cores e o *design* dos interiores.	**Academia e piscina** para a prática de exercícios e manutenção da saúde: ioga, equipamentos de *fitness*, piscina.

Figura 4 Matriz de saúde dos principais fatores de *design* para a Casa de Saúde, por Yeang & Dilani.

Fonte: elaborada pelo autor.

REFERÊNCIAS

1. Ali MR. Patterns of EEG recovery under photic stimulations by light of different colours. Electroencephalography and Clinical Neurophysiology. 1972;33:332-5.
2. Altman I. The environment and social behaviour: privacy, personal space, territory, crowding. Monterey, California: Brooks/Cole Publishing Company; 1975.
3. Andersen P, Göransson A, Petersson C. Hälsa och hälsofrämjande arbete – en studie av vårdpersonalen och landstingspolitikers uppfattningar. [Health and health promoting work – a study of care employees and political decision makers' opinions]. FoU-rapport 2 004:2. Landstinget Kronoberg; 2004.
4. Antonovsky A. Hälsans mysterium [The Mystery of Health]. Stockholm: Natur och Kultur; 1991.
5. Antonovsky A. Health, stress and coping. San Francisco: Jossey-Bass; 1979.
6. Barry A. The meeting of disciplines – why interdisciplinary is a central strategy. Britain today; 2007.
7. Baum A, Davis GE. Reducing the stress of high-density living: An architectural intervention. Journal of Personality and Social Psychology. 1980;38(3)471-81.
8. Berlyne DE. Aesthetics and psychobiology. New York: Appleton-Century-Crofts; 1971.
9. Brandenberger G, Follenius M, Wittersheim G, Salame P. Plasma catecholamines and pituitary adrenal hormones related to mental task demand under quiet and noise conditions. Biological Psychology. 1980;10:239-52.
10. Bygren LO, Benson B, Johansson SE. Attendance at cultural events, reading books or peri--odicals and making music or singing in a choir as determinants for survival. British Medical Journal. 1996;313:1577-80.
11. Carnevale DG. Physical settings of work: A theory of the effects of environmental form. Puplic Productivity & Management Review. 1992;15(4):423-36.
12. Connors DA. The school environment: A link to understanding stress. Theory into Practice. 1983:22(1):5-20.
13. Costa DD, Clarke AE, Dobkin PL, Senecal JL, Fortin PR, Danoff DS, Esdaile JM. The relationship between health status, social support and satisfaction with medical care among patients with systemic lupus erythematosus. International Journal of Quality in Health Care.1999;2(3):201-07.
14. Dijk HV, Souman AM, De Vires FF. Non-auditory effects of noise in industry. VI. A final field study in industry. International Archives of Occupational and Environmental Health. 1978;59:133-45.
15. Dilani A. A new paradigm of design and health in hospital planning. World Hospitals and Health Services. 2006;41(4):17-21.
16. Dilani A. A new paradigm of design and health in hospital planning. World Hospitals and Health Services. 2006b;41(4):17-21.
17. Dilani A. Psychosocially supportive design – Scandinavian healthcare design. In: Dilani A (ed.). Design and health – the therapeutic benefits of design Stockholm: AB Svensk Byggtjänst; 2001. P 31-38.
18. Dilani A. (ed.) Design and health III – Health promotion through environmental design, proceeding book of the 3rd International Conference on Design and Health, in Montreal, Canada (English); 2004.
19. Emdad R. Comparison of the instability of pyramids of stress (IPS), occupational health and work environment stressors in dentists and cleaners. CEJOEM. 2005;1(1):33-71.
20. Evans GW. The build environment and mental health. Journal of Urban Health: Bulletin of the New York Academy of Medicine. 2003;80(4):536-55.

21. Evans, GW, Bullinger M, Hygge S. Chronic noise exposure and physiological response: A prospective study of children living under environmental stress. Psychological Science. 1998;9(1):75-77.
22. Ewles L, Simnett I. Hälsoarbete [Health work]. Lund: Studentlitteratur; 1994.
23. Fife D, Rappaport E. Noise and hospital stay. American Journal of Public Health. 1976;66(7):680-81.
24. Fisk WJ. Health and productivity gains from better indoor environments and their implications for the U.S. Department of Energy. Annual Review of Energy and the Environment. 2000;25:537-66.
25. Fleming R, Baum A, Singer JE. Social support and the physical environment. In: Cohen S, Syme SL. (ed.). Social Support and Health. Orlando: Academic Press; 1985.
26. Frumkin H. Beyond toxicity. Human health and the natural environment. American Journal of Preventive Medicine. 2001;21(3):234-40.
27. Gardner H. The arts and human development. 2.ed. New York: Basic Books; 1994.
28. Geas GG. Prison crowding research re-examined. Federal Bureau of Prisons; 1994.
29. Goldstein K. Some experimental observations concerning the influence of colors on the function of the organism. Occupational Therapy and Rehabilitation. 1942;21:147-51.
30. Heerwagen JH, Haubach JG, Montgomery J, Weimer WC. Environmental design, work, and well being: managing occupational stress through changes in workplace environment. Official Journal of the American Association of Occupational Health Nurses. 1995;43(9):458-68.
31. Heiman T. Examination of the salutogenic model, support resources, coping style, and stressors among Israeli University students. The Journal of Psychology. 2004;138(6):505-20.
32. Helander M, Burri G. Cost effectiveness of ergonomics and quality improvements in electronics manufacturing. International Journal of Industrial Ergonomics. 1995;15:137-51.
33. Herzberg F. Work and the Nature of Man. New York: Crowell; 1966.
34. Herzog TR, Maguire CP, Nebel MB. Assessing the restorative components of environments. Journal of Environmental Psychology; 2003;23:159-70.
35. Jacoby JE, Kozie-Peak B. The benefits of social support for mentally ill offenders: prison-to--community transitions. Behavioral Sciences and the Law. 1997;15(4):483-501.
36. Janssens J. Facade colors, not just a matter of personal taste – a psychological account preferences for exterior building colors. Nordic Journal of Architectural Research. 2001;14:17-21.
37. Janssen J, Laike T. Rum för återanpassning- den fysiska miljöns betydelse för ungdomsvården – en miljöpsykologisk översikt [Rooms for readapting – a physical environment's meaning for youth care – an environmental psychological review]. Statens institutionsstyrelse (SIS). Rapport 2/06. Edita Stockholm; 2006.
38. Kagan AR, Levi L. Health and environment – psychosocial stimuli: a review. In: Levi L. (ed.). Society, stress and disease: childhood and adolescence. 2.ed. London, New York & Toronto: Oxford University Press; 1975. p. 241-268.
39. Kalimo R. Reversed causality: a need to revisit systems modelling of work-stress-health relationships. Scandinavian Journal of Work, Environment & Health. 2005;31(1):1-2.
40. Kaplan R, Kaplan S. The experience of nature: a psychological perspective. New York: Cambridge University Press; 1989.
41. Kaplan S. The restorative benefits of nature: toward an integrative framework. Journal of Environmental Psychology. 1995;15:169-82.
42. Keith M. Making meaning brings pleasure: the influence of titles on aesthetic experiences. Emotion. 2001;1(3):320-9.
43. Konlaan BB. Cultural experience and health: the coherence of health and leisure time activities. (Doktorsavhandling: Umeå Universitet; 2001.
44. Kreitler H, Kreitler S. Psychology of the arts. Durham: Duke University Press; 1972.
45. Kryter KD. The handbook of learning and effects of noise. San Diego: Academic Press; 1994.

46. Küller R. Färgens inverkan på människan [The color's affect on humans]. In: Hård A, Küller R, Sivik L, Svedmyr Å (ed.). Upplevelse av färg och färgsatt miljö [Experience of colour and painted environments]. Stockholm: Byggnadsforskning; 1995. p.13-30.
47. Küller R. The influence of light on circa rhythms in humans. Journal of Physiological Anthropology. 2002;21(2):87-91.
48. Küller R, Lindsten C. Health and behaviour of children in classrooms with and without windows. Journal of Environmental Psychology. 1992;12:305-17.
49. Lack L, Wright H. The effect of evening bright light in delaying the circadian rhythms and lengthening the sleep of early morning awakening insomniacs. Sleep. 1993;16:436-43.
50. Lai HL, Chen CJ, Peng TC, Chang FM, Hseih, Huang ML et al. Randomized controlled trial of music during kangaroo care on maternal state anxiety and preterm infants´ response. International Journal of Nursing Studies. 2006;43:139-46.
51. Lang T, Fouriaud C, Jacquinet-Salord MC. Length of occupational noise exposure and blood pressure. International Archives of Occupational and Environmental Health. 1992;63:369-72.
52. Lawrence RJ. Healthy residential environments. In: Bechtel T, Churchman RB. (ed.). Handbook of Environmental Psychology. New York: Wyles & Sons; 2002. p. 394-412.
53. Lawson B. The language of space. Oxford: Architectural Press; 2001.
54. Leather P, Beale D, Sullivan L. Noise, psychosocial stress and their interaction in the workplace. Journal of Environmental Psychology. 2003;23:213-22.
55. Leder H, Belke B, Oeberst A, Augustin D. A model of aesthetic appreciation and aesthetic judgements. British Journal of Psychology. 2004;95:489-508.
56. Lee OKA, Chung YFL, Chan MF, Chan WM. Music and its effect on the physiological responses and anxiety levels of patients receiving mechanical ventilation: a pilot study. Journal of Clinical Nursing. 2005;14:609-20.
57. Levi L. Stress and distress in response to psychosocial stimuli (Avhandling för doktorsexamen). Karolinska Institutet; 1972.
58. McCaffrey RG, Good M. The lived experience of listening to music while recovering from surgery. Journal of Holistic Nursing. 2000;18:378-90.
59. Maslow AH. Motivation and personality. 3.ed. Longman; 1987.
60. Mathewes KE, Canon LK. Environmental noise level as determinant of helping behavior. Journal of Personality and Social Psychology. 1975;32:571-7.
61. Maxwell LE. Crowding, class size and school size. In: Frumkin H, Geller RJ, Rubin L (ed.). In: Safe and healthy school environments. Oxford: University Press; 2006. p. 13-19.
62. Moore T, Carter DJ, Slater A. A study of opinion in offices with and without user controlled lightning. Lighting Research and Technology. 2004;36(2):131-146.
63. Moore EO. A prison environment's effect on health care service demands. Journal of Environmental Systems. 1982-2;11:17-34.
64. Nilsson U. The effect of music and music in combination with therapeutic suggestions on postoperative recovery (Avhandling för doktorsexamen) Linköpings Universitet; 2003.
65. Nordenfelt, L. Hälsa och värde [Health and value]. Stockholm: Thales; 1991.
66. Oginska-Bulik N. The role of personal and social resources in preventing adverse health outcomes in employees of uniformed professions. International Journal of Occupational Medicine and Environmental Health. 2005;18(3):233-40.
67. Persinger MA, Tiller SG, Koren SA. Background sound pressure fluctuations (5dB) from overhead ventilations systems increase subjective fatigue on university students during three--hour lectures. Perceptual and Motor Skills. 1999;88:541-56.
68. Pratt R. Rhythm and resistance: the political uses of popular music. Washington DC: Smithsonian Institution Press; 1990.
69. Saito E, Sagawa Y, Kanagawa K. Social support as a predictor of health status among older adults living alone in Japan. Nursing and Health Science. 2005;7(1):29-36.

70. Silber L. Bars behind bars: the impact of a women's prison choir on social harmony. Music Education Research. 2005;7:251-71.
71. SHSTF. Florence Nightingales anteckningar om sjukvård – ur vårt tidsperspektiv. (Svensk översättning av Florence Nightingales Notes on Nursing – what it is and it is not). FoU rapport 31. Skellefteå: Artemis Bokförlag; 1989.
72. Spychiger MB. Music education is important – why? In: Matell G, Theorell T (red.). Musikens roll i barns utveckling (The role of music in children's development). Institutet för psykosocial medicin. Karolinska Institutet; 2000. p. 110-22.
73. Staples SL. Human response to environmental noise. American Psychologist. 1996;51(2):143-50.
74. Stokols D. Establishing and maintaining healthy environments. American Psychologist. 1992;47(1):6-22.
75. Suominen A, Helenius H, Blomberg H, Uutela A, Koskenvuo M. Sense of coherence as a predictor of subjective state of health results of 4 years of follow-up of adults. Journal of Psychosomatic Research. 2001;50:77-86.
76. Tennessen CM, Cimprich B. Views to nature: effects on attention. Journal of Environmental Psychology. 1995;15:77-85.
77. Theorell T, Konarski K. In: Theorell T. (red.). När orden inte räcker. Stockholm: Natur och Kultur; 1998. p. 13-22.
78. Ulrich RS. View through a window may influence recovery from surgery. Science. 1984;224:420-21.
79. Berg AE, Hartig T, Staats H. Preference for Nature in Urbanized Societies: Stress, Restoration, and the Pursuit of Sustainability. Journal of Social Issues. 2007;63(1):79-96.
80. Verderber S. Dimensions of person- window transactions in the hospital environment. Environment and Behaviour. 1986;18:450-66.
81. Vischer JC. Space meets status – designing workplace performance. New York: Routledge; 2005.
82. Yoshida T, Osada Y, Kawaguchi T, Hosuhiyama Y, Yoshida K, Yamamoto K. Effects of road traffic noise on inhabitants of Tokyo. Journal of Sound and Vibration. 1997;205:517-22.

25
A pesquisa em arquitetura para a saúde nos EUA

Hermínia Machry

INTRODUÇÃO

Ao observarmos a evolução dos edifícios de assistência à saúde, é possível perceber que muitas transformações arquitetônicas se deram em resposta a descobertas científicas. A maioria das evidências científicas informando o projeto de hospitais veio de pesquisas no campo da medicina e da saúde pública, cujas descobertas relacionadas ao contágio de doenças e à tecnologia médica motivaram transformações graduais e constantes nesses edifícios. Particularmente nos EUA, a cultura do design baseado em evidências vem acelerando esse processo, no qual evidências científicas provenientes de pesquisas informam decisões arquitetônicas em projetos de edifícios para a saúde, contando com estudos que demonstram o impacto do ambiente construído na saúde, segurança e bem-estar humano em hospitais.

EVIDÊNCIAS CIENTÍFICAS TRANSFORMANDO A ARQUITETURA DOS HOSPITAIS

De acordo com pesquisadores historiadores como Wagenaar (2006), Verderber e Fine (2000), a ciência influenciou muito a arquitetura dos hospitais durante as chamadas "revoluções" da arquitetura para a saúde. Uma dessas revoluções envolve a criação da tipologia pavilhonar em hospitais dos séculos XVIII e XIX, quando cientistas da época foram encarregados de elencar princípios para a construção de novos hospitais a partir do entendimento de necessidades e problemas encontrados em estudos de caso. De acordo com Verderber, guiados na época pela teoria dos miasmas (propagação de doenças por odores no ar), membros da academia francesa, incluindo o cirurgião Jacques-René Tenon, compilaram uma lista de premissas para a construção de novos hospitais, impondo limites ao número de leitos e recomendando isolamento entre enfermarias e iluminação natural como estratégias para melhorar as condições de salubridade nesses edifícios (VERDERBER, 2003). O modelo tipológico resultante foi o hospital pavilhonar, cujas características foram consolidadas com os experimentos de Florence Nightingale durante a Guerra da Crimeia (anos 1850). Nightingale demonstrou a necessidade de separação física entre grupos de pacientes através dos pavilhões, diminuindo taxas de contágio entre pacientes e, por conseguinte, de mortalidade, segundo Goldin (1994).

Após muitos hospitais seguirem o modelo pavilhonar, descobertas científicas foram responsáveis por sua substituição, segundo Verdeber. A teoria dos germes derrubou a teoria dos miasmas nos anos 1890 e estabeleceu o contato físico como maior meio de propagação de doenças, permitindo hospitais mais compactos (em blocos) onde as maiores estratégias de combate à infecção foram substituídas por técnicas como lavagem de mãos para a equipe médica, e de esterilização para procedimentos cirúrgicos (VERDERBER, 2003). Aliadas a avanços tecnológicos, essas revoluções alavancaram o hospital em bloco e em torre no século XX, bem como os mega-hospitais e sua complexa setorização funcional (VERDERBER, 2003).

Após uma sequência de transformações arquitetônicas motivadas predominantemente por questões de salubridade, a mais recente revolução da arquitetura para a saúde se relaciona ao empoderamento do paciente como foco do tratamento, e é também motivada em parte por avanços científicos. Em um movimento de transformação do hospital como local de saúde ao invés de doença, surgiram nos anos 1960, no campo da psicologia ambiental, pesquisas indicando o ambiente construído como fator de impacto no comportamento humano. Estudos demonstraram que elementos como a natureza e o *layout* dos espaços, assim como qualidades ambientais relacionadas à poluição sonora e à iluminação influenciam não só o comportamento humano como também a saúde física e mental das pessoas, segundo Sundstrom (SUNDSTROM et al., 1996). Em espaços de tratamento da saúde, esse raciocínio engendrou um conjunto de estudos realizados principalmente a partir da década de 1980, e que deram base ao processo de *design* baseado em evidências (*evidence-based design*). Atualmente, segundo Bodenheimer e Sinsky, a pesquisa nessa área é também guiada pelo objetivo quádruplo (*quadruple aim*), que rege o atendimento à saúde nos EUA:

1. Melhoria da experiência do paciente.
2. Melhoria da experiência de trabalho do provedor de atendimento médico.
3. Melhoria da saúde populacional.
4. Redução de custos (BODENHEIMER; SINSKY, 2014).

Em direção ao objetivo quádruplo, estudos informando o *design* baseado em evidências demonstraram que a qualidade arquitetônica dos hospitais faz parte do "sistema hospital", contribuindo para o sucesso do modelo de cuidado focado no paciente (*patient-centered care*). A filosofia do foco no cuidado ao paciente, conforme Ulrich, também propõe tratar o indivíduo de forma mais holística, olhando para a família e a equipe de atendimento médico como componentes importantes do "sistema paciente". Nesse sentido, o *design* de ambientes hospitalares contribui não só para a diminuição de infecções, mas também para o bem-estar físico e mental dos indivíduos, fatores que por sua vez influenciam indicadores diretos de saúde e eficiência no tratamento à saúde (ULRICH et al., 2008).

Estudos de Ulrich e Beck foram capazes de demonstrar, por exemplo, que fatores ambientais contribuindo para diminuir estresse e depressão em pacientes consequentemente impactaram sua percepção de dor e seu tempo de estadia no hospital, eventualmente influenciando custos de internação (ULRICH et al., 2008). Outros estudos oferecem evidências de que a qualidade arquitetônica de ambientes hospitalares influencia também o bem-estar e o desempenho da equipe médica, potencialmente influenciando seus níveis de estresse ocupacional, suas interações sociais de trabalho (importantes para a comunicação e a colaboração da equipe médica multidisciplinar) e erros médicos (ULRICH et al., 2008). A família, por sua vez, é abordada em outros estudos como suporte social e muitas vezes agentes de cuidado ao paciente. Os estudos revelam o ambiente construído como relevante ao bem-estar e ao desempenho da família nesse contexto (BECK et al., 2009).

A CULTURA DO *DESIGN* BASEADO EM EVIDÊNCIAS NOS EUA

A pesquisa em arquitetura para saúde nos EUA tem se consolidado com o *design* baseado em evidências (DBE). Derivado da consagrada medicina baseada em evidências, na qual decisões clínicas são usualmente informadas por pesquisas, segundo Hamilton (HAMILTON, 2003), o DBE é definido como um processo cíclico no qual decisões sobre o ambiente construído são baseadas em pesquisa rigorosa e confiável para alcançar os melhores resultados possíveis (CHD, 2015). A missão do DBE é essencialmente incentivar a comunidade arquitetônica a agir com mais responsabilidade e eficácia ao projetar edifícios engajados em curar, garantindo que contribuam de fato para a melhoria da saúde e experiência humana.

Segundo o Center for Health Design, o processo DBE estabelece que equipes projetando edifícios de atenção à saúde trabalhem ao longo de oito etapas-chave, conforme indicado na Figura 1. O processo se inicia na fase de pré-projeto, com a definição de objetivos principais a serem alcançados com o *design* do

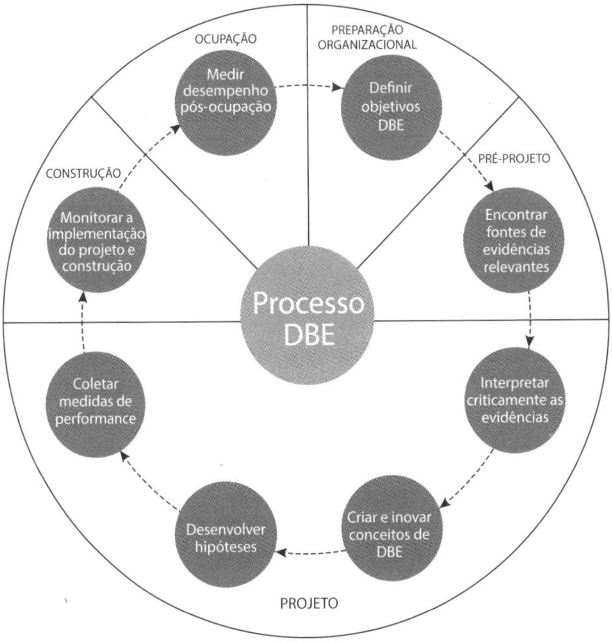

Figura 1 Diagrama explicando o processo de *design* baseado em evidências (DBE).
Fonte: adaptada do Guia de estudos 1 (CHD, 2015, p.58).

edifício. Nesse modelo, objetivos podem ser relacionados à segurança do paciente e à qualidade do atendimento médico. A etapa seguinte propõe encontrar e interpretar as evidências disponíveis na literatura, indicando variáveis específicas no ambiente construído capazes de contribuir para alcançar métricas desses objetivos. Exemplos dessas variáveis permeiam diferentes escalas do ambiente construído, indo desde a distribuição espacial de um hospital até aspectos ergonômicos de seu mobiliário e equipamentos internos. Nessa etapa é fundamental uma avaliação crítica das evidências disponíveis, integrando também experiências clínicas, arquitetônicas e de usuários finais dos edifícios (paciente, servidor de saúde, hospital, e comunidade, de acordo com Stichler e Hamilton (2008) e o CHD (2015). Utilizando essas informações como princípio de raciocínio lógico e ponto de partida, inicia-se então uma etapa criativa que visa especular sobre possíveis inovações em *design*, desenvolvendo hipóteses para serem testadas. Após a construção e ocupação do edifício, em uma avaliação pós-ocupação (APO). Rumo à APO, etapas intermediárias incluem a medição de dados basais (para servirem de base comparativa na APO), o acompanhamento da construção do edifício (para garantir que a execução do projeto atenda os princípios acordados) e enfim a medição dos resultados após a ocupação do edifício (CHD, 2015). Resultados do processo DBE visam por fim gerar conhecimento novo ao testar soluções inovadoras de *design* em APO, dessa forma contribuindo para projetos futuros.

Enquanto processo, o DBE promove uma cultura na qual clientes e usuários são informados sobre as evidências disponíveis e assim capacitados a participar de decisões e debates críticos rumo ao desenvolvimento de soluções arquitetônicas adequadas às suas necessidades. Ao determinar o desempenho de intervenções arquitetônicas em relação a essas necessidades, a equipe de projeto muitas vezes se propõe a realizar simulações virtuais ou em maquete para refinar as soluções arquitetônicas propostas, no intuito de atingir melhores resultados clínicos, econômicos e/ou psicológicos. Ao testar maquetes e edifícios com ferramentas estruturadas de avaliação (questionários, entrevistas, observações etc.), o sucesso do projeto, de acordo com Hamilton, pode ser medido objetivamente para ser validado ou refutado, demonstrando claramente e de forma confiável os erros e acertos das soluções empregadas (HAMILTON, 2003).

Componentes e recursos da comunidade de DBE nos EUA

Nos EUA a pesquisa para DBE se destaca em relação ao resto do mundo pelo elevado volume de publicações e iniciativas incorporando o processo DBE em projetos de edificações de assistência à saúde. No intuito de integrar a comunidade científica e prática e de identificar a aplicação e o impacto do DBE, novos papéis profissionais surgiram nos últimos vinte anos, quando instituições de saúde, centros de pesquisa e firmas de arquitetura têm construído um sistema de interdependência e sinergia entre pesquisa, educação e prática. São muitos os casos em que equipes multidisciplinares compostas por pesquisadores, arquitetos, engenheiros, prestadores de saúde e administradores hospitalares colaboram em projetos de hospitais em diversas etapas relacionadas ao DBE, produzindo juntos conhecimento novo e ferramentas de projeto baseadas em pesquisa.

Nessa comunidade profissional, papéis se complementam entre:

1. Aqueles que dão suporte educacional, processual e de disseminação para o DBE, como o CHD.
2. Aqueles que produzem e traduzem o conhecimento científico utilizado pelo DBE, como centros de pesquisa em universidades de arquitetura.
3. Aqueles que utilizam a pesquisa para educar a nova geração de arquitetos capazes de planejar edificações hospitalares, como cursos de arquitetura com programas certificados em arquitetura para a saúde.

4. Aqueles que aplicam o conhecimento na prática de projetos de edificações, como escritórios de arquitetura.
5. Aqueles que dão apoio logístico e financeiro a pesquisas e a jovens pesquisadores e arquitetos, como fundações de fomento à pesquisa. Essas instituições, por sua vez, se interligam e colaboram de diversas formas, unidas por objetivos comuns e assim formando uma "comunidade de DBE".

O CHD e a revista *Health Environments Research and Design* (HERD) são partes fundamentais dessa comunidade, atuando como catalizadoras do DBE nos EUA. A revista HERD foi fundada em 2007 para veicular estudos empíricos e revisões literárias sobre ambientes de saúde. Contribuindo para o DBE desde 1993, o CHD reforça a disseminação desse conhecimento por meio de eventos anuais como a *Healthcare Design Conference*, e também por meio da certificação e acreditação EDAC (*Evidence-Based Design Accreditation and Certification*). Segundo Taylor, o CHD atua ainda como consultor em iniciativas como o projeto *Pebble* (TAYLOR, 2012), oferecendo workshops, ferramentas de avaliação de projeto (*safety risk assessment* para quartos de internação, por exemplo) e conectando instituições de saúde, firmas de arquitetura e fabricantes da área da saúde em projetos aplicando o DBE, de acordo com Joseph e Hamilton (2008).

Assim como no Brasil, universidades norte-americanas têm muitos centros de pesquisa nas escolas de arquitetura. Muitos deles são focados em arquitetura e *design* para a saúde e atuam na cultura do DBE ao engajar-se em pesquisas próprias ou ligadas a projetos que envolvem toda a comunidade de DBE, como os projetos *Pebble* promovidos pelo CHD. Centros de pesquisa com esse perfil podem ser encontrados em universidades, como: Texas A&M (Center for Health Systems & Design – CHSD); Clemson (Center for Health Facilities Design & Testing – CHFDT); Georgia Institute of Technology (SimTigrate Design Lab); Cornell (Health Design Innovations Lab); University of Kansas (Institute for Health + Wellness Design); e University of Florida (Center for Health and the Built Environment); entre outros. Enquanto esses centros de pesquisa estão interligados a cursos com alunos de mestrado e doutorado cujas pesquisas estão relacionadas ao campo de arquitetura para a saúde, grupos como o CHSD e o CHFDT estão também intimamente ligados a cursos de mestrado profissionalizantes nessa área específica, formando futuros arquitetos com certificação em arquitetura para a saúde e intensamente expostos a atividades de pesquisa em sua formação.

Enquanto universidades claramente se beneficiam com atividades de pesquisa nessa área, aumentando suas publicações e envolvendo estudantes em estudos de casos e coleta de dados, a comunidade de DBE mostra que firmas de arquitetura e instituições de saúde também podem se beneficiar com a prática de pesquisa sobre edifícios de assistência à saúde. Ao se envolverem em atividades de pesquisa, escritórios de arquitetura ganham por absorver uma força de trabalho mais qualificada na área, por melhorar a comunicação com clientes da área médica e por potencialmente gerar evidências de sucesso de seus projetos.

Instituições de saúde, por outro lado, se beneficiam com o aumento da qualidade e o impacto de seus edifícios nesse contexto, potencialmente reduzindo custos, bem como por meio da projeção positiva de seus edifícios como referências de inovação na área hospitalar. Por conta desse valor embutido na pesquisa voltada a edificações de saúde, e com o entendimento cada vez maior de que a pesquisa deve ser integrada à prática arquitetônica, escritórios de arquitetura norte-americanos como HKS e HDR passaram a integrar equipes de pesquisa em sua própria estrutura, oferecendo partes do processo de DBE aos seus clientes (avaliação pós-ocupação, por exemplo).

Completando e dando suporte vital à comunidade de DBE, existem ainda as entidades financiadoras das atividades de pesquisa que integram o processo de DBE, impulsionando pesquisas multidisciplinares e projetos embrionários realizados por estudantes (dissertações de mestrado e teses de doutorado). Fundações como a NIH (National Institutes of Health) e a AHRQ (Agency for Healthcare Research and Quality) são algumas das agências fomentando pesquisas na área de design para a saúde nos EUA e combinando interesses de disciplinas na área de arquitetura, medicina, enfermagem e engenharia. Por outro lado, escritórios de arquitetura, o CHD e subgrupos da AIA focados na área (American Institute of Architects, Academy of Architecture for Health – AIA-AAH) subsidiam prêmios e *fellowships* anuais para estudantes de mestrado e doutorado em suas pesquisas acadêmicas. Exemplos são o *HKS Health Fellowship*, o *New Investigator Award*, oferecido pelo CHD, e o *Tuttle* e GMZ *Fellowhips*, oferecidos pela AIA-AAH. São instrumentais tanto na promoção de pesquisas inovadoras e promissoras como no destaque de profissionais qualificados a contribuir para o avanço do DBE.

Todavia, ainda que relevantes e em crescimento, o conjunto de evidências e a rede profissional ativada pelo processo de DBE são tímidos e limitados quando comparados a outras disciplinas, como medicina e enfermagem. A grande quantidade de lacunas e controvérsias no corpo de conhecimento do DBE, assim como a escassez de estudos replicando e consolidando evidências, segundo Ulrich et al. (2008), demonstram que o DBE, assim como o próprio campo da arquitetura para a saúde, ainda está em sua infância e tem muito a crescer. Projetos ainda são largamente baseados em melhores práticas e pouco em evidências, considerando que a quantidade e a qualidade de estudos ainda é pequena em comparação com a quantidade e a variedade de projetos e contextos. Além disso, ainda existem dificuldades na comunicação e na colaboração entre diferentes disciplinas e grupos profissionais ligados ao DBE, apontando segregação e rupturas a serem costuradas nessa comunidade.

Casos de DBE nos EUA

Um recente estudo de Alisson, Machry e Joseph sobre o *design* de uma sala cirúrgica ilustra o modelo colaborativo do DBE mencionado acima. Nesse projeto de aproximadamente cinco anos de duração, um grupo de pesquisadores formado por duas instituições acadêmicas (Clemson University, representando a equipe de design e arquitetura, e a Medical University of South Carolina – MUSC –, representando a equipe clínica) trabalhou em conjunto com o departamento de cirurgia de um hospital universitário para não só utilizar evidências científicas no processo de design de um novo centro de cirurgia ambulatorial da mesma instituição como também para produzir conhecimento novo a respeito do tema (2021). O projeto foi motivado pela falta de evidências informando o design de salas cirúrgicas para combater as altas taxas de erros médicos e de infecções hospitalares associadas a cirurgias, segundo Wiergman et al., (2007), que, de acordo com Wahr et al. (2013), são muitas vezes resultantes de falhas no comportamento humano nesses ambientes.

A equipe do projeto contou com pesquisadores *experts* em arquitetura para a saúde, engenharia industrial e gerenciamento, bem como com uma equipe clínica especializada em cirurgias e particularmente interessada em melhorar o fluxo de trabalho em salas cirúrgicas. A fase inicial da pesquisa incluiu uma extensa revisão literária – Joseph et al. (2018), sobre o estado da arte relativo aos fatores de comportamento humano impactando segurança, desempenho e satisfação em salas cirúrgicas, e identificando como o *design* dessas salas poderia impactar distúrbios no fluxo cirúrgico. Enquanto a equipe de pesquisa também se dedicava a traduzir dados empíricos obtidos em campo (observações, estudos de caso e entrevistas com usuários de salas cirúrgicas), a equipe de *design* (arquitetos e estudantes de mestrado) desenvolvia alternativas de projeto para a sala baseadas nos resultados da pesquisa. Esses projetos, por sua vez, segundo Machry et al. (2018), iam se aperfeiçoando contínua e iterativamente ao serem avaliados por usuários (cirurgiões, anestesistas e enfermeiros/as) em maquetes em escala real, durante diversas fases de simulação. Paralelamente, o time de arquitetos responsável pelo projeto do novo centro de cirurgia ambulatorial a ser construído aplicou algumas das recomendações de projeto identificadas na pesquisa e consolidadas durante as simulações. Isso permitiu o fechamento do ciclo de DBE, com a realização de uma APO no edifício. Como produtos, a pesquisa produziu vários artigos científicos (alguns publicados na revista HERD) e algumas ferramentas de metodologia (ferramenta de mapeamento de fluxos cirúrgicos em estudos de caso – *Flow mapping tool* – e "OR *design tool*" com recomendações de projeto para salas cirúrgicas baseadas em evidências).

Outros projetos aplicam o DBE parcialmente e com equipes menos coesas, mas também apresentando resultados relevantes. Um exemplo está no projeto de uma unidade de terapia intensiva neonatal (UTIN) cujo processo foi informado por evidências científicas e contou com a participação de usuários finais, sendo por fim avaliado por meio de uma APO testando um dos objetivos específicos guiando o projeto. De acordo com Barton, White e Shepley (2016), o projeto dessa UTI neonatal (UTIN localizada no meio-oeste dos Estados Unidos foi guiado por evidências indicando os benefícios clínicos de quartos privativos para famílias na UTIN, em comparação com enfermarias compartilhadas de atendimento (SHEPLEY, 2004). Estudos apontam esses quartos e suas qualidades ambientais (aumento de privacidade e controle de iluminação e estimulação sonora, por exemplo) como medida de redução de infecção hospitalar cruzada, melhoria no desenvolvimento do bebê recém-nascido e aumento da presença de familiares ao lado do bebê contribuindo para seu cuidado por meio de amamentação, cuidado canguru etc. (SHEPLEY, 2004).

Uma tese de doutorado de 2019 avaliou as qualidades arquitetônicas da UTIN e desses quartos como resposta ao processo de engajamento familiar, mediante observações em campo, entrevistas e questionários focados nas ações e interações envolvendo familiares na unidade. O estudo, publicado por Machry, Joseph e Allison (2011), investigou o desempenho do *design* de UTIN aplicando exclusivamente o modelo de quartos privados para a família, em relação à presença, bem-estar, comunicação e cuidados prestados pela família nesse contexto. Resultados dessa pesquisa destacam o sucesso dos quartos privativos como forma de promover a presença de familiares ao lado das incubadoras por tempo prolongado, oferecendo-lhes privacidade, conforto, e sensação de controle durante atividades-chave no processo de engajamento familiar.

TENDÊNCIAS ARQUITETÔNICAS BASEADAS EM EVIDÊNCIAS NOS HOSPITAIS NORTE-AMERICANOS

Particularmente nos EUA, vários estudos produziram evidências científicas informando o *design* de hospitais nos últimos 30 anos. Como reflexo desses estudos e do crescimento e enriquecimento da comunidade científica relacionada, muitos hospitais norte-americanos passaram a seguir tendências de projeto baseadas nessas evidências científicas. As mais fortes se relacionam a elementos arquitetônicos capazes de contribuir para a segurança e bem-estar do paciente, de acordo com Ulrich et al., como a adoção de quartos privativos (com apenas um leito), em vez de enfermarias compartilhadas; o acesso à iluminação natural em ambientes de longa permanência; e a utilização de elevadores presos ao teto para pacientes acamados (ULRICH et al., 2008).

Roger Ulrich (1984) foi pioneiro na pesquisa informando o DBE com seu estudo de 1984 no qual demonstrou os benefícios clínicos de janelas com vistas para paisagens naturais (ao invés de vistas para edifícios) em áreas de UTI pós-cirúrgica. Ulrich comparou dados de pacientes ocupando leitos com uma das duas vistas, e foi capaz de comprovar que pacientes com vistas para paisagens verdes apresentaram níveis mais baixos de dor, sofreram menos complicações pós-operatórias e receberam alta mais rapidamente que aqueles pacientes com vista para edifícios.

Os estudos de Ulrich também se tornaram base para uma das poucas teorias de arquitetura focadas em ambientes de saúde – *Theory of Supportive Design* –, segundo a qual qualidades do ambiente construído como acesso a suporte social, senso de controle e distrações positivas são identificadas como fatores impactando o nível de estresse e ansiedade em usuários de edifícios de assistência à saúde (ULRICH, 1991). Outro marco no conjunto de evidências informando o projeto de hospitais foi a revisão literária liderada por Roger Ulrich e Craig Zimring em 2008. A publicação compilou o estado da arte em DBE e não só elencou as evidências existentes como também avaliou sua qualidade e delineou lacunas a serem preenchidas com novos estudos (ULRICH et al., 2008).

Pesquisas e revisões como as mencionadas se multiplicaram nos últimos anos, influenciando fortemente a construção de edifícios assistenciais de saúde nos EUA. De acordo com Ulrich, fica evidente, por exemplo, a utilização de quartos privativos na grande maioria dos hospitais estadunidenses projetados atualmente. Estudos demonstraram que pacientes ocupando quartos privativos sofrem menos contágio de patógenos do que aqueles em enfermarias compartilhadas, tanto por transmissão pelo ar (quartos de isolamento, por exemplo) quanto por contato físico. A proteção contra a transmissão é intensificada pela presença de lavatórios na entrada de cada quarto e pela ausência de superfícies comuns oferecendo risco de contaminação cruzada entre pacientes.

Outros estudos consolidaram o impacto positivo de quartos privativos por oferecer privacidade e assim melhorar o conforto e a saúde mental de seus ocupantes, bem como a comunicação entre o paciente e a equipe médica. O acesso a iluminação natural em espaços de longa permanência, a inclusão de áreas de suporte social em unidades de internação e UTI, a utilização de fontes de distrações positivas e de elevadores de teto em quartos de internação também aparecem como tendências hospitalares baseadas em evidências (ULRICH et al., 2008).

ALAVANCANDO O DBE NO BRASIL

Assim como nos EUA, o Brasil possui muitos dos componentes necessários para a aplicação de um processo semelhante ao DBE. Como o CHD, a ABDEH (Associação Brasileira para o Desenvolvimento do Edifício Hospitalar) revela-se como instituição integradora da comunidade focada em arquitetura para a saúde no Brasil, promovendo palestras educativas e eventos de disseminação de conhecimento. Universidades federais, por outro lado, conduzem a maior parte das pesquisas relacionadas a edifícios para saúde, muitas vezes com suporte financeiro de agências financiadoras como a Capes (Coordenação de Aperfeiçoamento de Pessoal de Nível Superior) e o CNPQ (Conselho Nacional de Desenvolvimento Científico e Tecnológico). A maior produção científica vem de centros de pesquisa em design e arquitetura focados em saúde, como o Grupo GEA-Hosp da UFBA (Grupos de Estudos em Arquitetura e Engenharia Hospitalar da Universidade Federal da Bahia) e o Grupo de Pesquisa Espaço Saúde da PROARQ da UFRJ (Universidade Federal do Rio de Janeiro). Por outro lado, a prática de projeto mostra vários escritórios de arquitetura aplicando soluções inovadoras em projetos de edificações de assistência à saúde, e muitas vezes utilizando conceitos baseados em evidências. Porém, o processo DBE ainda não e uma prática comum no Brasil, em parte pela falta de integração entre grupos e recursos que o DBE implica.

Centros de pesquisa acadêmicos voltados para a arquitetura da saúde no Brasil têm direcionado sua produção científica para a compreensão histórica de hospitais. Entretanto, pesquisas poderiam atrair mais suporte e colaboradores na área médica ao focar a avaliação de soluções de *design* contemporâneas e mais diretamente relacionadas à saúde, segurança e qualidade de cuidado ao paciente.

Pesquisas utilizando métricas de comportamento e desempenho característicos do DBE podem obter maior comprometimento e atenção de instituições de saúde e fundações de fomento à pesquisa na iniciativa privada, por exemplo. Há espaço também para aumentar a aplicação prática da produção científica brasileira na área hospitalar, criando ferramentas de projeto baseadas em evidências e focadas na realidade brasileira, testando objetivamente arquiteturas e comportamentos locais.

No Brasil há potencial de inovação científica nas áreas de ventilação natural e utilização de espaços abertos, por exemplo, cujas características podem ser testadas em relação a seu impacto em indicadores como tempo de internação hospitalar, níveis de estresse e infecção hospitalar.

CONCLUSÃO

Conforme visto neste capítulo, as pesquisas que utilizam dados relacionados ao DBE e acompanham as descobertas da comunidade científica internacional podem trazer mais credibilidade e projeção para as soluções arquitetônicas implementadas nacionalmente, propiciando também a colaboração entre instituições de saúde, escritórios de arquitetura e universidades. Firmas de arquitetura hospitalar que não comportam atividades de pesquisa internamente podem colaborar com centros de pesquisa universitários e contribuir para a produção acadêmica, dessa forma promovendo parcerias que podem aumentar a captação de recursos para subsidiar novos estudos.

O Brasil tem potencial para produzir suas próprias evidências focando problemas relevantes não apenas para a comunidade acadêmica, mas também para investidores da área da saúde e arquitetos que possam aplicar resultados práticos do conhecimento produzido, como recomendações de projeto realistas e objetivas.

O *design* baseado em evidências, por sua vez, oferece uma plataforma para esse trabalho, criando a oportunidade de destacar o valor da disciplina de arquitetura para a saúde e de aumentar sua credibilidade, tanto na teoria como na prática.

REFERÊNCIAS

1. Allison D, Machry H, Joseph A. Design insights from a research initiative on ambulatory surgery operating rooms in the U.S. Instituto de Pesquisas Hospitalares (IPH) Magazine. 2021 May;17:212-29.
2. Barton SA, White RD. Advancing NICU care with a new multi-purpose room concept. Newborn and Infant Nursing Reviews. 2016,16(4):222-4.
3. Beck SA, Weis J, Greisen G, Andersen M, Zoffmann V. Room for family-centered care: a qualitative evaluation of a neonatal intensive care unit remodeling project. Journal of Neonatal Nursing, 2009;15(3):88-99.
4. Bodenheimer T, Sinsky C. From triple to quadruple aim: care of the patient requires care of the provider. Annals of Family Medicine. 2014;12(6):573-76.
5. Golding G. Work of mercy: a picture history of hospitals; 1994.
6. Hamilton DK. The four levels of evidence-based practice. Healthcare Design; 2003 Nov;18-26. Disponível em: https://healthcaredesignmagazine.com/architecture/four-levels-evidence-based-practice/.
7. Joseph A, Bayramzadeh S, Zamani Z, Rostenberg B. Safety, performance, and satisfaction outcomes in the operating room: a literature review. HERD: Health Environments Research & Design Journal. 2018;(I)[11(2)]:137-50.
8. Joseph A, Kirk Hamilton D. The Pebble Projects: coordinated evidence-based case studies. Building Research & Information. 2008;36(2):129-45.
9. Machry H, Bayramzadeh S, Joseph A, Allison D. Developing and evaluating an operating room design prototype: the use of a mock-up simulation approach integrated to an iterative eviden-

ce-based design process. In: Proceedings of the VIII Brazilian Conference for the Development of Healthcare Buildings. Brazil; 2018.

10. Machry H, Joseph A, Allison D. Family engagement architecture in the neonatal ICU: design recommendations about the single-family room design model. Poster presented at the 40th UIA-Public Health Group Seminar at UIA2020RIO, in conjunction with the 27th UIA World Congress. Rio de Janeiro, RJ, Brazil, 2021 Jul 20-22.
11. Shepley MM. Design for pediatric and neonatal critical care. Routledge; 2014.
12. Stichler JF, Hamilton DK. Evidence-based design: what is it?. HERD: Health Environments Research & Design Journal. 2008;1(2):3-4.
13. Sundstrom E, Bell Pa, Busby Pl, Asmus C. Environmental psychology 1989-1994. Annu Rev Psychol. 1996;47:485-512.
14. Taylor E. Evidence-based design and the Pebble Project: 12 Years Later. Healthcare Design Magazine. 2012. Disponível em: https://healthcaredesignmagazine.com/trends/architecture/evidence-based-design-and-pebble-project-12-years/.
15. The Center for Health Design (CHD) (2015). EDAC Study Guide, Volume 1, 3rd Edition.
16. Ulrich RS. Effects of interior design on wellness: theory and recent scientific research. Journal of Health Care Interior Design. 1991;3(1):97-109.
17. Ulrich RS. View through a window may influence recovery from surgery. Science. 1984;224(4647):420-1.
18. Ulrich RS, Zimring C, Zhu X, Dubose J, Seo HB, Choi Ys, et al. A review of the research literature on evidence-based healthcare design. HERD: Health Environments Research & Design Journal. 2008;1(3):61-125.
19. Verderber S. Architecture for health – 2050: an international perspective. The Journal of Architecture. 2003;8:281-302.
20. Verderber S, David F. Healthcare architecture in an era of radical transformation. New Haven and London: Yale University Press; 2000.
21. Wagenaar C. Part I: Five revolutions – a short history of hospital architecture. In: The architecture of hospitals. Rotterdam: NAi Publishers; 2006. p.27-41.
22. Wahr JA, Prager RL, Abernathy III, JH, Martinez EA, Salas E, et al. Patient safety in the cardiac operating room: human factors and teamwork: a scientific statement from the American Heart Association. Circulation. 2013;128(10):1139- 69.
23. Wiegmann DA, Elbardissi AW, Dearani JA, Daly RC, Sundt III TM. Disruptions in surgical flow and their relationship to surgical errors: an exploratory investigation. Surgery. 2007;142(5):658-65.

26

O futuro de uma arquitetura para a saúde

David Allison
Eva Henrich
Edzard Schultz
Tradução: Luiz Euclydes Trindades Frazão Filho

INTRODUÇÃO

Prever o futuro é, por natureza, um desafio, especialmente quando se trata de sistemas de saúde. Muitas forças, que se encontram em estado de permanente e acelerada transformação, influenciam os métodos de assistência. As pressões políticas e econômicas, a ciência médica, a evolução das práticas de prestação de assistência, as inovações tecnológicas, a conscientização das pessoas, a disponibilidade de informações e os padrões demográficos influenciam a realidade incerta da maneira como a saúde será abordada no futuro. Uma certeza é o fato de que as mudanças, geralmente evolucionárias e gradativas, mas eventualmente revolucionárias, são inevitáveis. A outra certeza é o fato de que o ritmo e o alcance das mudanças no setor de saúde são crescentes. Se fizermos uma retrospectiva sobre a prestação de serviços de saúde há cinquenta anos, veremos que o que temos hoje seria inimaginável naquela época – uma observação que provavelmente se revelará igualmente desconcertante daqui a cinquenta anos. Para complicar ainda mais, a arquitetura da saúde no futuro será específica para diferentes contextos geográficos e sociopolíticos.

Apesar dos fatores confusos, a maioria das instituições de saúde compartilha objetivos semelhantes: melhorar os resultados do setor de saúde, melhorar as experiências humanas, otimizar a eficiência e reduzir custos. Especialmente no mundo desenvolvido, com sua crescente população de idosos, estamos vivenciando uma radical transição do tratamento de doenças agudas, lesões e doenças transmissíveis para o tratamento de condições crônicas resultantes do estilo de vida e de fatores ambientais, tais como câncer, cardiopatias, diabetes, obesidade e doenças psicológicas. Os prestadores de serviços, as instituições e os sistemas de saúde estão, cada vez mais, reconhecendo que não podem simplesmente limitar-se ao tratamento reativo de doenças e lesões, mas devem exercer um papel mais amplo a fim de proteger, promover e sustentar a saúde das populações a que servem. Consequentemente, tem ocorrido uma mudança de paradigma em que a assistência médica transcende os limites dos hospitais em direção a uma rede de gestão em saúde coerente, conectada e coordenada que presta os serviços de saúde tradicionais além de programas de orientação, prevenção, reabilitação e bem-estar.

FORÇAS QUE IMPULSIONAM O FUTURO DE UMA ARQUITETURA PARA A SAÚDE

Sem saber exatamente em que direção caminha o setor de assistência médica fica difícil saber o que e como projetar. Apesar das inúmeras incertezas, existem

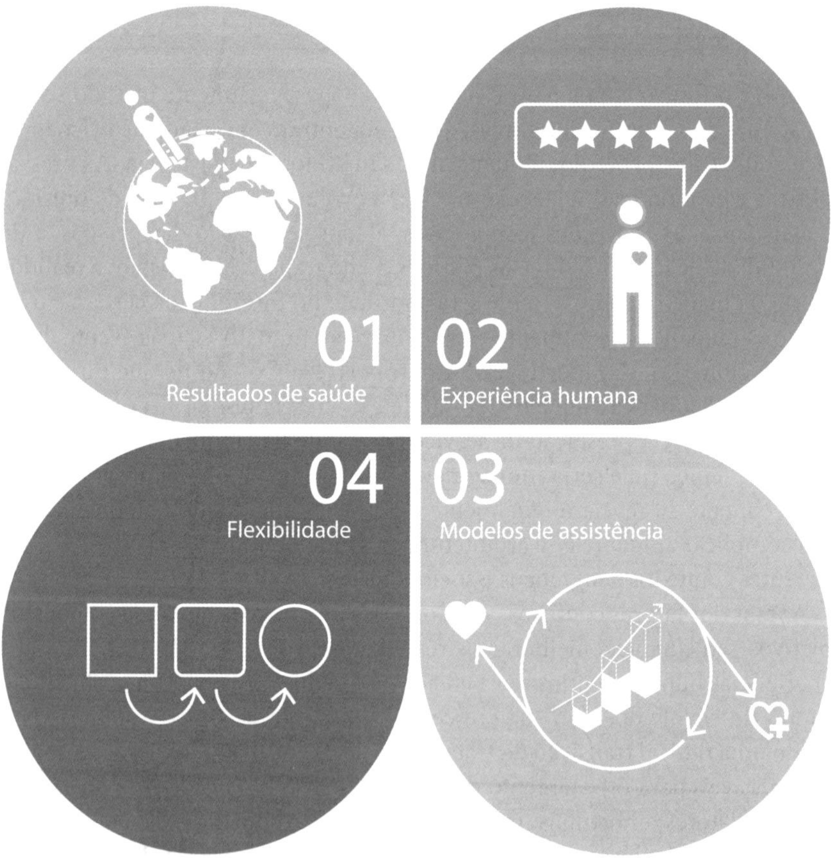

Figura 1 Forças determinantes.
Fonte: Heinle, Wischer und Partner.

fatores determinantes aparentemente universais capazes de fornecer uma orientação fundamental aos criadores de contextos arquitetônicos para a saúde. Em que pese cada determinante depare com a nuance de seu contexto geográfico e sociopolítico, os temas a seguir devem, de alguma forma, ser abordados de modo a alcançar ambientes que respaldem a saúde. Quatro abrangentes diretivas precisam ser seguidas para servir de suporte às atividades de saúde e assistência médica. Essas diretivas, ou objetivos influenciados por múltiplas determinantes, existem desde o advento do que entendemos como medicina moderna e provavelmente continuarão a ser relevantes no futuro.

- Os contextos criados devem otimizar a saúde e seus respectivos resultados nos níveis individual e comunitário, bem como em termos globais. Nos contextos de assistência médica, isso naturalmente incluiria melhores resultados da saúde para indivíduos que buscam assistência médica, além de proteção à segurança dos pacientes e dos profissionais da saúde. Além das instalações de assistência médica, seria preciso considerar também a proteção da segurança da força de trabalho e do público, otimizando as condições de saúde dos indivíduos e das populações e protegendo os micro, meso e macroambientes.
- Os contextos criados devem servir de suporte e melhorar as experiências humanas em geral, especialmente aquelas relacionadas à saúde e à prestação de serviços de assistência médica. No campo da assistência médica isso envolve a otimização da experiência para os pacientes e seus familiares, bem como da experiência de trabalho para os profissionais da saúde e funcionários. Em outros contextos, como nas escolas, pode consistir em criar salas de aula com configurações funcionais que auxiliem o aprendizado, em proporcionar acesso à luz do dia e à natureza e em disponibilizar mobiliário confortável para as populações atendidas. No nível comunitário, isso envolveria a oferta de ruas seguras, bem iluminadas e caminháveis, bairros multiúso e espaços verdes cívicos e públicos equitativamente distribuídos, dentre outros.
- Os contextos projetados devem se basear em modelos de cuidados eficientes e eficazes para o propósito sempre presente de fazer "mais com menos". Na área da saúde existem pressões financeiras e regulatórias cada vez maiores para fazer mais, melhor, com menos recursos humanos e materiais. Espera-se cada vez mais que aqueles que prestam cuidados atendam mais pacientes, forneçam cuidados de alta qualidade e demonstrem melhores resultados. Os hospitais e os centros médicos são frequentemente os maiores motores econômicos e geradores de empregos em suas comunidades e têm o maior impacto ambiental local. É fundamental que os contextos de atendimento sejam projetados para otimizar a prestação de cuidados e para minimizar o desperdício de todas as maneiras.

- Os contextos projetados não devem apenas atender às necessidades de hoje, mas também adaptar-se a necessidades sempre mutáveis, esperadas ou inesperadas. Existem pelo menos três prazos importantes para considerar tais necessidades. Elas podem ser imediatas (mudanças determinadas pela acuidade ou pela condição do paciente), cíclicas (mudanças determinadas pelos modelos evolutivos de assistência médica ou pelas variações dos censos) e de ciclo de vida (mudanças ocorridas durante toda a formação do ciclo).
  - O primeiro tipo inclui a necessidade de o ambiente atender a necessidades que estão sempre mudando durante o contato ou a permanência dos pacientes, por exemplo, quartos adaptáveis e unidades de enfermagem projetadas para permitir que eles permaneçam em um único ambiente à medida que passam da fase de assistência intensiva à assistência de condições de internação antes de chegar à alta hospitalar. Outro exemplo seria uma unidade de cuidados pré e pós-operatórios que permitisse a flexibilidade de, pela manhã, atender exclusivamente pacientes em condição pré-operatória e, ao final do dia, pacientes em condição pós-operatória.
  - As mudanças a serem consideradas ao longo da vida útil de trinta a cinquenta anos (ou mais) de um prédio podem ser determinadas pela evolução do perfil demográfico dos pacientes; pelas necessidades e expectativas de saúde dos pacientes e da população; pelas normas de reembolso e pela ciência médica; pelos processos de assistência; e por outros avanços tecnológicos. Alguns desses fatores podem ser previstos e esperados, e outros não.

DOMÍNIOS ESCALARES A SEREM CONSIDERADOS PARA UMA ARQUITETURA DA SAÚDE

A criação de contextos arquitetônicos no futuro deve ter como foco a saúde de indivíduos, instituições, comunidades e ecossistemas de maneira eficiente e eficaz. Cada domínio da saúde tem correlação com condições espaciais específicas nas diferentes escalas do ambiente edificado. O bem-estar individual é afetado na menor escala (micro) pelo "espaço vital" imediato da pessoa, ou pelos locais rotineiramente habitados, e pelas atividades neles realizadas. Embora o ser humano seja altamente adaptável a seus ambientes, podemos razoavelmente concluir que os locais em que as pessoas passam a maior parte do tempo produzirão o maior impacto em sua saúde.

Pode-se supor também que indivíduos vulneráveis e já estressados por fatores presentes em suas vidas são mais suscetíveis a outros estressores resultantes do ambiente. Pesquisas realizadas em diversos contextos, entre os quais saúde, trabalho e escola, demonstraram que as condições ambientais, como iluminação, som, condições térmicas, privacidade, segurança, qualidade do ar em ambiente fechado, e a capacidade de controlar o ambiente podem afetar os níveis de estresse, a saúde e o bem-estar das pessoas em curto e longo prazos.

Na escala da empresa, do grupo social ou da comunidade, o projeto de prédios específicos, *campi*, bairros e outros locais correlatos pode ter impacto na saúde. No caso das comunidades, isso inclui uma infraestrutura viável, acesso a uma gama de serviços públicos e de varejo, comunidades seguras, ambiente saudável, caminhabilidade, opções de transporte, oportunidades econômicas e coesão social. As instituições são vistas na forma de grandes sistemas nacionais de saúde, sistemas privados geograficamente dispersos (como a Kaiser Permanente), sistemas de saúde regionalmente integrados, sistemas e prestadores de serviços educacionais, empresas privadas e grupos sem fins lucrativos, entre outros. Essas instituições têm um impacto significativo na saúde econômica e ambiental nas localidades em que estão instaladas. O projeto das instalações nessas instituições deve refletir sua missão como um todo, esclarecer sua identidade e otimizar sua capacidade de promover e prestar suporte à saúde para as populações atendidas.

Por fim, na escola global, as decisões em relação aos ambientes edificados e as intervenções feitas em menor escala têm, coletivamente, um impacto quase sempre mal compreendido, mal considerado ou desvalorizado em escala local. Esses impactos incluem mudanças climáticas, esgotamento dos recursos naturais, destruição do hábitat e impactos socioeconômicos em outras partes do mundo. No futuro, as decisões e ações associadas à criação dos ambientes construídos devem considerar a saúde global e ecológica de forma mais ampla.

A INFLUÊNCIA DOS CONTEXTOS GEOGRÁFICO E SOCIOPOLÍTICO

Existem vários contextos distintos e significativos que influenciam potencialmente o futuro da saúde humana e ecológica e a prestação de serviços de assistência médica. O desafio no mundo desenvolvido provavelmente persistirá, uma vez que cada vez mais pessoas estão vivendo mais e envelhecendo com doenças crônicas. Uma questão premente para o mundo em desenvolvimento será a criação de uma infraestrutura de saúde pública adequada e acessível para as populações inerentemente mais jovens, que estão crescendo rapidamente, quase sempre com recursos limitados.

Os Estados Unidos

Os Estados Unidos destacam-se de várias maneiras como nação economicamente próspera sem um sistema de saúde universal público e acessível. Comparado a outras nações ocidentais industrializadas, o país prioriza a autonomia individual e a responsabilidade pessoal em questões como a assistência médica, o que resulta em desigualdade de acesso aos serviços de saúde, com uma significativa parcela dos pobres e da classe média-baixa sem seguro-saúde ou com cobertura incompleta. Além disso, os Estados Unidos são formados por uma população geograficamente grande e dispersa distribuída por um conjunto de imensas áreas rurais, extensos subúrbios e centros urbanos com zonas periféricas exurbanas.

Nos Estados Unidos existem amplas distinções de acesso (físico e econômico) à saúde, dependendo de onde você mora. Os serviços de assistência médica tendem a estar concentrados ao redor das populações mais ricas, mais densas e com maior mobilidade. A densidade populacional mais baixa das áreas rurais, suburbanas e exurbanas torna a prestação de serviços de saúde a essas populações uma tarefa mais desafiadora e inerentemente menos eficiente. Some-se a isso a realidade de que as pessoas nas áreas rurais são, regra geral, mais velhas, têm um nível de renda mais baixo e em geral tendem a trabalhar para empresas que não oferecem seguro-saúde como benefício. O acesso de idosos e pobres à assistência médica nessas áreas é agravado pela limitação de acesso ao transporte público.

Social-democracias

O contexto dominante da saúde entre os países economicamente desenvolvidos envolve social-democracias em que a assistência médica constitui um direito com algum tipo de cobertura universal e mediante o controle do governo sobre sua prestação. Esses países geralmente representam uma vontade política maior e um compromisso cultural com a comunidade e o bem comum, além de tenderem a ser nações geograficamente menores, em que a concentração populacional é menos densa nas comunidades urbanas e a infraestrutura de transportes é mais abrangente. Essas condições, naturalmente, permitem maior igualdade de acesso aos serviços de saúde, maior coordenação na prestação desses serviços e melhor conectividade física com os serviços para todas as populações. Entretanto, o progresso pode também ser lento em razão da relutância das autoridades em estabelecer precedentes.

China

A China representa outro contexto peculiar devido à enormidade de sua população e ao fato de ser uma potência econômica em franco crescimento com uma combinação única de socialismo e capitalismo. Há algum tempo a população está migrando das áreas rurais para áreas urbanas ultradensas, e as classes média e alta crescem rapidamente. Consequentemente, o país tem vivenciado uma expansão significativa no campo da assistência médica, assim como em vários outros setores. A prestação de serviços médicos, em maiores proporções do que nos Estados Unidos, permanece concentrada em hospitais e centros médicos muito grandes e se caracteriza por uma crescente população de idosos que gerou poucos filhos e cujos jovens deixaram a casa dos pais em busca de oportunidades econômicas. Consequentemente, há menos jovens adultos para cuidar de seus pais. Desse modo, o maior desafio enfrentado pela China está na prestação de assistência médica às crescentes populações urbanas e no gerenciamento dos serviços de saúde para os idosos.

Países em desenvolvimento

A maior parte da população mundial vive em países em desenvolvimento nos quais, em muitos casos, os serviços, instalações e sistemas de saúde precisam ser criados praticamente do zero. Nesses países a população quase sempre é extremamente mal servida de serviços médicos e sofre os efeitos das economias emergentes ou em dificuldades, além de carecer de acesso amplo a serviços de saúde avançados, serviços de assistência médica primária e infraestrutura fundamental de saúde pública. Os desafios enfrentados por esses países incluem uma relativa falta de capacidade técnica, humana e econômica para a prestação, manutenção e apoio a serviços médicos, tecnologias e, eventualmente, recursos básicos de saúde pública.

TENDÊNCIAS PARA UMA ARQUITETURA DE SAÚDE NO FUTURO

Os contextos geográfico e sociopolítico afetam a maneira e dimensão em que as tendências que surgem no setor da saúde e nos contextos de suporte médico serão relevantes ou não. Este capítulo descreve apenas um pequeno subconjunto de tendências que pode ser relevante em contextos mais maduros e consagrados, podendo aplicar-se também de diferentes formas a sociedades em franco desenvolvimento. Entre as tendências selecionadas estão as seguintes:

1. Assistência médica onipresente.
2. Hospitais sem muros.
3. Resiliência e sustentabilidade.
4. Capacidade de incorporar mudanças.
5. Projeto de pré-teste.

Assistência médica onipresente

Em meados do século XX, a assistência médica caracterizava-se, em grande parte, por hospitais que existiam como fortalezas isoladas de ciência médica e assistência primária. Na virada do milênio, diversas forças, tanto nos Estados Unidos quanto em outras partes do mundo, passaram, cada vez mais, a determinar o crescimento de redes de saúde nacionais ou regionais mais abrangentes e integradas e de sistemas distribuídos geograficamente. O século XXI continuará testemunhando um acesso cada vez mais onipresente aos recursos e serviços de saúde nos mais diversos contextos, do domiciliar ao hospitalar e em toda a comunidade – em qualquer lugar a qualquer tempo. Em vez de se concentrar nos hospitais como o centro desse universo, o sistema será organizado de modo a permitir que o indivíduo seja o foco. Os indivíduos estarão cada vez mais ligados digitalmente a uma ampla variedade de recursos e recorrerão aos serviços conforme necessário, quando necessário e onde lhes for mais conveniente, custo-efetivo e adequado.

A assistência médica mais complexa continuará sendo especializada por natureza, concentrada em "super-hospitais" com departamentos médicos centrais voltados para o atendimento de pacientes em condições críticas ou crônicas. Cada vez mais os hospitais que hoje conhecemos serão locais de atendimento a pacientes em estado mais grave, quase exclusivamente para os casos de traumatismo, intervenções médicas complexas e emergências.

Na outra extremidade do espectro, a assistência médica continuará a ser direcionada para locais menos intensivos, porém mais custo-efetivos e acessíveis. O que antes era assistência hospitalar prestada em hospitais está, cada vez mais, migrando para ambientes ambulatoriais, enquanto a assistência ambulatorial tem passado a assistência domiciliar e comunitária. Será fundamental nesse universo crescente de pontos de contato que os registros de pacientes sejam compartilhados de forma eficiente, segura e oportuna entre uma rede de locais e modalidades. A prestação de serviços de saúde está migrando de momentos episódicos de atendimento hospitalar a indivíduos com acesso a um *continuum* presencial e virtual de serviços e recursos de assistência médica.

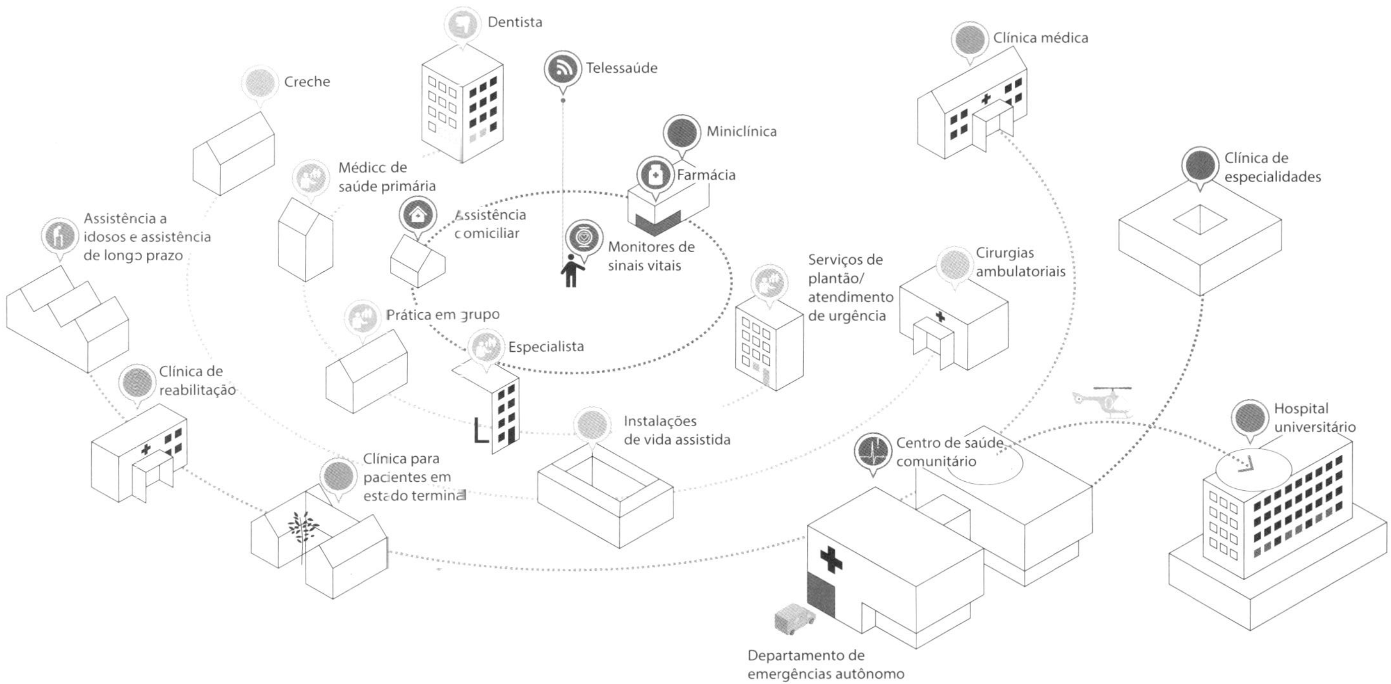

Figura 2 Assistência médica onipresente: rede de estabelecimentos de assistência à saúde.

Fonte: Heinle, Wischer und Partner.

- A manutenção e a prevenção da saúde/bem-estar ocorrerão por meio de dispositivos móveis, em casa, no trabalho e/ou na comunidade.
- A assistência de longo prazo será, cada vez mais, representada pelo conceito de "envelhecimento em seu local de opção", com assistência domiciliar e na comunidade, em casas de acolhimento, em centros de residência assistida e, somente quando necessário, em instalações de enfermagem qualificada.
- A assistência primária será prestada tanto de modo virtual quanto presencial por uma equipe de colaboradores médicos e assistentes. Quando for preciso consultar pessoalmente um prestador de serviços de saúde, isso poderá ser feito em diversos contextos, de consultórios médicos compartilhados a clínicas* e pronto-socorros.
- O atendimento especializado será prestado em diversos ambientes ambulatoriais e hospitalares a populações com patologias e outras necessidades de saúde específicas.
- O atendimento hospitalar de casos de emergência, traumatismo, cuidados intensivos e condições agudas continuará sendo prestado em hospitais, seja no âmbito comunitário ou em estabelecimentos de assistência terciária.
- Os serviços de atenção terciária e quaternária serão prestados em hospitais universitárias e centros médicos acadêmicos. Esse tipo de atendimento é a assistência mais complexa, que depende de equipamentos e de qualificação específica, bem como de tecnologia e ciência médicas de ponta.

Fatores determinantes primários

Existem várias forças determinantes dessa tendência. As pressões econômicas estão direcionando os serviços de assistência médica para contextos menos dispendiosos e intensivos. Enquanto isso, os avanços na ciência e na tecnologia estão permitindo intervenções médicas minimamente invasivas e que demandam instalações específicas, melhor conectividade e coordenação do atendimento entre vários profissionais e contextos. Paralelamente, um consumidor de serviços médicos cada vez mais esclarecido e consciente das questões de saúde espera melhor qualidade, conveniência, acesso à informação e maior participação e controle sobre sua saúde. O objetivo é promover a saúde e, em caso de necessidade de atendimento médico, prestar a assistência certa, na hora certa, nos contextos mais adequados e custo-efetivos.

---

* No Brasil, *minute-clinics* ou *walk-in clinics* são clínicas particulares que oferecem alguns serviços de saúde, sem necessidade de agendamento prévio, e com preços razoáveis, que são previamente estabelecidos. Os preços devem estar bem visíveis na parede, como em uma loja de produtos.

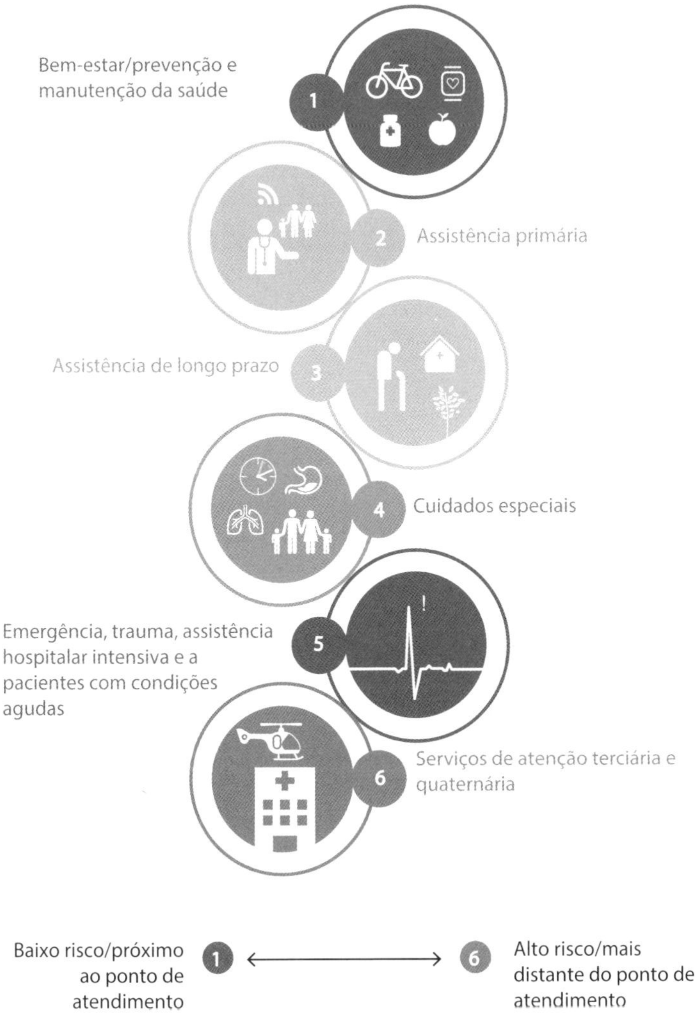

Figura 3 *Continuum* de intensidade da saúde.

Fonte: Heinle, Wischer und Partner.

Considerações de projeto

Serviços de assistência médica onipresente serão prestados por meio de uma crescente constelação (polarização) de contextos e pontos de acesso distribuídos por todas as comunidades. Em um lado do *continuum* permanecerão os centros de assistência especializada, como os super-hospitais de assistência terciária e quaternária e os centros de tratamento de doenças ou condições específicas. Os centros independentes de assistência a emergências e urgências, juntamente com diversos centros de assistência ambulatorial, serviços de assistência primária e clínicas, ficarão localizados mais perto de casa. O envolvimento proativo na manutenção da saúde do indivíduo e na prevenção de doenças será, cada vez mais, possibilitado pela tecnologia na vida diária: o indivíduo será mais do que um agente ativo no gerenciamento de sua própria saúde e assistência médica. Isso consistirá em tratamentos precoces e mais específicos destinados a evitar hospitalizações com o auxílio de soluções digitais para o monitoramento domiciliar. A telemedicina permitirá que as pessoas recebam serviços de saúde sem consultar presencialmente um médico ou visitar uma unidade de atendimento médico. Um exemplo desse tipo de programa é o *My digital doctor* (meu médico digital), uma iniciativa sueca.

Embora os profissionais do projeto ainda precisem cuidar dos hospitais e de outros contextos convencionais de prestação de serviços de saúde, o objetivo principal consistirá em abordar a saúde dentro da gama de contextos que afetam o setor. Isso inclui a oferta de melhores oportunidades para promover, proteger e sustentar a saúde em casa, na escola, no local de trabalho e na comunidade. Será necessária maior ênfase em um planejamento e um projeto comunitários saudáveis: locais seguros, equitativos, caminháveis, orientados para o trânsito, multiúso, vibrantes, terapêuticos e sustentáveis.

O crescente foco na saúde e no bem-estar da população também determinará a configuração das comunidades, de modo a otimizar o acesso rápido e eficiente – e a prestação – ao tipo de assistência que não pode ser prestada de forma virtual. Serão necessários fatores como densidade, usos diversos e opções variadas de transporte para criar comunidades enriquecedoras e que apoiem a saúde. Os locais de trabalho e as escolas precisarão ser projetados para promover e manter a saúde, permitindo maior acesso à luz do dia e contato com a natureza, apoiando melhores condições de trabalho, melhorando a qualidade do ar em ambientes fechados e promovendo facilidades que incentivem a prática de exercícios físicos e estilos de vida saudáveis.

O ambiente doméstico precisará estar livre de barreiras e servir de suporte à recuperação, à assistência domiciliar, à reabilitação e à condição de o indivíduo poder envelhecer no local de sua escolha. Os arquitetos tinham muito pouco impacto no projeto das residências nos subúrbios dos Estados Unidos na segunda metade do século XX. Entretanto, uma crescente migração de volta às cidades do país e a migração urbana global significam que uma quantidade cada vez maior de novas casas será construída nas cidades. O desenvolvimento urbano mais denso e em maior escala demandará um papel mais importante e uma responsabilidade maior dos projetistas para criar habitações seguras, saudáveis e sustentáveis que permitam que as pessoas envelheçam e recebam assistência médica em seus domicílios.

Hospitais sem muros

Em um ambiente de assistência médica onipresente, os hospitais e centros médicos acadêmicos serão cada vez mais idealizados e projetados, tanto do ponto de vista conceitual quanto do físico, como hospitais sem muros. O hospital como fortaleza isolada destinada exclusivamente à prestação episódica de tratamento médico de condições agudas é coisa do passado. Os serviços tradicionalmente prestados no ambiente hospitalar serão, cada vez mais, distribuídos e oferecidos em toda a comunidade, enquanto os serviços comunitários serão trazidos ao *campus* e para dentro do hospital. Os serviços que precisarão ser albergados no *campus* devem incluir práticas que promovam a saúde, atendi-

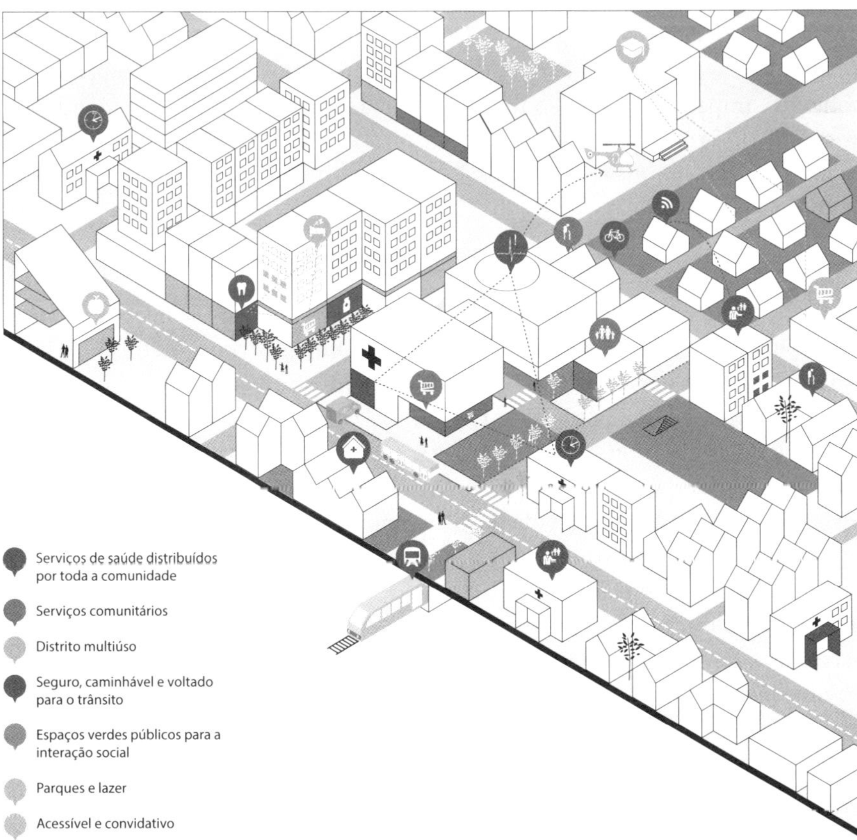

Figura 4 Hospital sem muros.
Fonte: Heinle, Wischer und Partner.
(Ver Figura 4 colorida no Anexo, no final do livro).

mento comunitário e diversas atividades da vida diária. Os prédios e *campi* hospitalares precisarão ser mais acessíveis e convidativos, acolhendo visitantes tanto em momentos de bem-estar quanto de doença.

Fatores determinantes primários

Os hospitais são inerentemente instituições significativas em suas comunidades. São locais em que ocorre a maioria dos eventos importantes da vida, como nascimentos, enfermidades e óbitos. São locais de trabalho, aprendizado, intercâmbio, engajamento social e movimentos espirituais. Normalmente são a maior ou uma das maiores máquinas econômicas e geradoras de empregos em suas comunidades, e geralmente exercem impacto físico e ambiental significativo nessas populações. Há um crescente reconhecimento de que simplesmente tratar doenças, lesões e enfermidades não é uma maneira efetiva de manter e sustentar populações saudáveis. Entretanto, os hospitais estão tradicionalmente localizados na periferia da comunidade ou se desenvolveram como espaços imponentes, impessoais e de uso único para o atendimento médico de condições de saúde agudas no núcleo urbano. O hospital e o espaço de atendimento médico devem tornar-se mais uma espécie de recurso cívico e servir de modelo para a promoção da saúde.

Considerações de projeto

Os *campi* de prestação de serviços de saúde e os distritos de bem-estar (manutenção da boa saúde) devem ser concebidos como distritos multiúso e conter espaços públicos para a recreação saudável e a interação social. O *campus* deve conter espaços verdes públicos e ruas arborizadas, parques e praças, espaços públicos de arte e promover atividades e eventos de lazer. Deve ser projetado para usos variados que vão além da assistência médica tradicional, com uma vasta gama de atividades da vida diária, como lojas, creches, residências e espaços cívicos. Esses espaços devem ser desenvolvimentos seguros, caminháveis e orientados para o trânsito. O impacto dos estacionamentos deve ser atenuado com sua localização no subsolo, ou, quando o estacionamento de superfície for necessário, deve ser projetado como "estacionamento no parque", com árvores, iluminação com luminárias eficientes que não reflitam luz para o céu e biovaletas. O *design* do *campus* deve propiciar os deslocamentos a pé e favorecer o pedestre, evitando isolar o hospital no centro de um imenso espaço de estacionamento asfaltado. Os prédios do hospital devem ser projetados de modo a serem transparentes e acolhedores, multiúso e com serviços de conveniência pública no nível da rua.

Nos Estados Unidos, o Northwestern Memorial Hospital é um exemplo de *campus* hospitalar totalmente integrado à comunidade em seu entorno. O hospital está situado no meio do bairro Streeterville, na área central de Chicago. Os primeiros andares dos prédios são predominantemente comerciais e abrigam funções cívicas. As calçadas no nível da rua e as passarelas elevadas públicas para pedestres, que atravessam e conectam os prédios no *campus*, são ladeadas por restaurantes e lojas que atendem pacientes, visitantes, funcionários e a comunidade em geral. O *campus* de saúde não é simplesmente um lugar visitado por quem está doente, mas parte integrante da comunidade local, e é familiar às pessoas que trabalham no local, além dos pacientes e visitantes episódicos que vão ao *campus*.

O plano-piloto do Baton Rouge Health District e os planos propostos para o St. Anthony's Focal Point Community Campus representam outros dois exemplos contemporâneos do movimento pelo hospital sem muros nos Estados

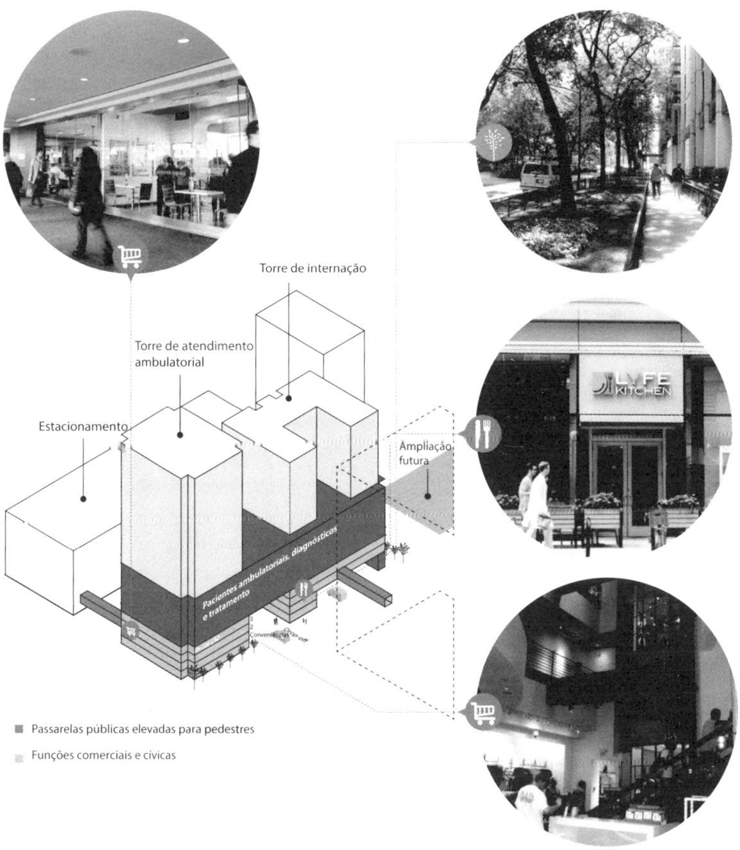

Figura 5 Northwestern Memorial Hospital.
Fonte: Heinle, Wischer und Partner.

Unidos. Em cada um desses casos, os serviços de saúde tradicionais são planejados como parte de um distrito urbano multiúso integrado com diversas ofertas à comunidade. Em vez de locais aos quais as pessoas comparecem simplesmente para trabalhar ou receber assistência médica, esses espaços são concebidos como lugares vibrantes com um papel central na vida da comunidade e que servem de modelo para um planejamento e uma configuração saudáveis da comunidade.

Resiliência e sustentabilidade

Pode-se definir "resiliência" como a capacidade de suportar impactos sem sofrer deformações ou rupturas permanentes ou como a tendência a recuperar-se ou ajustar-se rapidamente a condições de infortúnio ou mudança. Em construção civil e projeto urbano, refere-se à capacidade de um ambiente edificado para suportar e/ou recuperar-se rapidamente de desastres naturais ou causados pelo homem. No ambiente edificado, é frequentemente considerada uma resposta a eventos naturais súbitos, episódicos e catastróficos, como inundações, tornados, furacões e terremotos e até mesmo desastres causados pelo homem, como crises de refugiados, guerras e acidentes industriais ou relacionados à atividade de transporte.

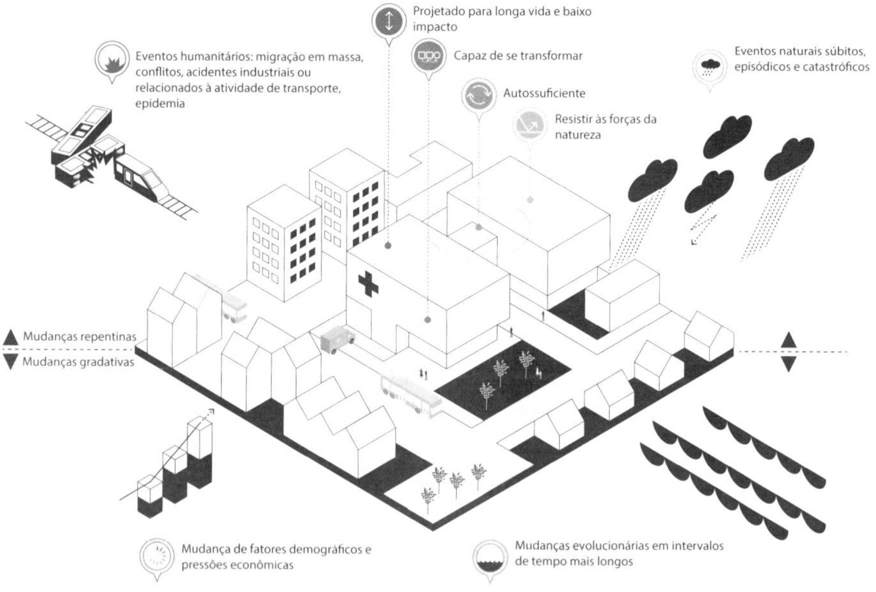

Figura 6 Resiliência e sustentabilidade.
Fonte: Heinle, Wischer und Partner.

Entretanto, uma definição mais ampla de resiliência pode incluir também medidas de como um ambiente edificado se adapta às mudanças evolucionárias em intervalos de tempo mais longos. Isso poderia ser decorrente de mudanças climáticas, elevação do nível do mar ou até mesmo mudanças de fatores demográficos e pressões econômicas. Assim como no mundo natural, a resiliência deve ser considerada uma dimensão da sustentabilidade. Nesse sentido, o termo subentende também adaptação com o menor grau possível de dificuldade, custo e impacto em seu entorno mediante a minimização do consumo de recursos adicionais. Os ambientes de prestação de serviços de saúde devem ser projetados de modo a incorporar as mudanças mais do que a maioria dos ambientes, mudanças que ocorrem de repente ou paulatinamente à medida que os serviços de saúde e as tecnologias se desenvolvem.

Fatores determinantes primários

A realidade é que grande parte da população mundial vive em locais propensos a riscos, e os padrões de migração humana estão ocorrendo, cada vez mais, em lugares sujeitos a graves eventos meteorológicos, inundações e elevação gradativa do nível do mar, terremotos, incêndios espontâneos, fome, conflitos humanos e assim por diante. Os serviços de saúde e suas respectivas instalações precisam naturalmente estar próximos de onde as pessoas moram e necessitam de atendimento, devendo, portanto, estar presentes também nas localidades propensas a riscos. Essas instalações precisam responder rapidamente tanto a condições normais quanto excepcionais. Como os hospitais são considerados instalações essenciais, é justamente durante e imediatamente após a ocorrência de desastres naturais e aqueles causados pelo homem que esses estabelecimentos são mais importantes para suas comunidades.

Paralelamente, as instituições de saúde, bem como os ambientes destinados à prestação de serviços médicos, precisam incorporar as inevitáveis mudanças evolucionárias que ocorrerão ao longo do ciclo de vida usual de cinquenta anos ou mais dos prédios ou *campi*. As necessidades, que estão em constante mutação, podem ser determinadas por diversas forças, como os mutáveis contextos econômicos e de reembolso, os regulamentos e códigos, os padrões demográficos, a inovação científica/médica/tecnológica e os padrões de assistência ao paciente e tratamento, que estão sempre evoluindo. Os prédios e locais capazes de adaptar-se e de continuar valorizados em suas comunidades acabam por aproveitar ao máximo a energia e os recursos incorporados a sua construção.

Considerações de projeto

Um dos atributos fundamentais da resiliência no ambiente edificado está no projeto para toda a vida e no baixo impacto sob condições normais e extranormais. Essa é uma característica fundamental também da sustentabilidade e pode incluir tanto medidas passivas quanto ativas. As medidas passivas podem consistir em instalações construídas para resistir às forças da natureza, enquanto as ativas podem incluir a capacidade do prédio e de seus elementos de se transformarem de diversas maneiras em resposta a condições e necessidades que surgem tanto de repente quanto paulatinamente. A resposta a eventos súbitos pode envolver a capacidade de atender a um aumento repentino de casos de doença ou lesões em uma população afetada por um evento catastrófico. Em longo prazo, isso pode incluir a capacidade de adaptação aos impactos das mudanças climáticas, oscilações demográficas ou evoluções tecnológicas.

A autossuficiência também é importante para um projeto resiliente, o que inclui a capacidade de reduzir a demanda por recursos externos, como energia, água e sistemas de disposição de resíduos – ou operar de forma independente desses recursos – que podem ser afetados na eventual ocorrência de desastres naturais ou causados pelo homem. Essas mesmas estratégias de projeto podem ser empregadas para permitir uma operação mais sustentável em condições normais. Uma instalação de saúde capaz de minimizar sua pegada energética, o consumo de recursos e o impacto ambiental em condições normais pode inerentemente ser mais resiliente em condições extraordinárias.

É possível elevar um pouco mais a ideia de resiliência de modo a abordar os conceitos fundamentais de projeto restaurativo e regenerativo. Esses princípios podem manifestar-se de várias maneiras – por exemplo, gerando mais energia do que consumindo, produzindo menos impacto nas vertentes após a ocorrência do que antes, minimizando ou reciclando resíduos biológicos e tecnológicos, reduzindo/eliminando cargas tóxicas despejadas no ambiente e tornando as comunidades mais saudáveis, vibrantes e desejáveis.

A capacidade de incorporar as mudanças

Como descrito anteriormente, os hospitais e os grandes *campi* que abrigam instalações de serviços de saúde precisam ser capazes de incorporar as mudanças. Os prédios que não podem mudar e, em especial, os prédios de serviços de saúde, que geralmente permanecem em operação por cinquenta, cem anos ou mais, correm o risco de se tornarem obsoletos prematuramente. Existem três maneiras pelas quais os prédios e complexos de prédios podem transformar-se e atender às necessidades de mudança: por meio da flexibilidade, da adaptabilidade e da expansibilidade. A flexibilidade e a adaptabilidade têm sido usadas de maneira intercambiável, mas, para os fins deste capítulo, a flexibilidade envolve a capacidade de determinado espaço, departamento, prédio ou *campus* atender a necessidades mutáveis com pouca ou nenhuma reconfiguração física. A adaptabilidade, por sua vez, envolve o planejamento e a construção de prédios ou elementos de edificação com a capacidade de transformar o espaço facilmente causando o menor impacto físico, material e econômico possível. Já a expansibilidade envolve o planejamento para atender ao crescimento e às mudanças de maneira coerente e lógica; requer infraestrutura de planejamento e circulação de modo a prever o crescimento futuro.

Fatores determinantes primários

Como observado, o contexto da assistência médica é incrivelmente dinâmico e influenciado pelas constantes mudanças na ciência médica e na tecnolo-

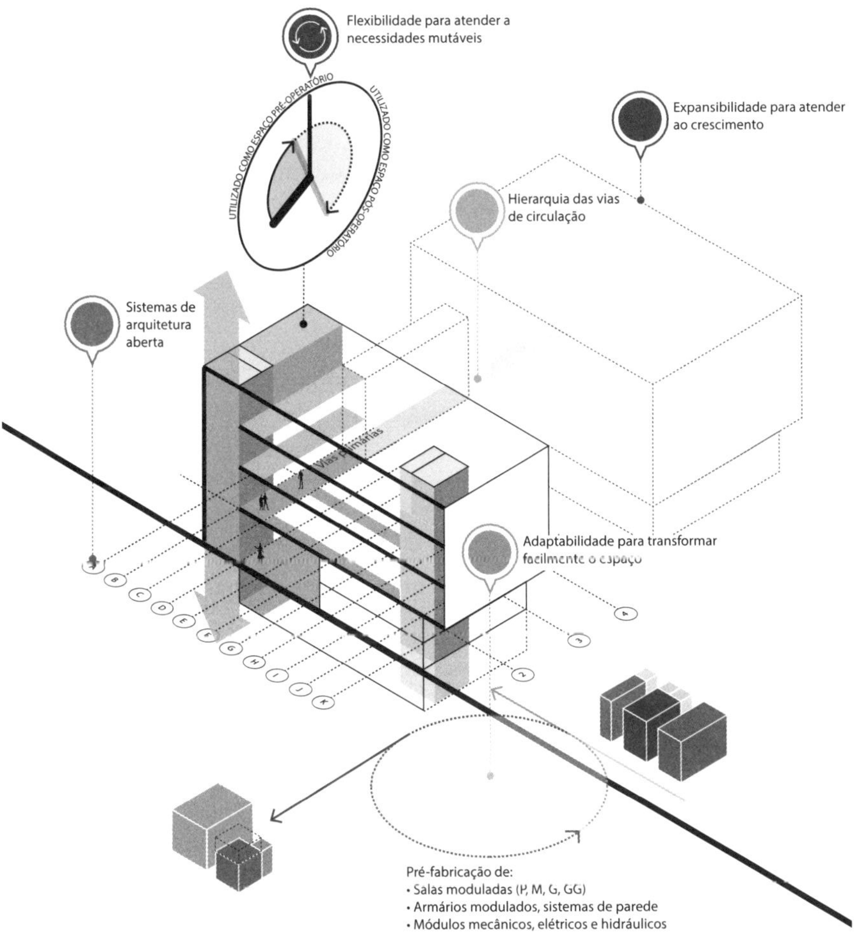

Figura 7 Um hospital pronto para mudanças.
Fonte: Heinle, Wischer und Partner.

gia, pelas políticas e normas de saúde, pelas transformações demográficas tanto nas populações como nos profissionais de saúde e pela evolução das práticas e abordagens clínicas. Coletivamente, essas forças não apenas estão aumentando seu impacto como também a frequência e o ritmo das mudanças estão se acelerando. A assistência médica prestada há cinquenta anos era fundamentalmente diferente da de hoje. As instalações projetadas e construídas naquela época e que ainda continuam em uso não foram concebidas para atender facilmente às mutáveis necessidades, práticas e tecnologias de saúde. Antes era simplesmente impossível imaginar o escopo das mudanças ocorridas no decorrer da vida dessas instalações, e será cada vez mais impossível imaginar as necessidades de saúde nos próximos cinquenta anos ou como a assistência médica será prestada. Portanto, as instalações de saúde devem ser capazes de incorporar não apenas as mudanças que podemos prever, mas também aquelas que sequer imaginamos.

Considerações de projeto

O primeiro princípio para a incorporação de mudanças consiste em projetar o prédio como um todo para os níveis de mudança, como descrito por Stewart Brand (1995) em *How buildings learn: what happens after they're built* (Como os edifícios aprendem: o que acontece após a sua construção). O princípio fundamental é o de que os prédios projetados para incorporar os níveis de mudanças têm vida longa. Esses níveis consistem em local, estrutura, camada externa (pele), circulação (acrescentada pelos autores), serviços, plano do campo espacial e enchimento. O segredo está em projetar os prédios de modo que elementos mais estáveis ("espaços estruturais"), como estrutura e infraestrutura básica, sustentem as frequentes mudanças nos elementos mais flexíveis ("espaços funcionais") em seu entorno.

Um sistema de arquitetura verdadeiramente aberta é projetado também como clara hierarquia das vias de circulação, em que as vias primárias são estáveis até

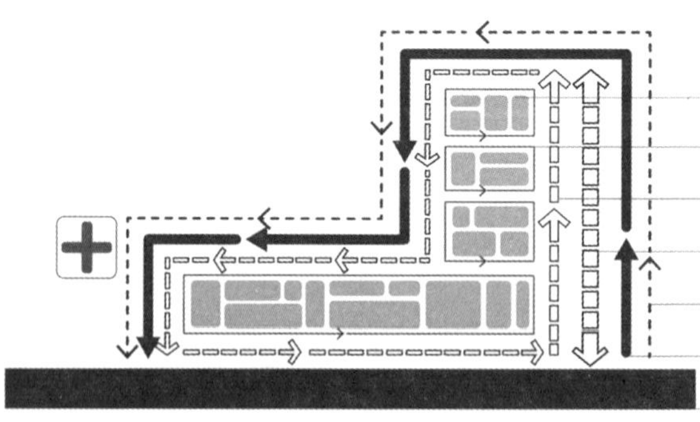

Figura 8 Níveis de mudança.

Fonte: Clemson University Architecture + Health Program.

mesmo no caso de mudança de uso programático. Nas cidades, raramente mudamos a localização das ruas para atender a necessidades de desenvolvimento individual. Os elementos mais estáveis das cidades são suas ruas e sistemas de movimento. Os planejadores e projetistas dos sistemas de saúde precisam empregar os princípios do projeto urbano ao projetar grandes instalações e *campi* de assistência médica, onde os sistemas de movimento e infraestrutura são alinhados e estáveis. O planejamento médico de um *campus*, equivalente a uma quadra de uma cidade, pode então mudar e transformar-se constantemente.

Dentro de uma estrutura de arquitetura aberta projetada para níveis de mudança, a modularidade pode ser empregada para incorporar a flexibilidade, a adaptabilidade e a expansibilidade. A modularidade pode ocorrer em múltiplas escalas, dos componentes de construção e compartimentos individuais às estratégias de planejamento, que permitam a transformação de departamentos e áreas maiores. Um atributo essencial da modularidade está em permitir a pré-fabricação. Os módulos padronizados e pré-fabricados podem também proporcionar melhor qualidade da construção em termos de fabricação controlada, desperdício reduzido e maior velocidade de construção. Por fim, a modularidade permite a oferta de instalações de serviços médicos de alta qualidade quando e onde possa ser difícil, se não impossível, construir em determinado local com os materiais, a qualificação e a mão de obra localmente disponíveis.

Os módulos pré-fabricados geralmente são produzidos em múltiplas escalas:

- Armários pré-fabricados e modulados, paredes de contenção e sistemas de prateleiras de parede.
- Módulos mecânicos, elétricos e hidráulicos pré-fabricados.
- Compartimentos pré-fabricados e modulares (banheiros, quartos de pacientes e outros espaços que possam ser repetidos múltiplas vezes no projeto e na construção de instalações de serviços de saúde).

Por fim, a modularidade deve ser considerada no planejamento geral dos departamentos e das áreas funcionais que os compõem. Os módulos clínicos padronizados não apenas servem de apoio à implementação dos elementos de construção pré-fabricados como também podem auxiliar na padronização das práticas de atendimento médico com elementos de projeto replicados e pré-testados.

Projeto de pré-teste

O projeto de pré-teste envolve práticas de projeto e construção físicos e virtuais de maquetes dos espaços e elementos de projeto importantes, além do uso de ensaios e dados que visam ao aprimoramento dos projetos antes da construção final. O pré-teste é mais adequando para espaços altamente repetitivos, como banheiros, quartos de pacientes, salas de exames e espaços de tratamento clínico e diagnóstico, ou para elementos como cabeceira de quartos de pacientes, armários e componentes mecânicos. Esses espaços e elementos não apenas são repetitivos como representam aqueles locais que afetam a assistência médica ao paciente e interações significativas entre pacientes, familiares e profissionais de saúde. O pré-teste permite amplos comentários e sugestões a partir de um corte transversal do fabricante para possibilitar aos usuários do projeto um entendimento melhor do que aquele proporcionado pela simples análise dos documentos de projeto tradicionais, como plantas baixas e renderizações. E esse é um aspecto de particular importância quando se trata da exploração de novas ideias.

Os protótipos (*mock-ups*) e maquetes físicos e/ou virtuais desses espaços, módulos ou elementos são então sistematicamente avaliados de forma iterativa por meio de simulações (tanto computacionais quanto físicas) e aprimorados com base nas lições aprendidas. Em um cenário ideal, o processo de projeto, avaliação e reprojeto passa por múltiplas iterações, com crescente fidelidade à maquete ou ao protótipo, antes da finalização dos conceitos de projeto, fabricação e construção. Os modelos virtuais permitem melhor visualização dos espaços no início do processo de testes, mas, até o momento, a maioria dos aplicativos de modelagem virtual demonstrou limitações. Os aplicativos de realidade virtual (RV) hoje disponíveis não se mostraram capazes de simular efetivamente um envolvimento e uma interação realistas com equipamentos móveis, objetos ou outras pessoas em um espaço virtual. Os estudos realizados indicam que, em-

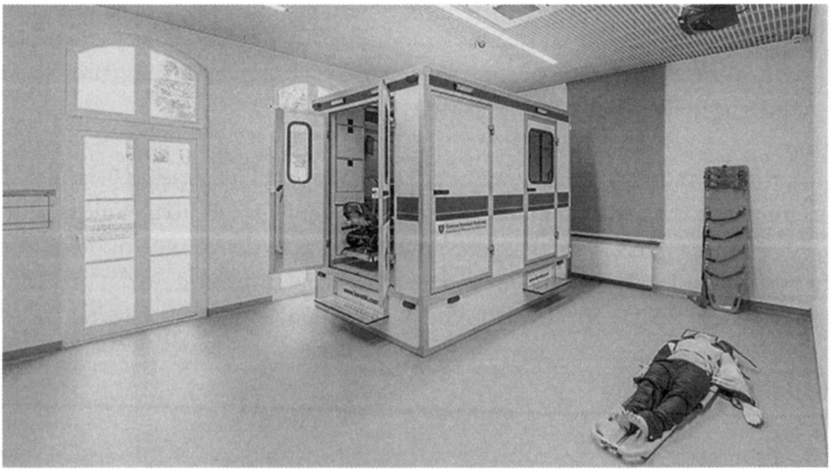

Figura 9 Centro de Simulação, Medical University Breslau, Polônia.
Fonte: acervo do fotógrafo Maciej Lulko.

bora hoje a RV seja uma opção melhor para que os usuários não envolvidos no projeto compreendam o projeto dos espaços do que os desenhos de arquitetura, os protótipos físicos em escala 1:1 (*mock-ups*) continuam sendo a maneira mais eficaz e realista de ajudar aqueles que não são da área de projetos a visualizar um espaço e a simular os processos de assistência médica.

Em uma escala mais ampla, os aplicativos de simulação de modelagem permitem o pré-teste de áreas funcionais mais extensas (p. ex., departamentos) para avaliação e previsão do fluxo de pacientes, funcionários e material, de alterações e da produtividade em diversas áreas funcionais ou para configurações de departamentos antes da finalização das decisões relacionadas ao projeto. Essas ferramentas requerem dados significativos sobre as formas de utilização tradicionais e previstas, consultas de pacientes, os funcionários e o processo de prestação de assistência médica. Os dados podem então ser implementados nos modelos espaciais para testar diversas configurações de projeto de departamentos em relação aos processos de prestação de assistência médica existentes e propostos. Isso permite a identificação de possíveis pontos de estrangulamento em fluxos e processos, possibilitando a previsão do fluxo e da produtividade para determinada configuração de projeto.

Fatores determinantes primários

O uso de maquetes, protótipos, modelos de simulação e realidade virtual pode melhorar a comunicação e a colaboração entre projetistas, usuários finais e construtores, permitindo um processo decisório mais informado. Essas estratégias ajudam a empoderar todos os envolvidos para a participação ativa no processo de decisão. Os projetos podem ser avaliados quanto à otimização do fluxo de trabalho, da execução de tarefas e da segurança, permitindo também a identificação de condições conflitantes e possibilitando melhor resolução dos conflitos no início dos processos do projeto e da construção.

Considerações de projeto

Assim como no *Clemson University Patient Room Prototype* e nos projetos *Realizing improved patient care through human centered design in the operating room* (Realizando melhores cuidados ao paciente por meio do projeto com foco no ser humano na sala de operações) – RIPCHD.OR dessa universidade, as maquetes podem iniciar como modelos virtuais e evoluir para protótipos físicos, que poderão mais tarde ser acompanhados por protótipos de papelão e, por fim, protótipos (*mock-ups*) funcionais de alta fidelidade envolvendo equipamentos e elementos de projeto reais. Embora não possam ser testados em relação a todos os fatores de projeto envolvidos nos contextos reais de assistência ao paciente, os protótipos (*mock-ups*) são altamente úteis para o teste de práticas e procedimen-

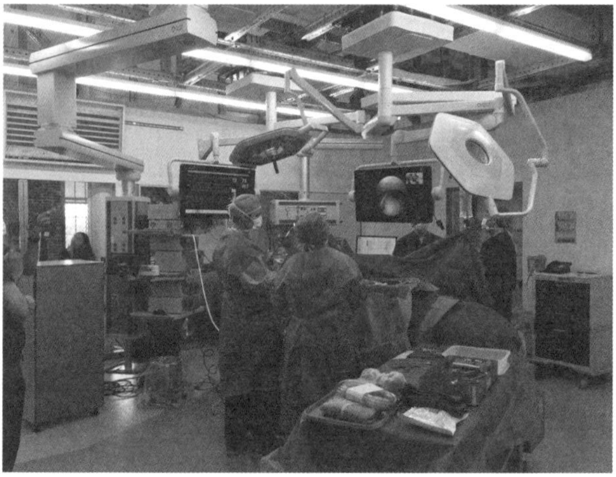

Figura 10 Protótipo de sala de cirurgia RIPCHD.OR em Charleston, Carolina do Sul.
Fonte: Clemson University Architecture + Health Program.

tos de atendimento sem risco para os pacientes, uma vez que possibilitam testar questões fundamentais relacionadas às tarefas e a preocupações de natureza funcional pertinentes à configuração física do elemento ou espaço. Trabalhando com modelos físicos e virtuais é possível alterar o processo de planejamento arquitetônico, passando a enfatizar mais suas fases iniciais e permitindo que o projeto geralmente "falhe precocemente" (do inglês *fail fast*), na fase inicial do processo (quando o impacto é mínimo nos cronogramas e no custo do projeto), e seja corrigido e otimizado. O pré-teste permite também que o projetista seja mais experimental, anticonvencional e assuma riscos maiores durante o processo de projetar ambientes concebidos para a prestação de serviços de saúde do que é possível quando a assistência ao paciente e sua segurança possam ser afetadas.

CONCLUSÃO

Enfim, o projeto de ambientes destinados à prestação de assistência médica não deve se restringir aos tipos tradicionais de construção, como hospitais e clínicas. Os projetistas não devem se limitar a oferecer ambientes melhores para a prestação de serviços de saúde, mas oferecer uma ampla variedade de ambientes que sirvam de suporte e sustentação à saúde, abrangendo o lar, o local de trabalho e a comunidade, bem como a clínica ou o hospital. A assistência médica deve ser considerada de forma holística, responder aos contextos geográfico e sociopolítico e envolver princípios de planejamento e projeto comunitários saudáveis, sustentabilidade e resiliência. Os ambientes para a prestação de serviços de saúde devem servir de modelo para as melhores práticas que promovam a saúde humana e minimizem o impacto nos ecossistemas locais e globais, em que pesem as forças que estão em constante mutação. Precisamos projetar de modo a traduzir e empregar efetivamente o crescente acervo de conhecimentos sobre a maneira como o ambiente edificado afeta a saúde e a prestação de serviços médicos. Devemos evitar desenvolver repetidos projetos baseados em práticas passadas e repetir os mesmos erros. Por fim, devemos perceber que o que projetamos e construímos hoje precisará atender a necessidades mutáveis e mudanças inimagináveis na área da saúde.

O corte transversal dos projetos apresentados começa a servir de parâmetro e a ilustrar o impacto das importantes tendências aqui descritas e a maneira como essas tendências são percebidas de modos diversos em diferentes contextos e escalas. Estamos entusiasmados com o futuro da arquitetura dos serviços de assistência médica e acreditamos que novos desafios e oportunidades se apresentarão para demonstrarmos o potencial do ambiente edificado como suporte à oferta de melhores serviços de saúde e assistência médica. Os projetos que incorporam uma visão mais ampla em relação à saúde passaram a receber atenção muito maior tanto dentro quanto além dos contextos tradicionais de assistência médica nos últimos cinquenta anos. Para que haja novos avanços, será preciso olhar além da convenção e das práticas do passado e expandir o papel do ambiente edificado no âmbito da saúde humana e ecológica. Como afirma Robin Guenther, precisamos caminhar para uma arquitetura da saúde e para a saúde que tenha um caráter restaurativo e regenerativo nos termos mais amplos possíveis. Essa arquitetura deve fazer parte de um ecossistema mais abrangente de recursos de saúde, situado dentro de um ambiente salubre e saudável, resiliente e sustentável, aberto e acessível, flexível e adaptável. Por fim, a arquitetura para a saúde deve ser instruída pela aplicação do acervo sempre crescente de conhecimentos sobre a maneira e a razão pelas quais o ambiente afeta a saúde.

REFERÊNCIAS

1. Allison D. Designing Hospitals And Medical Centers As Healthy Livable Urban Districts. Proceedings Of The 49th International Making Cities Livable Conference. Portland; 2012.
2. Allison D. Going Downtown: Embracing Urban Concepts In Health Care Campus Design. Health Facilities Management. 2013;26(11):27-31.
3. Allison D. Team 2 White Paper: Developing A Flexible Healthcare Infrastructure. Washington, DC: National Institute Of Building Sciences – Academy Of Healthcare Infrastructure; 2016.
4. Bayramzadeh S, Joseph A, Allison D, Shultz J, Abernathy J; RIPCHD OR Study Group. Using An Integrative Mock-Up Simulation Approach For Evidence-Based Evaluation Of Operating Room Design Prototypes. Applied Ergonomics. 2018;70:288-99.
5. Brand S. How Buildings Learn: What Happens After They're Built. New York: Penguin; 1995.

6. Danneberg A, Frumkin H, Jackson R (Eds.). Making Healthy Places: Designing And Building For Health, Well-Being, And Sustainability. Washington, DC: Island Press; 2011.
7. Guenther R, Gail V. Sustainable Healthcare Architecture. Hoboken: John Wiley & Sons; 2008.
8. Joseph A, Joshi R, Allison D (Eds.). Realizing Improved Patient Care Through Human-Centered Design In The Operating Room (RIPCHD.OR). Internal CHFDT Publication 2; 2017.
9. Joseph A, Wingler D, Allison D (Eds.). Realizing Improved Patient Care Through Human-Centered Design In The Operating Room (RIPCHD.OR). Internal CHFDT Publication 1; 2016.
10. Kendall SH (Ed.). Healthcare Architecture As Infrastructure: Open Building In Practice. Abingdon: Routledge; 2018.
11. Mcdonough W, Braungart M. Cradle To Cradle: Remaking The Way We Make Things. New York: North Point Press; 2010.
12. O'Hara S. Planning Intensive Care Unit Design Using Computer Simulation Modeling: Optimizing Integration Of Clinical, Operational, And Architectural Requirements. Critical Care Nursing Quarterly. 2014;37(1):67-82.
13. Pentecost AR, Persefield W. AI & Architecture, How Will Artificial Intelligence Impact Health Care Design?. Health Facilities Management. 2019;3:40-5.
14. Schultz E. Entwurfsmethodik. In: Stockhorst H, Hofrichter L, Franke A (Eds.). Krankenhausbau. Berlin: Medizinisch Wissenschaftliche Verlagsgesellschaft; 2018. P.155-63.
15. Topol E. The Creative Destruction Of Medicine: How The Digital Revolution Will Create Better Health Care. New York: Basic Books; 2012.

27

Para onde vamos com a Arquitetura Hospitalar no século XXI?

Eleonora C. Zioni

INTRODUÇÃO

Neste início de século XXI que se transformou devido à pandemia, passamos de um mundo VUCA – Volátil, Incerto, Complexo e Ambíguo –, da sigla em inglês, para o mundo BANI, cuja tradução da sigla em inglês é Frágil, Ansioso, Não linear e Incompreensível. O termo BANI foi cunhado pelo antropólogo e historiador Jamais Cascio, da University of California. Para o autor, devido à grande quantidade de fatos, dados e liberdade de escolha, os sistemas não são ambíguos, mas incompreensíveis (CASCIO, 2020).

Em português, a sigla seria FANI, cujo som parece a palavra *funny*, que significa divertido em inglês. Entretanto o mundo que estamos vivendo não é divertido para muitos... A pandemia levou a óbito mais de 5 milhões de pessoas. Quem não faleceu sofreu com algum ente ou pessoa querida. Todos sofreram com algum trauma, seja devido à crise sanitária, econômica, política ou social. Viver o transtorno do estresse pós-traumático é inevitável.

Serão anos para conseguirmos controlar a doença, uma vez que o vírus não será eliminado, mas viveremos em convivência controlada com ele. Novas variantes e novos surtos ainda virão para testar a resiliência.

Avançou-se muito graças à ciência, à vacina e ao Sistema Único de Saúde (SUS).

Os efeitos e sequelas da Covid-19 – muitos deles duradouros e longos – ainda estão sendo estudados. Teremos implicações desses efeitos nos novos programas de estabelecimentos de assistência à saúde (EAS): questões respiratórias, cardiológicas, neurológicas, renais, até as questões de saúde mental. Serão necessários novos programas de ambientes, pois existirão demandas de pacientes com sequelas respiratórias, neurológicas, renais devidas às doenças em decorrência do coronavírus. Portanto, a Arquitetura Hospitalar precisa sempre se reinventar e os arquitetos precisam conhecer e se manter atualizados.

HOSPITAL DO FUTURO

Para os arquitetos é bastante valioso identificar novas possibilidades e se preparar para o futuro, já que o processo de pesquisa, projeto, aplicação e realização é vasto e bastante longo. Vários fatores e aspectos interagem simultaneamente e modificam o resultado, portanto entender as tendências do hospital no futuro é importante.

A resiliência é um dos desafios mais importantes que as estruturas hospitalares devem enfrentar de acordo com as necessidades de emergência de saúde que ainda podem surgir ou desaparecer em um ritmo muito rápido. Ao se considerar a resiliência como característica, hospitais e clínicas devem estar preparados para adaptar seus espaços para futuras crises de saúde, integrando métodos e materiais que beneficiarão todos os usuários.

No futuro, a necessidade de expandir o núcleo hospitalar para acomodar demandas repentinas será prioridade para muitas instalações, enquanto planejam para futuras crises de saúde. Embora alguns hospitais possam criar capacidade direcionando pacientes para centros de atendimento ambulatorial, outras opções incluem reaproveitar espaços não clínicos e áreas clínicas anteriores.

O arquiteto Reinier de Graaf, junto com o grupo OMA, elaborou um curta-metragem de doze minutos como resultado de um projeto de pesquisa sobre hospitais. Os arquitetos concordam que é necessário redefinir o hospital, já que é preciso pensar em hospitais transdiciplinares e interconectados para o futuro (OMA, 2021). Essa base está presente nos capítulos deste livro

Observa-se na Figura 1 a ideia proposta da autossuficiência nos hospitais, que podem ter hortas nas coberturas e plantar alimentos para os pacientes. Esse conceito já se observa em outros prédios brasileiros e é viável devido à crescente preocupação com sustentabilidade e o ESG – *environmental, social, governance* – nos edifícios hospitalares.

Ainda segundo os arquitetos do grupo OMA, os hospitais do futuro deverão contar com um novo processo de logística para anotar as demandas dos pacientes, classificá-las e levar até eles o que for necessário. Vacinas, próteses e remédios, por exemplo, poderiam ser entregues na casa de cada pessoa, o que ajudaria a evitar aglomerações nos centros médicos. Isso já acontece com a digitalização e as entregas em domicílio, até por drones.

Os arquitetos afirmam que o hospital do futuro deverá contar também com um banco de dados para tratar cada paciente de forma individualizada. Dessa forma, os hospitais poderão ter um sistema remoto para acompanhar a saúde

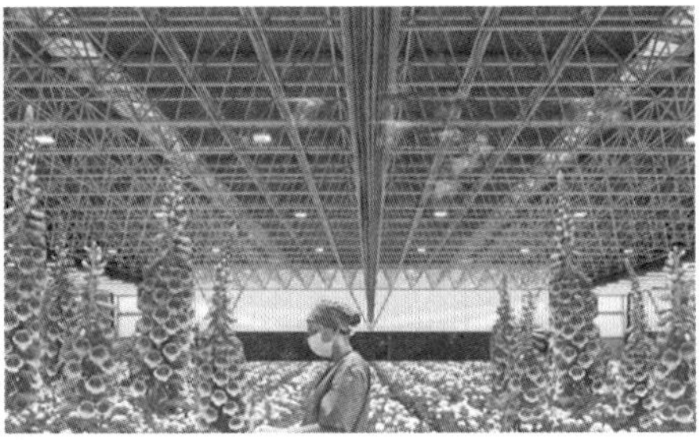

Figura 1 Vista do hospital sustentável do futuro.
Fonte: The hospital of the future. OMA, 2021.

das pessoas e atuar quando for necessário. Esse é um fato da digitalização acelerada.

A afirmação do OMA segundo a qual "o hospital do futuro será um lugar aonde você nunca irá" não se aplica a todas as pessoas. Sempre existirão casos mais graves e pacientes críticos que precisarão da infraestrutura de ambientes críticos.

BENEFÍCIOS DA DIGITALIZAÇÃO

Com os benefícios advindos da Quarta Revolução Industrial que estamos vivendo na tecnologia, os edifícios de saúde se transformaram em um curto tempo devido às necessidades da pandemia.

A Quarta Revolução Industrial, segundo Schwab (2018), integra o mundo digital, físico e biológico. A intensificação do uso de robôs, da inteligência artificial e do aprendizado das máquinas não deve ser amedrontadora para os profissionais de saúde; deve-se aproveitar o que é produzido. Sente-se uma explosão de informações científicas que estão rapidamente acessíveis na internet. A cada 2,5 meses os dados disponíveis duplicam na rede.

Lottenberg, Silva e Klajner (2019) destacam no livro *A revolução digital na saúde* as diversas áreas impactadas por ferramentas digitais com o uso de dados eletrônicos integrados à conectividade móvel da equipe assistencial, possibilitando o monitoramento remoto de sinais vitais de pacientes, o que altera o fluxo de trabalho tradicional.

Meskó (2020) trabalha com os temas que envolvem a saúde no futuro e com os modos de usar as tecnologias de informação digitais para melhorar a qualidade da assistência à saúde. Por exemplo, foram destacados alguns potenciais benefícios do uso da realidade virtual para o bem-estar mental em internações hospitalares como instrumento para o relaxamento das pessoas.

Em um estudo piloto no Hospital St. George, em Londres, foi testado o uso dos óculos 3D de realidade virtual para "navegar" digitalmente por paisagens calmantes de natureza, antes, durante e após uma cirurgia. Os resultados mostraram que:

a) 100% dos participantes consideraram sua experiência geral no hospital melhor com o uso da realidade virtual.
b) 94% dos respondentes perceberam que ficaram mais relaxados.
c) 80% das pessoas sentiram menos dor.
d) 73% dos pesquisados relataram menos ansiedade.

Portanto, as transformações na saúde já estão ocorrendo. O aumento no uso das tecnologias digitais nos hospitais e das inovações aumenta o risco de haver um colapso da infraestrutura de dados, somado aos riscos crescentes de ciberataques e de vulnerabilidade das mídias sociais. O colapso da infraestrutura de dados foi destacado como um risco global real no relatório *Global Risks Report 2020* (WORLD ECONOMIC FORUM, 2020).

As novas tecnologias impactarão todos os mercados, indústrias e economias. A realidade virtual, a internet das coisas e a intercomunicação digital possibilita maior eficiência de maneira mais sustentável visando regenerar o planeta e o meio ambiente, que já foi muito prejudicado.

Mark Zuckerberg recentemente anunciou o investimento no *Metaverso*, o mundo digital. No Brasil, com a implantação da tecnologia 5G ficará mais fácil a evolução da telessaúde na internet com o uso de realidade virtual e de avatares. Hospitais reais no mundo físico logo terão sua versão no *Metaverso*. Arquitetos já elaboram projetos e maquetes eletrônicas na nuvem, ou seja, o caminho já está aberto. O receio do contato físico devido à pandemia poderá se manter e colaborar com a ampliação desse novo mundo.

Os ambientes construídos para a saúde sempre serão necessários para abrigar as pessoas fisicamente, mesmo que com diferentes funções. A importância da saúde mental também continuará mais ressaltada no futuro, principalmente pela confusão entre o mundo físico e o mundo digital, ou *Metaverso*. Os profissionais de saúde sofrem psicologicamente de estresse ao prestar cuidados, enfrentam a fadiga, podendo chegar até ao esgotamento ocupacional. Ambientes como salas de descompressão serão mais solicitados nos hospitais, bem como espaços para colaboração e orientação.

O cérebro humano, segundo Nicolelis, não tem a mesma capacidade de armazenamento que um banco de dados digitais, e nunca terá. O que é necessário para as pessoas é aprender a usar as novas ferramentas, a refletir com os dados disponíveis, assim as ferramentas de busca se tornam um suporte na decisão. O que precisa ser treinado nos arquitetos é a habilidade dos profissionais para tomar a decisão mais adequada ao perfil e às necessidades do cliente.

Portanto, os arquitetos hospitalares conscientes serão cada vez mais demandados. Os edifícios de saúde e os hospitais devem continuar a se planejar para poder aplicar as mudanças necessárias nos espaços, e assim corresponder às expectativas das pessoas de maneira sustentável para os novos desafios que virão durante todo o século XXI. Vamos juntos transformar os ambientes de saúde?!

CONCLUSÃO

Os profissionais especializados em arquitetura para a saúde devem aplicar o conhecimento e a melhoria constante, de maneira responsável, para poder realmente preparar os hospitais para as diversas revoluções e transformações que ainda virão. Os arquitetos devem manter a "cabeça aberta" para projetar à frente.

As novas necessidades citadas nos capítulos deste livro são necessárias na árdua tarefa dos colegas arquitetos especialistas em edifícios de saúde. As mudanças na saúde exigem novas regulamentações, novos ambientes, novos projetos, novas posturas dos gestores dos edifícios de saúde existentes, para se atualizarem constantemente ou se planejarem para o futuro em um novo mundo.

Existem muitas pesquisas e evidências científicas que conduzem para a verdadeira reinvenção dos edifícios de saúde. Não existe uma resposta única para todo tipo de EAS. Esta publicação não pretendia e não esgota um assunto tão vasto e complexo como o dos ambientes hospitalares. Espera-se que seja uma forma de reflexão para novas práticas na Arquitetura Hospitalar.

Talvez este livro traga informações que os leitores consigam transformar em conhecimento. O conhecimento é muito valioso e necessário para que os profissionais que trabalham com edifícios possam colaborar com projetos, construção e manutenção dos ambientes, para realmente serem de saúde.

REFERÊNCIAS

1. Cascio J. Facing the age of chaos. Disponível em: https://medium.com/@cascio/facing-the-age-of-chaos-b00687b1f51d; acessado em 14 de novembro de 2021.
2. Lottenberg C, Silva PE, Klajne S. A revolução digital na saúde: como a inteligência artificial e a internet das coisas tornam o cuidado mais humano, eficiente e sustentável. São Paulo: Editora dos Editores; 2019.
3. Meskó B. 5 ways medical virtual reality is already changing healthcare. 2020. The Medical Futurist. 2020. Disponível em: https://medicalfuturist.com/5-ways-medical-vr-is-changing-healthcare/; acessado em 14 de novembro de 2021.

4. Nicolelis M. O verdadeiro criador de tudo: como o cérebro humano esculpiu o universo como nós o conhecemos. São Paulo: Planeta; 2020.
5. OMA. The hospital of the future. 2021. Disponível em: https://www.oma.com/projects/the-hospital-of-the-future; acessado em 14 de novembro de 2021.
6. Schwab K. A Quarta Revolução Industrial. World Economic Forum. Tradução Daniel Moreira Miranda; 2018.
7. World Economic Forum. The Global Risks Report 2020. Strategic Partners Marsh & McLennan Zurich Insurance Group. Academic Advisers National University of Singapore Oxford Martin School, University of Oxford, Wharton Risk Management and Decision Processes Center, University of Pennsylvania. 15th edition. 2020. Disponível em: https://www.weforum.org/reports/the-global-risks-report-2020; acessado em 14 de novembro de 2021.

Índice remissivo

R

S

T

Capítulo 4 – O processo de concepção e aprovação de um projeto hospitalar

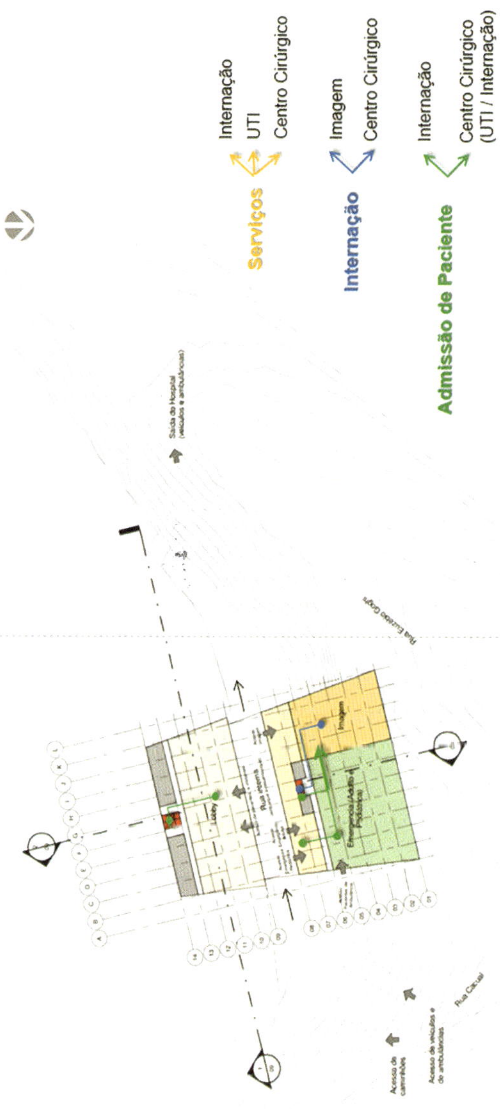

Figura 3 Estudos de viabilidade com setorização dos departamentos.

Fonte: Projeto RAF Arquitetura.

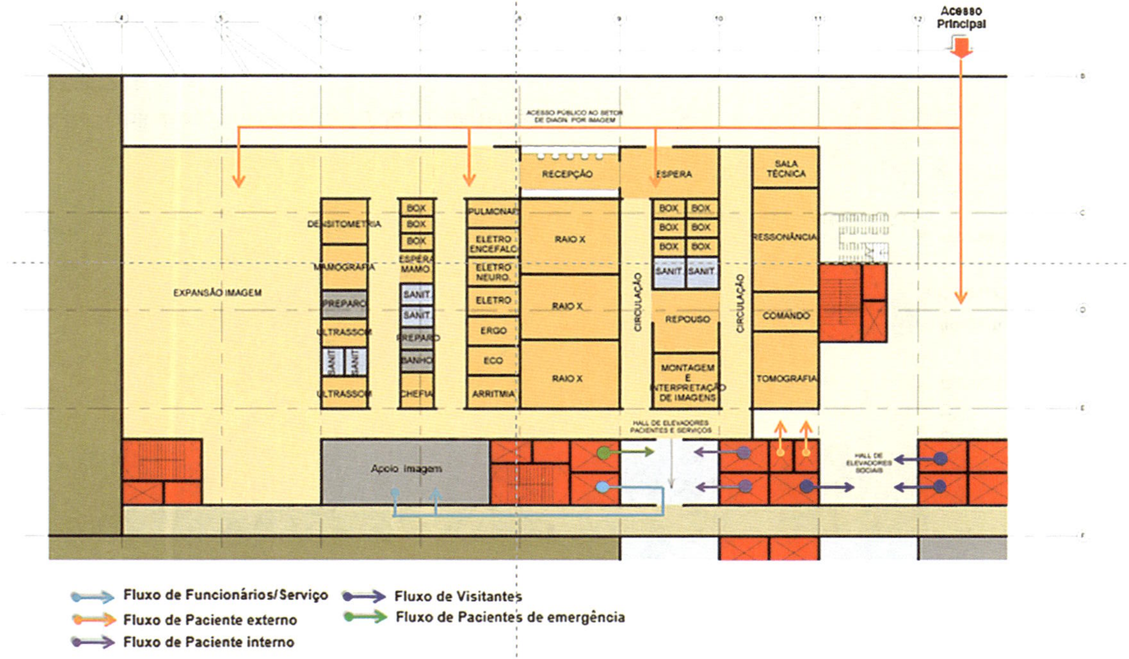

Figura 5 Início de estudo preliminar de um departamento hospitalar.

Fonte: Projeto RAF Arquitetura.

Capítulo 7 – Organização dos fluxos em um hospital

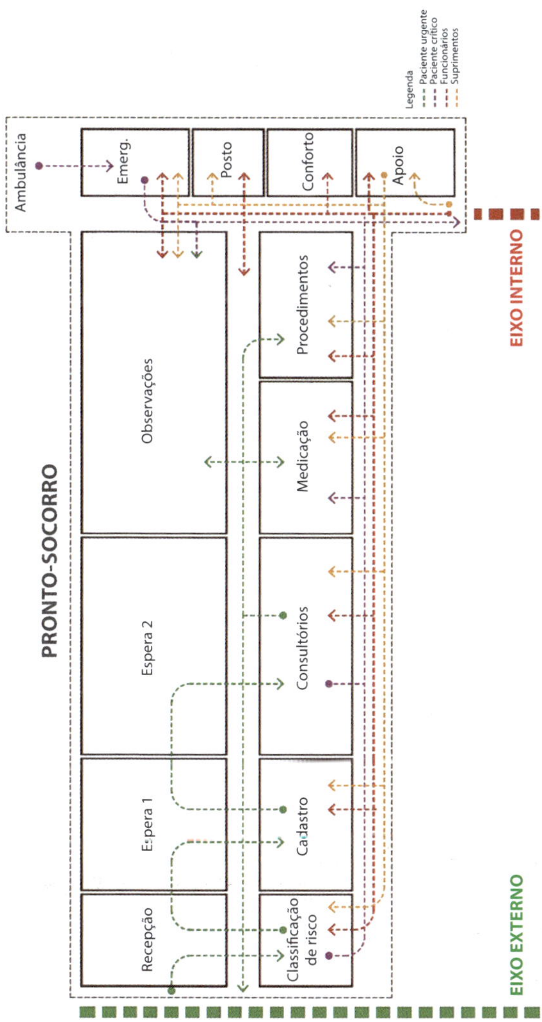

Figura 6 Exemplo da organização dos fluxos de um pronto-socorro.

Fonte: elaborada pelo autor.

Capítulo 12 – Ambiência e humanização nos estabelecimentos assistenciais de saúde do Brasil

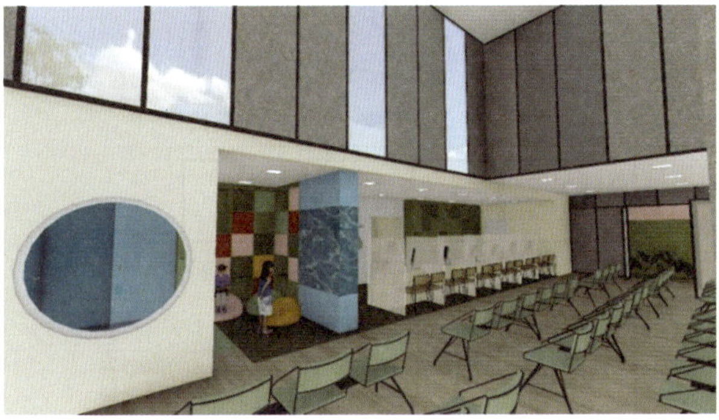

Figura 2 Recepção com pé-direito duplo, iluminação natural e espaço de espera infantil diferenciado para melhor acolher as crianças.

Fonte: acervo da autora.

Capítulo 14 – Etapas de projetos para reformas de clínicas

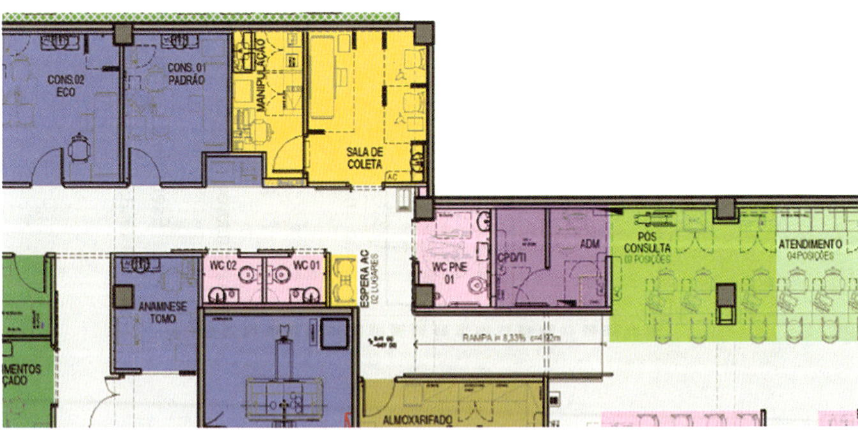

Figura 1 Planta de uma clínica ambulatorial.

Fonte: acervo do autor.

PROGRAMA DA UNIDADE

Total unidade	Setor consultórios médicos	Setor RM + TC	Setor endoscopia	Setor odontologia	Análises clínicas	Procedimentos	Apoio	CME
	10 salas	1 sala	0 sala	0 sala	2 cadeiras			
419,75 m^2	131,03 m^2	49,91 m^2	0,00 m^2	0,00 m^2	20,52 m^2	13,77 m^2	11,05 m^2	6,45 m^2

Setor de exames e consultórios	Análises clínicas	Setor de procedimentos médicos
180,94 m^2	20,52 m^2	31,28 m^2

Área geradora de receita
245,74 m^2

Pré-consultas	Espera atendimento	Espera consultas e exames	WC públicos	Circulação	Atendimento	Agendamento	ADM + CPO	DML + lixeiras	Almoxarifado	Setor funcionários	Área técnica
3 salas	25 lugares	46 lugares	3 sanitários		4 posições	3 posições		1			
23,00 m^2	19,51 m^2	26,91 m^2	9,20 m^2	119,82	14,15 m^2	14,74 m^2	7,78 m^2	6,67 m^2	10,65 m^2	20,47 m^2	34,56 m^2

Pré-consultas	Setor de conforto do paciente	Circulação	Setor de atendimento ao paciente	Setor de serviços internos à unidade
23,00 m^2	55,62 m^2	119,82	36,67 m^2	71,75 m^2

Área de apoio operacional
187,04 m^2

PRINCIPAIS INDICADORES

Consultórios com pré-consulta (salas)/ pré-consultas (salas)	Consultórios (salas)/ atendimentos (posições)	Consultórios (salas)/ agendamentos (posições)	Área da unidade/ consultórios e exames (salas)	Espera atendimento (lugares)/ consultórios e exames (salas)	Espera consultas e exames (lugares)/ consultórios e exames (salas)
2,00 salas	2,75 salas	3,67 salas	41,98 m^2	2,18 lugares	5,00 lugares

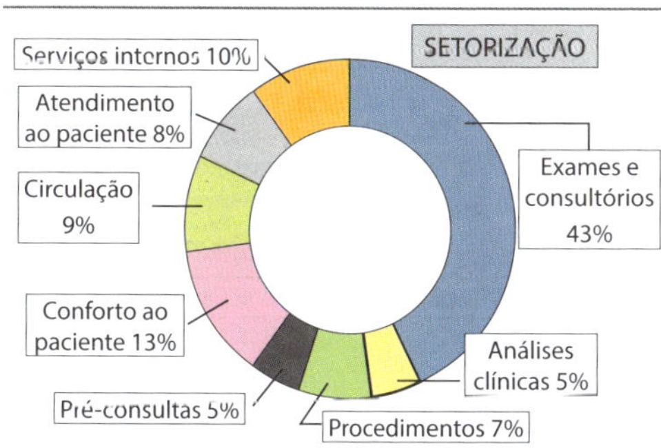

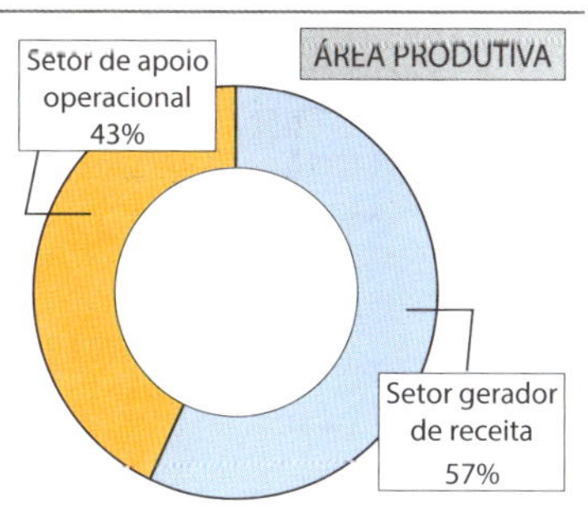

Figura 2 Tabela de dados.

Fonte: acervo do autor.

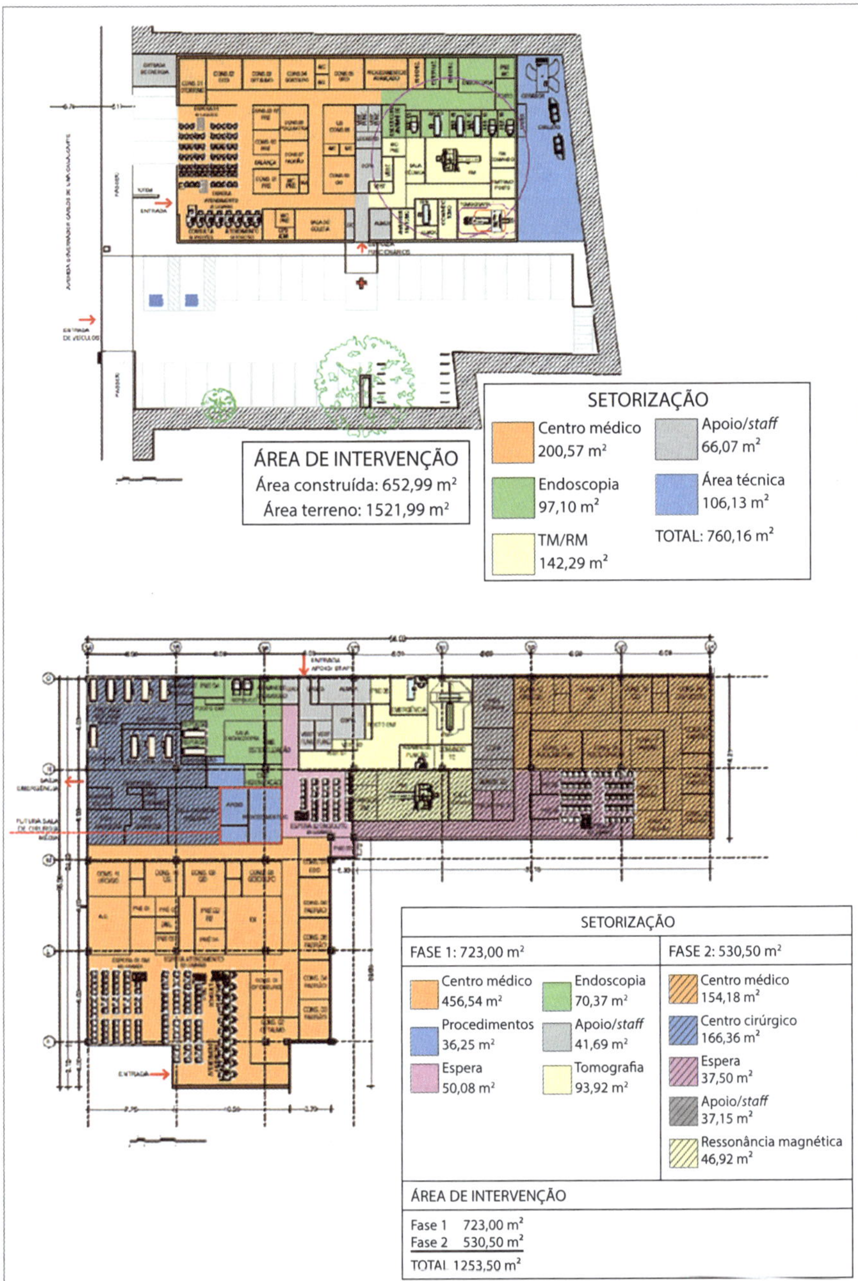

Figura 11 Estudo de massas.

Fonte: acervo do autor.

Capítulo 19 – A biossegurança nos estabelecimentos de saúde

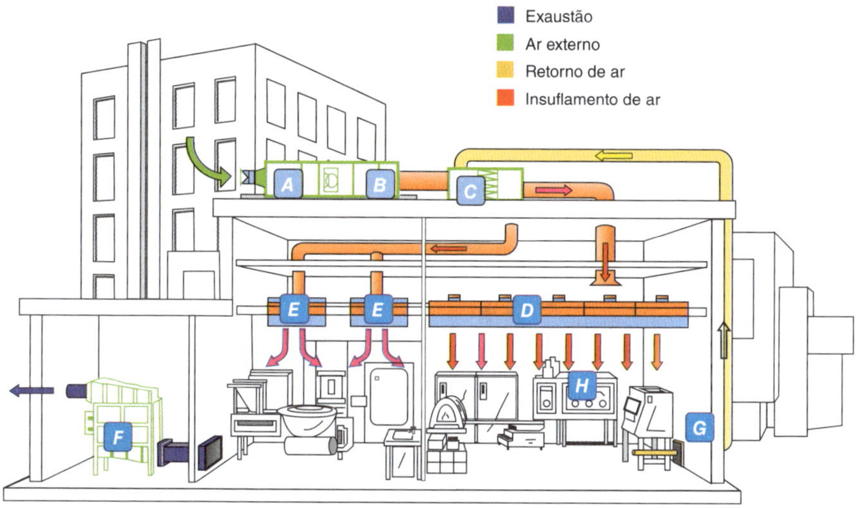

Figura 7 Tipo de instalação para tratamento de ambientes com biossegurança. A: filtro grosso. B: filtro fino. C: filtro absoluto (HEPA). D: insuflação por *fan filter*. E: insuflação. F: caixa de exaustão com HEPA. G: retorno.

Fonte: elaborada pelo autor.

Capítulo 26 – O futuro de uma arquitetura para a saúde

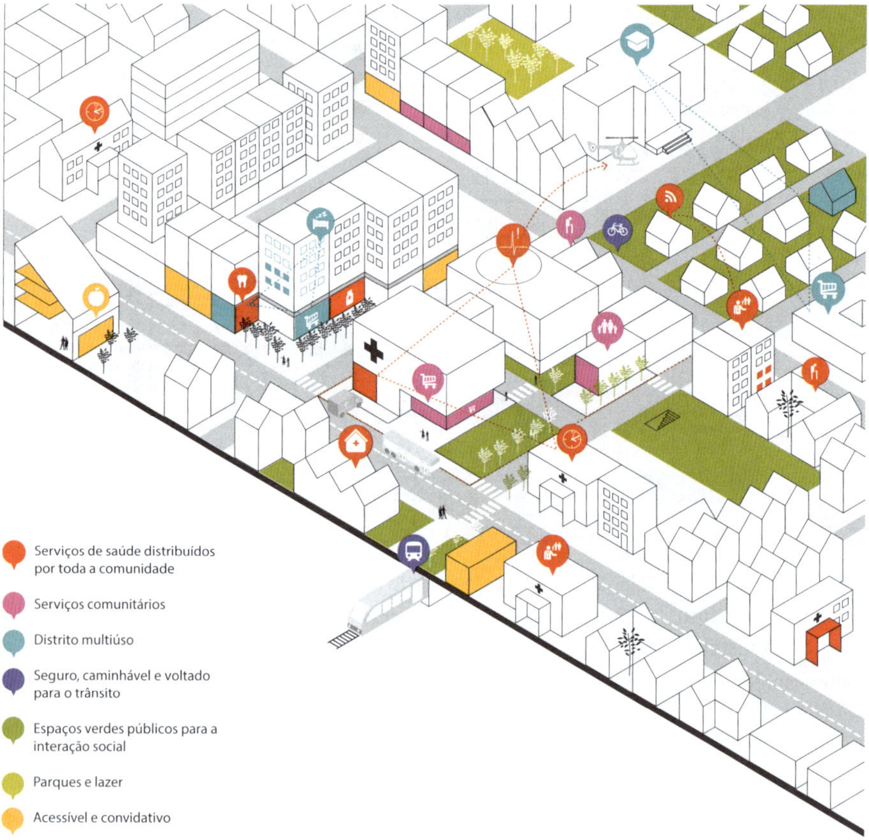

Figura 4 Hospital sem muros.

Fonte: Heinle, Wischer und Partner.